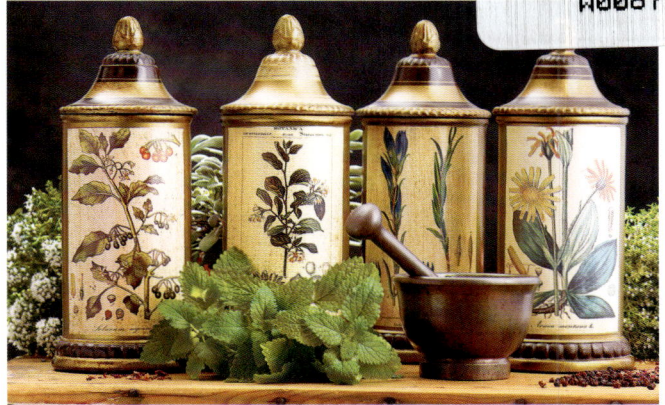

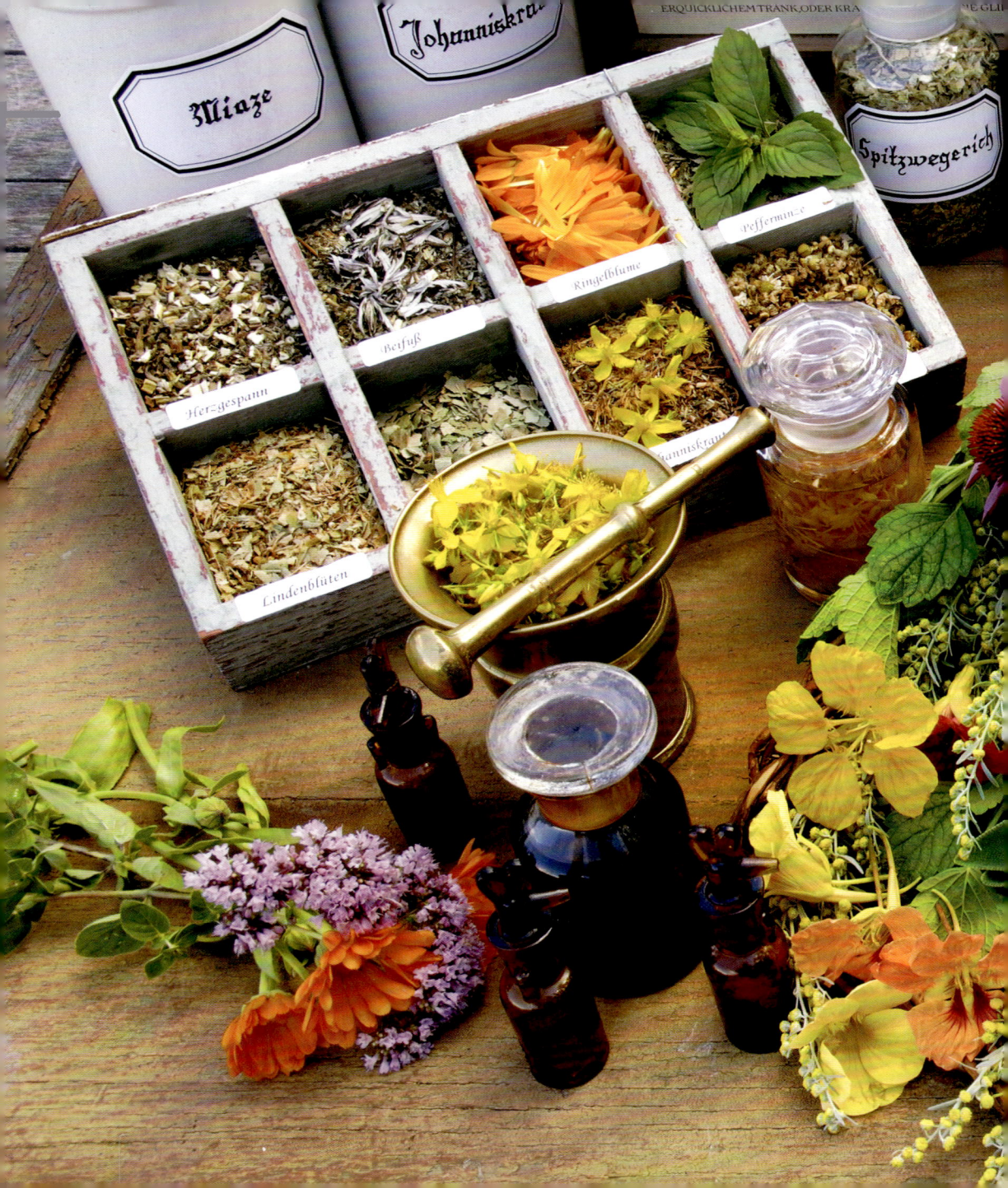

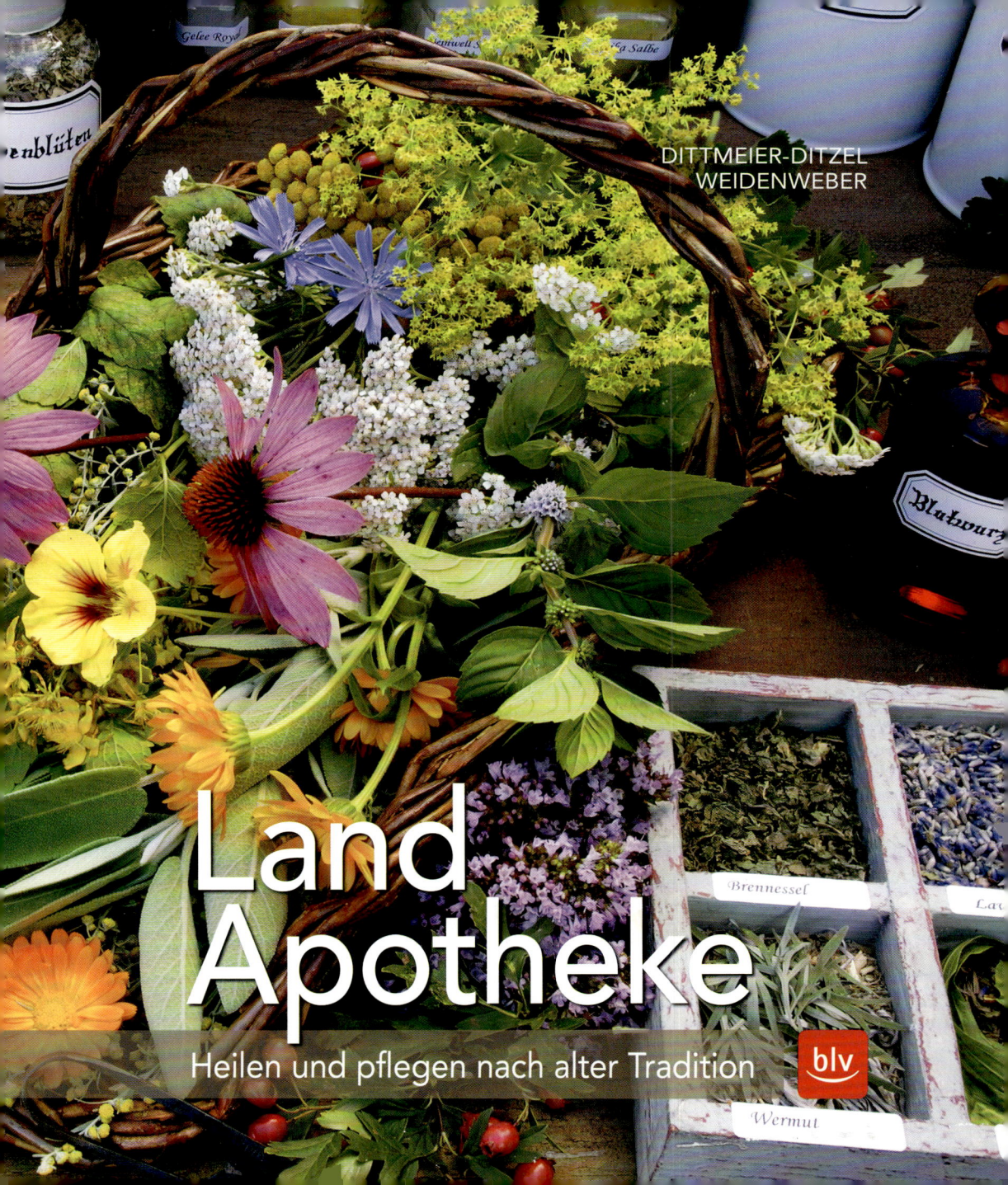

DITTMEIER-DITZEL
WEIDENWEBER

Land
Apotheke

Heilen und pflegen nach alter Tradition

blv

Inhalt

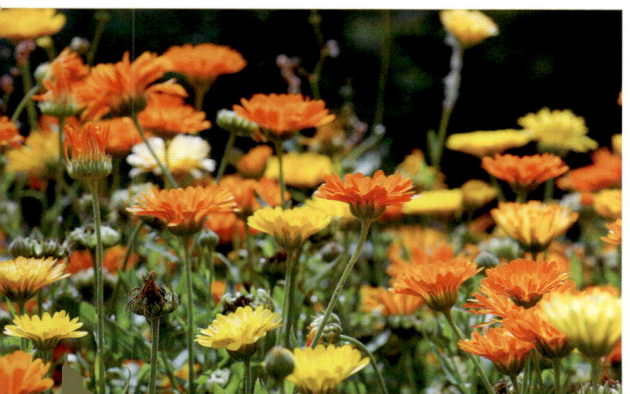
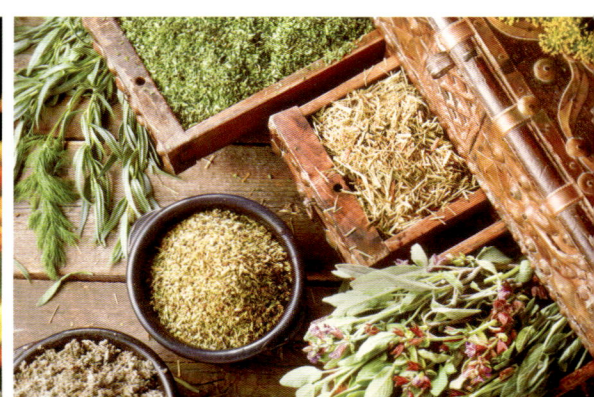

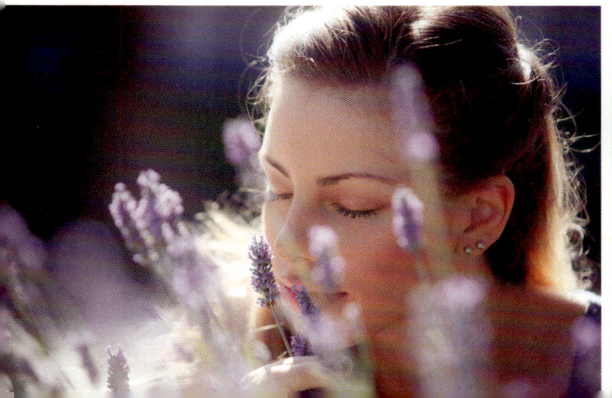
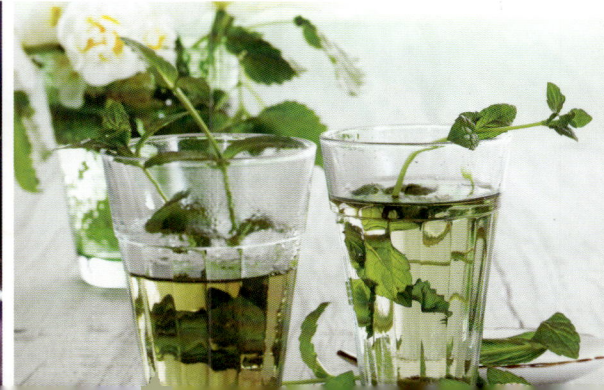

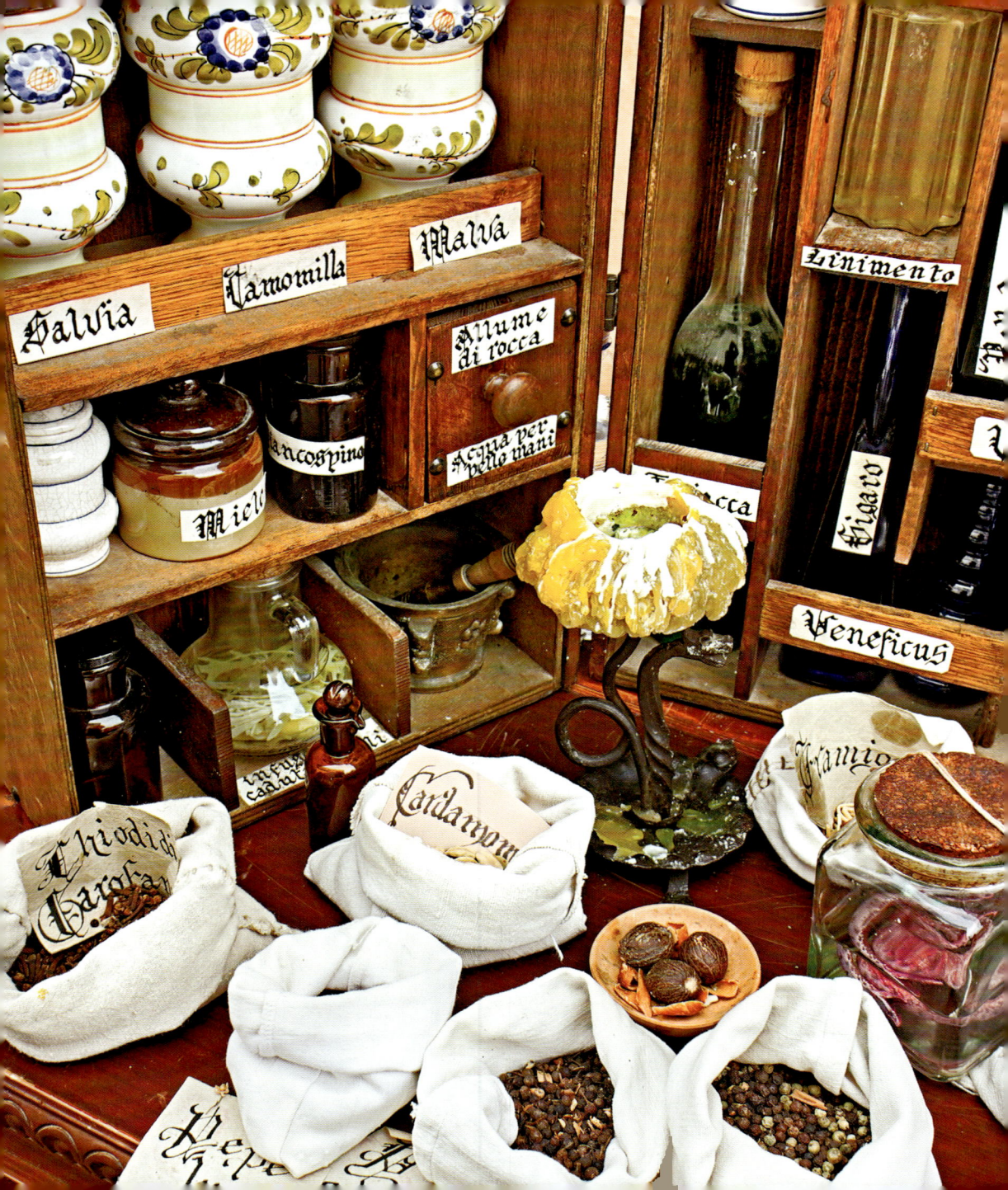

Gesundheit und Wohlbefinden aus der Naturapotheke

Die Natur schenkt uns eine Vielzahl an heilkräftigen Pflanzen, die von alters her als natürliche Medizin eingesetzt wurden. Der Weg zum Arzt war oft weit und beschwerlich und Arztbesuche und Medikamente waren teuer, doch die Menschen wussten sich zu helfen.

Jahrhundertelange Tradition

Von manchen Pflanzen, wie Salbei und Rosmarin, kannte man schon in vorchristlichen Zeiten die heilende Wirkung, aber auch Hausmittel wie Essigumschläge und selbst Wasseranwendungen sind über Jahrtausende bekannte und beliebte Heilmethoden. Lange Zeit waren diese alten Hausmittel in Vergessenheit geraten, doch heute möchten immer mehr Menschen leichte gesundheitliche Probleme mit sanften Mitteln therapieren. Zu sehr sind Medikamente und ihre Nebenwirkungen in Verruf geraten. Ersetzen können und wollen wir die Medizin von heute dabei aber nicht.

Was gehört in eine Landapotheke?

Die Landapotheke sollte gegen die wichtigsten Beschwerden des Alltags natürliche Hausmittel bereitstellen. Zu den häufigsten gehören Beeinträchtigungen der Haut und des Bewegungsapparates (z. B. Hautverletzungen, leichte Verbrennungen und Verbrühungen, Insektenstiche sowie Prellungen und Verstauchungen), Erkältungskrankheiten, Fieber, Schmerzen, Störungen des Verdauungstraktes, leichte Harnwegsinfekte und psychische Probleme, wie Stress, Erschöpfung und Schlafstörungen.

Viele natürliche Hilfsmittel sind im Haushalt sowieso vorhanden. Als Nebeneffekt beim Einsatz von Kräutern und Lebensmitteln nutzen wir deren viele gute Inhaltsstoffe zur Stärkung des Immunsystems.

Zeit und Ruhe

Beim Sammeln der Kräuter und bei der Zubereitung und Anwendung von natürlichen Heilmitteln nehmen wir uns wieder Zeit für uns selbst, für unsere Gesundheit, für unsere Lieben.

Unten: Frische Kräuter schmecken gut und werden schon seit Jahrhunderten für die Gesundheit verwendet

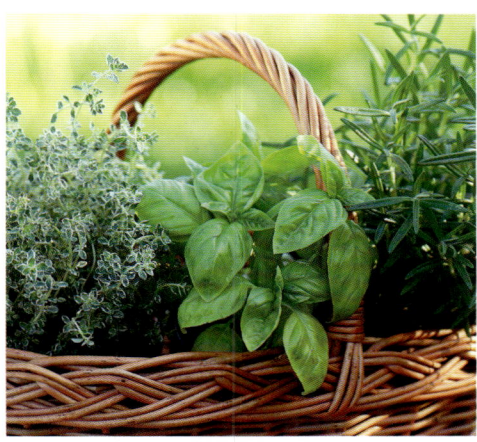

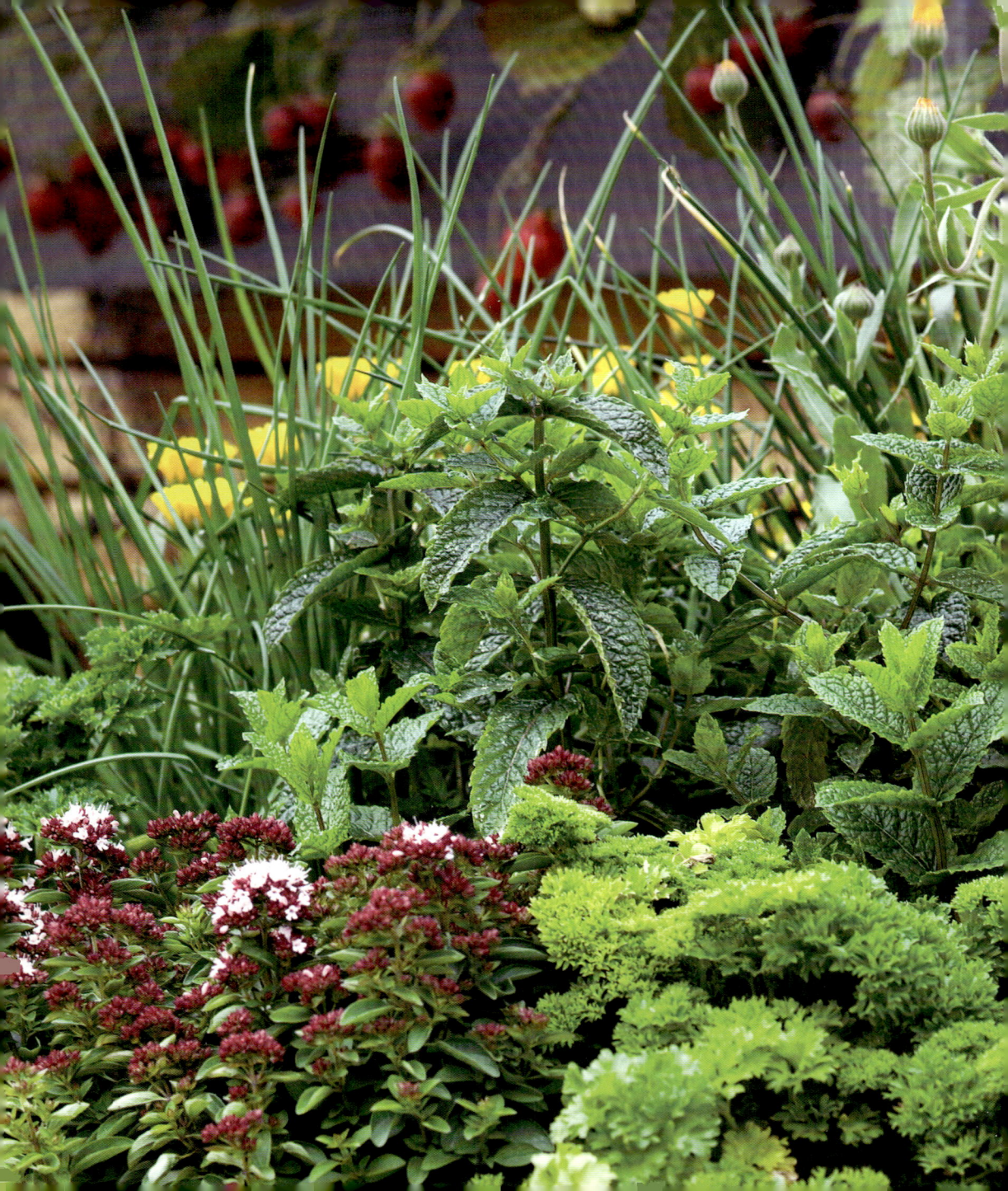

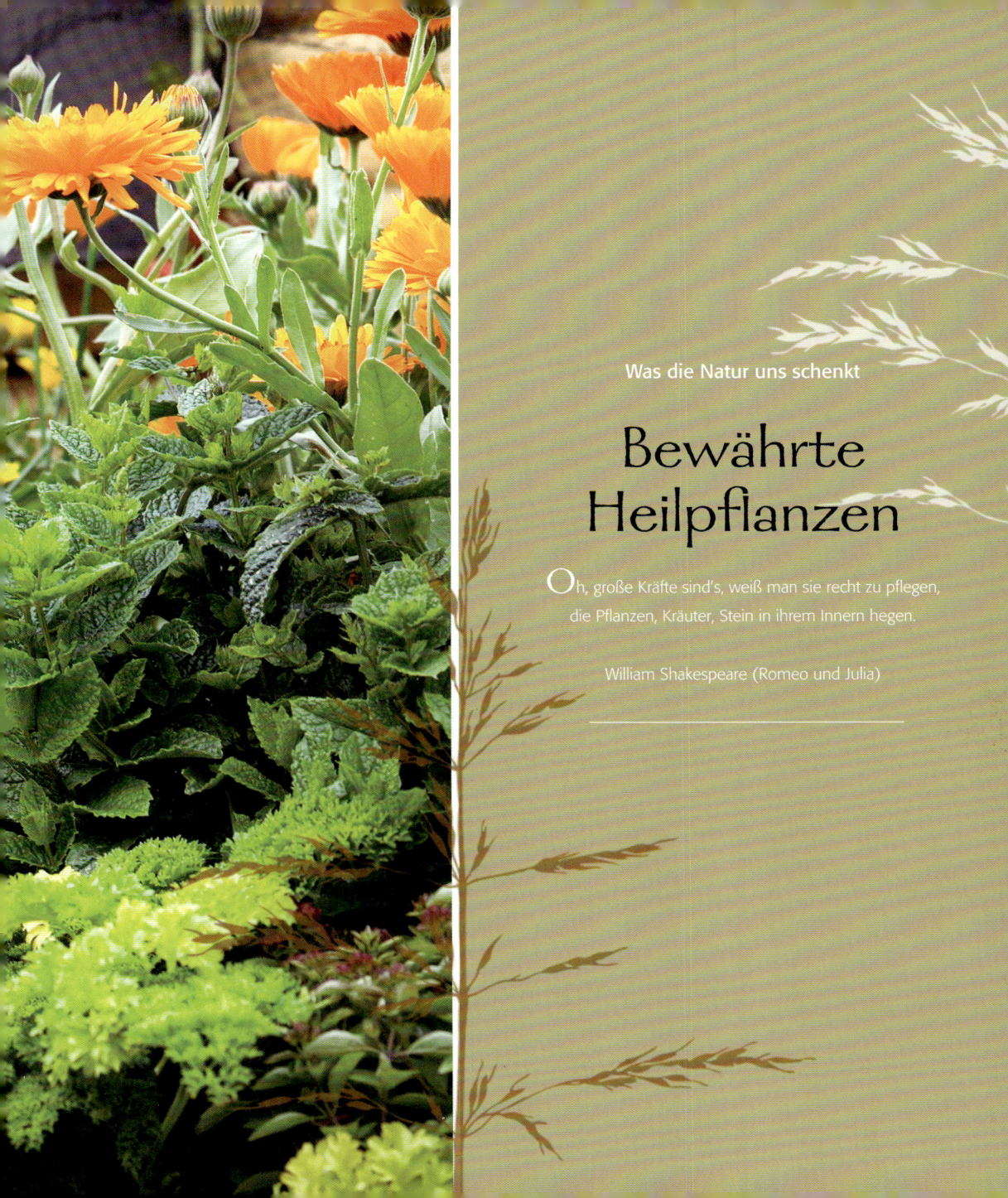

Was die Natur uns schenkt

Bewährte Heilpflanzen

Oh, große Kräfte sind's, weiß man sie recht zu pflegen,
die Pflanzen, Kräuter, Stein in ihrem Innern hegen.

William Shakespeare (Romeo und Julia)

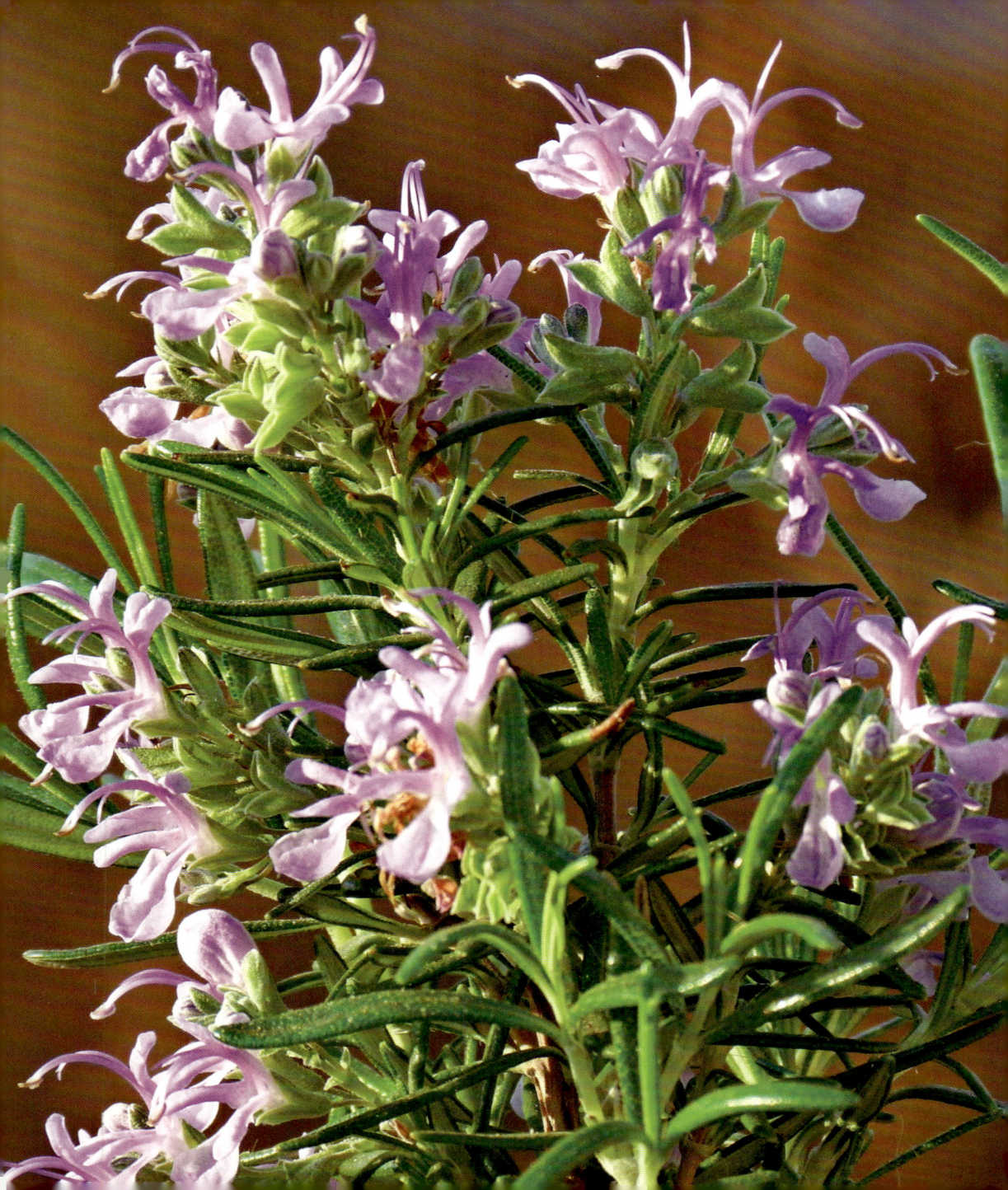

Die Kraft der Pflanzen

Eines ist gewiss: Ohne Pflanzen gäbe es kein Leben auf unserer Erde. Jede Pflanze ist ein Wunderwerk der Natur.
Mithilfe ihres Blattgrüns nehmen sie Sonnenlicht auf, wandeln es um und speichern es.
Dadurch erhalten sie ihre Kraft, die wir schon seit Menschengedenken nutzen als Nahrung
und um uns vor Krankheiten zu schützen, diese zu lindern und zu heilen.

Die wichtigsten Pflanzenwirkstoffe

»Das Ganze ist mehr als die Summe seiner Teile«, wusste bereits Aristoteles im vierten Jahrhundert vor Christus. Für die heilende Wirkung der Pflanzen ist ein Stoffgemisch, also eine Vielzahl von Inhaltsstoffen, verantwortlich und nicht nur ein einzelner Bestandteil. Ein großer Teil dieser Inhaltsstoffe und deren Wirkungen wurden in den letzten Jahrzehnten erforscht und wissenschaftlich belegt, aber vieles in den Pflanzen wirkt auch heute noch, ohne dass wir das Geheimnis entdeckt haben.

Ätherische Öle

Ätherische Öle sind den meisten von uns ein Begriff. Die ölartigen Pflanzeninhaltsstoffe sind in den Öldrüsen oder Drüsenhaaren vieler Pflanzen, sogenannter Aromatika, enthalten (z. B.. Fenchel, Hopfen, Kamille, Lavendel, Melisse, Pfefferminze, Rosmarin, Salbei, Schafgarbe). Sie verströmen einen intensiven, meist angenehmen Duft und verflüchtigen sich leicht. Im Gegensatz zu fetten Ölen, wie Olivenöl oder Sonnenblumenöl, hinterlassen ätherische Öle meist keinen fettigen Fleck.
Die Moleküle ätherischer Öle sind so winzig klein, dass sie durch die Haut oder Schleimhaut von Mund und Nase in den Körper gelangen. Ihre Wirkung ist vielfältig: Sie helfen gegen Bakterien, Viren und Pilze, sind entzündungshemmend, auswurffördernd, krampflösend, harntreibend, blähungshemmend, beruhigend und durchblu-

tungsfördernd. Bei der Anwendung ist jedoch Vorsicht geboten: Es können verschiedene Nebenwirkungen, wie allergische Reaktionen oder Hautreizungen, auftreten. Die therapeutische Anwendung ätherischer Öle darf daher grundsätzlich nur von ausgebildeten Aromatherapeuten durchgeführt werden.

Unten: Die Kamille zählt zu den sogenannten »Aromatika«, sie enthält heilkräftige ätherische Öle.

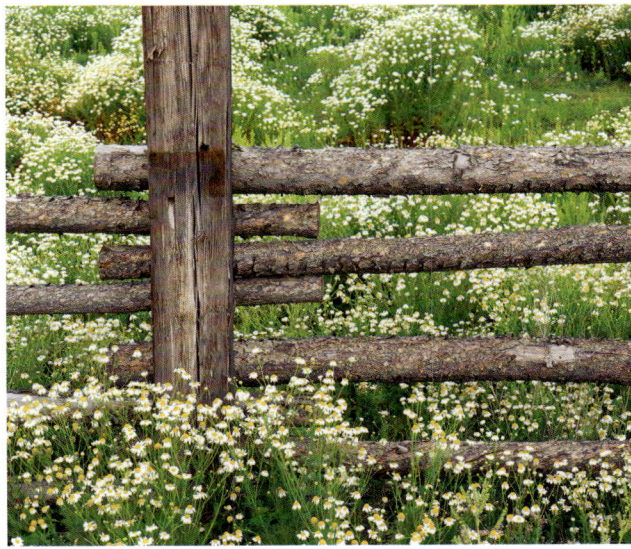

Alkaloide

Die meisten Alkaloide wirken giftig auf das Nerven-system. Bekannte Alkaloidpflanzen sind z.B.. Sch erling und Tollkirsche. Aus ihnen werden hoch wirksame, nur vom Arzt zu verordnende Arzneimittel oder homöopathi-sche Mittel hergestellt. Da Lebensgefahr besteht wird dringend vor der Selbstbehandlung gewarnt.

In einigen altbewährten Heilpflanzen hingegen (z.B. Beinwell, Borretsch, Huflattich oder Pestwurz) sind Pyrro-lizidinalkaloide enthalten, die selbst keine giftige Wirkung haben. Eine starke Überdosierung sollte jedoch auch hier vermieden werden, da sich in lang andauernden, hoch dosierten Tierversuchen krebserregende, leber- und gen-schädigende Wirkungen gezeigt haben. Aus diesem Grund sollten auch diese Pflanzen nur begrenzt einge-setzt, z.B. Beinwellwurzel nur äußerlich angewendet, werden.

Unten: Der typische Duft des Waldmeisters wird erst frei, wenn die Pflanzen leicht angewelkt sind.

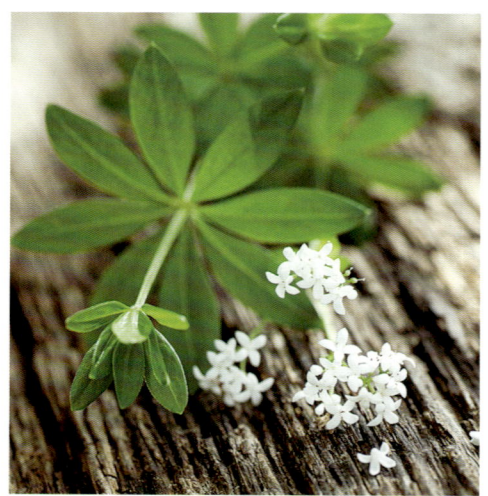

Bitterstoffe

Bitterstoffe haben eines gemeinsam: den bitteren Geschmack. Enthalten sind sie beispielsweise in Beifuß, Engelwurz, Hopfen, Ingwer, Löwenzahn und Schafgarbe. Die Redewendung *Was bitter im Mund, ist dem Magen gesund* verdeutlicht bereits ihre verdauungsfördernde Wirkung. Sie wirken anregend auf den gesamten Stoff-wechsel, auf Speicheldrüse, Bauchspeicheldrüse, Hor-mondrüsen und auf die Magen- und Gallensaftsekretion. Sie stärken das Immunsystem, sogar die Herztätigkeit, und bringen den ganzen Körper in Schwung.
Grundsätzlich sollten Sie Bitterstoffe sparsam dosieren, denn eine höhere Dosierung bedeutet nicht unbedingt eine höhere Wirkung! Bei erhöhter Magensäureproduk-tion, Magen-Darm-Geschwüren, chronisch-entzündlichen Darmerkrankungen, Bluthochdruck und Schilddrüsen-überfunktion sollten Sie generell auf den Genuss von Bitterstoffen verzichten.

Flavonoide

Flavonoide gehören zu den wichtigsten Wirkstoffen in der Pflanzenheilkunde. Die gelblich-orangefarbenen Pflan-zenfarbstoffe sind weitverbreitet und in den Blüten, Blät-tern und Früchten vieler Pflanzen enthalten (z.B. Acker-schachtelhalm, Goldrute, Holunder, Johanniskraut, Kamille, Königskerze, Ringelblume, Steinklee, Weißdorn). Flavonoide werden als Tee, Tinktur, Hautöl oder Kom-presse bei Allergien, Gefäß-, Herz-Kreislauf- oder Leberer-krankungen verwendet und auch begleitend bei Infekti-onserkrankungen und zur Vorbeugung gegen Krebs eingesetzt. Sie sind für Langzeitanwendungen geeignet und haben keine Nebenwirkungen.

Gerbstoffe

Gerbstoffhaltige Pflanzen wurden bereits vor Jahrhunder-ten genutzt, um aus Tierhaut Leder herzustellen. Ihre Inhaltsstoffe haben eine zusammenziehende Wirkung, die auf der Eigenschaft beruht, die Eiweißstoffe der Haut und Schleimhaut zu binden und in eine wasserunlösliche Form umzuwandeln. Gerbstoffe bewirken so quasi die Bildung einer Schutzschicht, Bakterien wird die Nahrungsgrundlage entzogen und die Haut widerstandsfähiger. Sie binden aber nicht nur Eiweiße, sondern neutralisieren auch Gifte wie Schwermetalle und Alkaloide und wirken gegen Bakterien und Viren.

Gerbstoffpflanzen, wie z.B. Frauenmantel, Gänsefingerkraut, getrocknete Heidelbeeren, Melisse, Odermennig, Rose oder Salbei wirken unter anderem gegen starke Schweißbildung, Hämorrhoiden, Hauterkrankungen, Allergien, Entzündungen im Mund- und Rachenraum und gegen Durchfall.

Kumarine

Kumarinhaltige Pflanzen (z.B. Heublumen, Steinklee, Tonkabohnen, Waldmeister) erkennen Sie leicht an ihrem waldmeisterartigen Duft, der allerdings erst beim Verwelken oder Trocknen zum Vorschein kommt. Sie wirken beruhigend, gefäßentkrampfend, ödem- und entzündungshemmend. Eine Überdosierung führt allerdings zu Kopfschmerzen oder Erbrechen, wie man nach dem übermäßigen Genuss von Waldmeisterbowle leicht feststellen kann.

Saponine

Die Seifenstoffe aus dem Pflanzenreich sind in der Lage, die Oberflächenspannung von Wasser herabzusetzen, und bilden beim Schütteln mit Wasser einen seifenartigen Schaum. Enthalten sind sie beispielsweise in Gänseblümchen, Goldrute oder Königskerze. Saponine haben eine reizende Heilwirkung und »bringen alles zum Fließen«, d.h., sie wirken schleimlösend, auswurffördernd, krampflösend, schweiß- und harntreibend, entzündungshemmend und stoffwechselanregend. Angewendet werden sie sowohl innerlich als Tee bei Erkältungen, als auch äußerlich als Kompresse, Hautöl oder Salbe.

Schleimstoffe

Schleimstoffe quellen in Wasser auf und bilden einen zähflüssigen Schleim, der Haut und Schleimhaut wie mit einem Schutzfilm überzieht. Dies bewirkt eine entzündungshemmende, schmerz- und reizlindernde, aber auch stopfende Wirkung. Schleimstoffpflanzen (z.B. Beinwell, Königskerze, Malve, Ringelblume, Spitzwegerich) werden sowohl innerlich als Tee verwendet (bei Reizhusten und Reizmagen), wie auch äußerlich als Kompresse, Waschung oder Hautöl (bei Hautproblemen). Vor einer länger dauernden innerlichen Anwendung ist aber abzuraten, da durch sie auch die Aufnahme von wichtigen Nährstoffen aus dem Darm verhindert wird.

Unten: Die in der Goldrute enthaltenen Flavonoide wirken entzündungshemmend, zellschützend, harntreibend und sind auch gut fürs Herz.

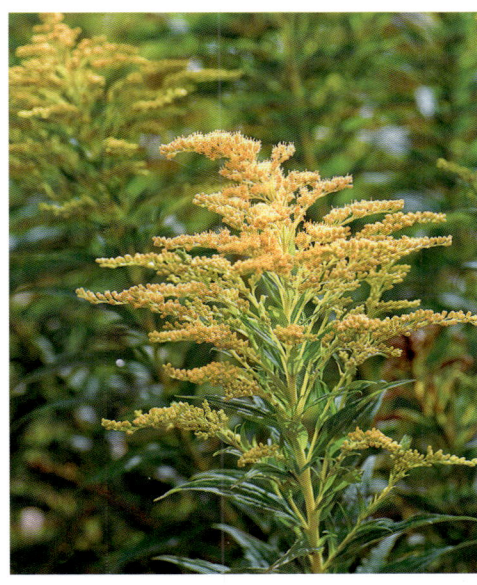

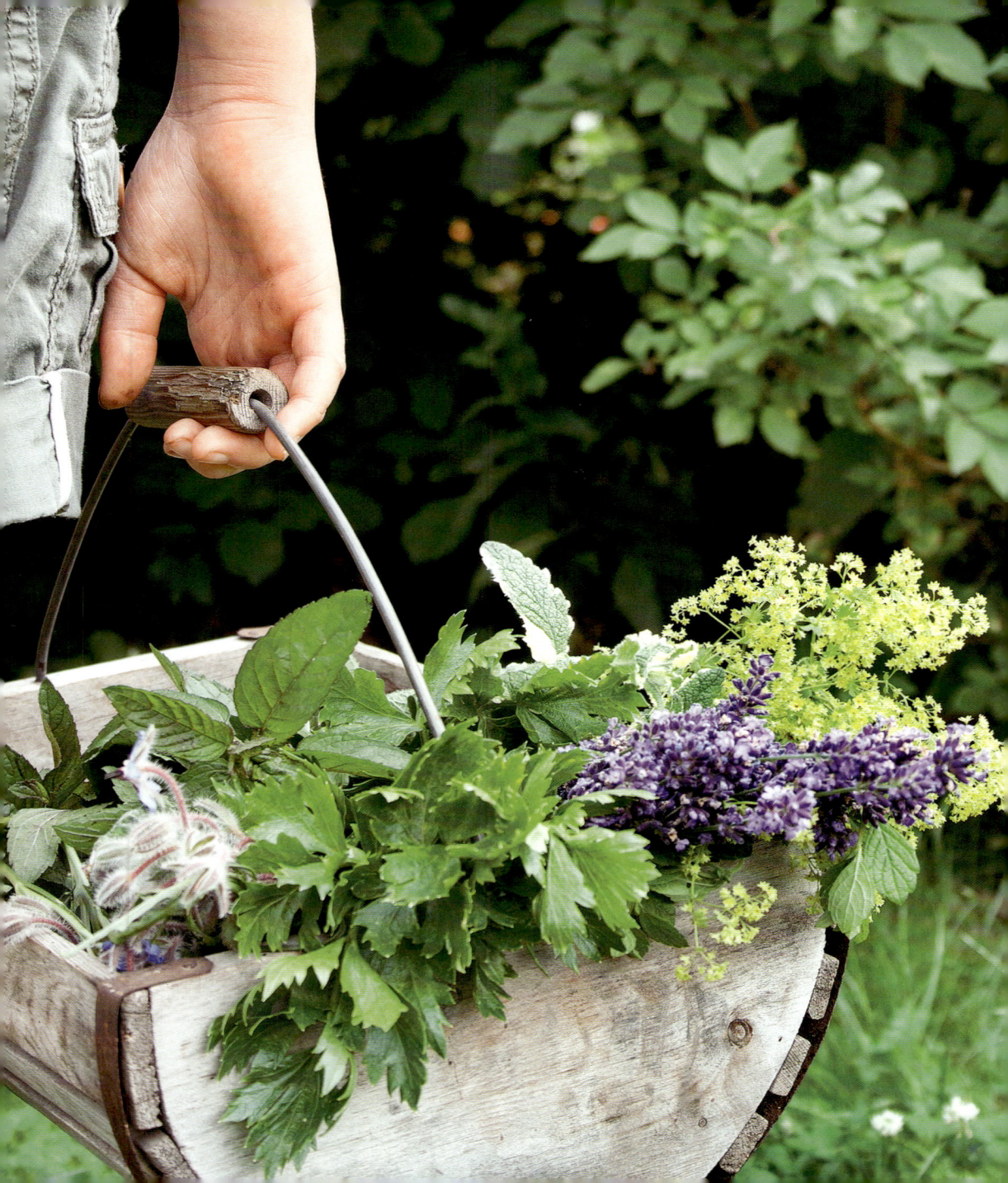

Heilpflanzen auf Vorrat

Heilpflanzen, die frisch geerntet sofort verwendet werden, entfalten ohne Zweifel das Spektrum ihrer Wirkstoffe am unmittelbarsten. Doch auch in getrocknetem Zustand bleiben viele ihrer Eigenschaften erhalten – was liegt also näher, als sich für die kalte Jahreszeit oder für »alle Fälle« einen Vorrat der wichtigsten Pflanzen anzulegen? Zudem befriedigt das Sammeln und Trocknen tief verwurzelte Instinkte in uns – ausprobieren lohnt sich!

Heilpflanzen sammeln

Das Sammeln in der freien Natur liegt uns im Blut. Schon vor Urzeiten sammelten unsere Vorfahren nicht nur für ihre Nahrung, sondern auch bewährte Kräuter und Wurzeln zur Behandlung von Verletzungen und Unpässlichkeiten. Es ist daher nicht verwunderlich, dass der Anblick einer in voller Blüte stehenden Kräuterwiese vielen von uns große Freude bereitet und einlädt, selbst Hand anzulegen.

Bei aller Begeisterung sollten Sie aber bestimmte Grundregeln beachten: Wald und Wiesen sind sensible Ökosysteme, die nicht wahllos beraubt werden dürfen – zu empfindlich sind hier die Zusammenhänge. Außerdem wollen Sie ja sicherstellen, dass Ihnen die wertvollen Inhaltsstoffe der Pflanzen möglichst vollständig zur Verfügung stehen.

Was darf und kann gesammelt werden?

• Sammeln Sie nur Pflanzen, die Sie kennen und richtig bestimmen können. Ein Pflanzenbestimmungsbuch ist dabei eine große Hilfe. Das notwendige Wissen kann auch auf Kräuterspaziergängen und Workshops, wie sie mittlerweile vielerorts angeboten werden, unter fachlicher Anleitung erworben werden.

• Sammeln Sie nur Teile von kräftigen, gesunden Pflanzen.

• Sammeln Sie keine gefährdeten oder geschützten Pflanzen. Der Artenschutz ist regional unterschiedlich.

Auskunft gibt die Rote Liste, die bei den Naturschutzbehörden erhältlich ist.

Wie sollte gesammelt werden?

• Sammeln Sie schonend und mit Achtung vor der Pflanze; am besten von Hand, indem Sie mit Daumen und Zeigefinger die Blüten oder Blätter von der Pflanze abtrennen. Wenn die Gefahr besteht, dass Pflanzenteile herausgerissen oder unnötig verletzt werden (z.B.

Unten: Wildwachsende Heilkräuter sollten nicht in der Nähe landwirtschaftlich genutzter Flächen oder stark befahrener Straßen gesammelt werden.

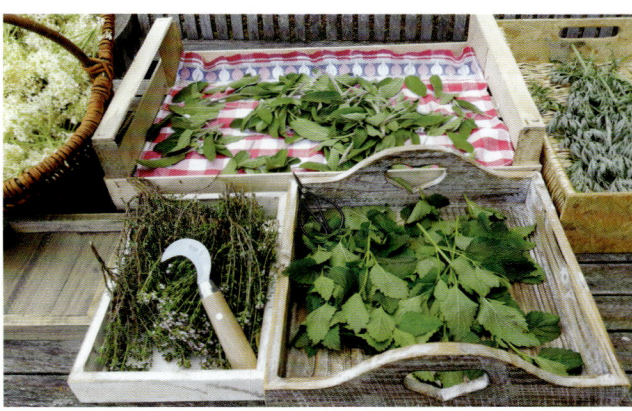

bei Schafgarbe oder Johanniskraut), verwenden Sie eine Schere oder ein (Keramik-)Messer.

- Sammeln Sie nur so viel, wie Sie für Ihren Hausgebrauch benötigen.
- Beim Sammeln nicht alle Blätter oder Blüten einer Pflanze abschneiden und häufiger den Standort wechseln.
- Um Wurzeln zu graben, lockern Sie die Erde um die Pflanze herum mit einem Spaten und lösen die Wurzel vorsichtig aus dem Erdreich.
- Legen Sie die gesammelten Pflanzenteile für den Transport trocken, luftig und locker in einen Korb. Auch Stofftaschen oder Papiertüten eignen sich gut. Plastiktüten sind ungeeignet.
- Transportieren Sie das Sammelgut ohne große Verzögerung nach Hause, um es möglichst bald zu verwerten.

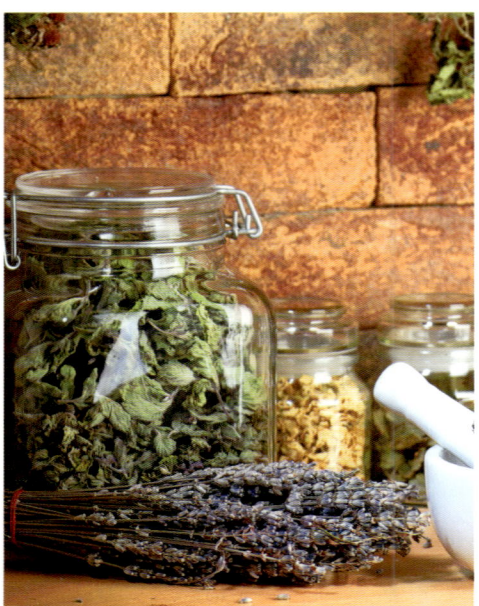

Wo sollte und darf gesammelt werden?

- Sammeln Sie nur auf unbelasteten Wiesen, Brachflächen und Waldlichtungen, an Wald- und Feldrändern, Hecken, Bach- und Flussufern.
- Sammeln Sie nicht dort, wo Flächen intensiv landwirtschaftlich genutzt werden (konventionelle Landwirtschaft, Obstplantagen, Weinberge), auch nicht in der Nähe von Bahndämmen und viel befahrenen Straßen.
- In Naturschutzgebieten darf nicht gesammelt werden.

Wann sollte gesammelt werden?

Sammeln Sie nur bei trockenem Wetter, es sei denn, das Sammelgut ist zum sofortigen Gebrauch bestimmt.

- **Rinden:** Januar–März, vormittags
- **junge Blätter und Triebe (z.B. Fichtenspitzen):** im Frühjahr, März–Mai, am späten Vormittag
- **Wurzeln und Knollen:** im Frühjahr oder Herbst, morgens vor Sonnenaufgang oder abends
- **Blätter und Kraut:** Hauptsammelzeit im Sommer, vor der Blüte (Melisse), zu Blühbeginn (z.B. Frauenmantel, Pfefferminze, Rosmarin, Salbei) und zur Vollblüte (z.B. Beifuß, Schafgarbe, Johanniskraut), am späten Vormittag
- **Blüten:** Hauptsammelzeit im Sommer, vormittags–mittags, unterschiedlich je nach Blütenpflanze (z.B. Johanniskraut zwischen 11 und 13 Uhr, Königskerze zwischen 8 und 10 Uhr, Malven, Ringelblumen zwischen 13 und 14 Uhr, Rosen zwischen 9 und 11 Uhr)
- **Samen:** im Herbst, kurz bevor sie ganz reif sind, mittags
- **Früchte:** im Sommer oder im Herbst, in vollreifem Zustand, nachmittags

Links: Für die langfristige Aufbewahrung müssen Kräuter gut getrocknet sein, sonst schimmeln sie.
Rechts: Am einfachsten trocknet man Kräuter, indem man sie zu lockeren Sträußen bindet und sie an einem luftigen Ort aufhängt.

Heilpflanzen trocknen

Das Trocknen ist eine altbewährte Methode, um Pflanzenteile über einen längeren Zeitraum haltbar zu machen und vielseitig weiterverwenden zu können. Trocknen Sie die Pflanzenteile an einem trockenen, luftigen, lichtgeschützten Ort (z. B. auf einem luftigen Dachboden oder in einem Gartenhäuschen). Dörrgeräte eignen sich ebenfalls gut, wenn sich die Temperatur auf 30–40 °C einstellen lässt.

- **Blühendes Kraut:** 3–5 Stängel zu einem Strauß binden und kopfüber aufhängen
- **Blüten und Blätter:** nicht zerkleinern, nur lose nebeneinander auf einem Trockenrahmen auslegen (ein mit dünnem Stoff bespannter Holzrahmen oder auch ein Geschirrtuch über einem Wäscheständer)

- **Früchte:** saubere, zerkleinerte Stücke im Backofen bei 40 °C trocknen lassen, die Backofentür muss dabei einen Spalt geöffnet sein
- **Wurzeln:** vor dem Trocknen gründlich mit einer Bürste und Wasser reinigen, trocken tupfen, klein schneiden und im Backofen bei 40 °C trocknen lassen, die Backofentür muss dabei einen Spalt geöffnet sein

Die Pflanzenteile sind trocken, wenn sie rascheln und sich die Blätter beim Zerreiben pulverisieren lassen.

Heilpflanzen aufbewahren

Unzerkleinert getrocknete Pflanzenteile sind mindestens zwei Jahre haltbar. Bewahren Sie Ihre Schätze in luftdichten, verschließbaren Gläsern auf, die lichtgeschützt gelagert werden.

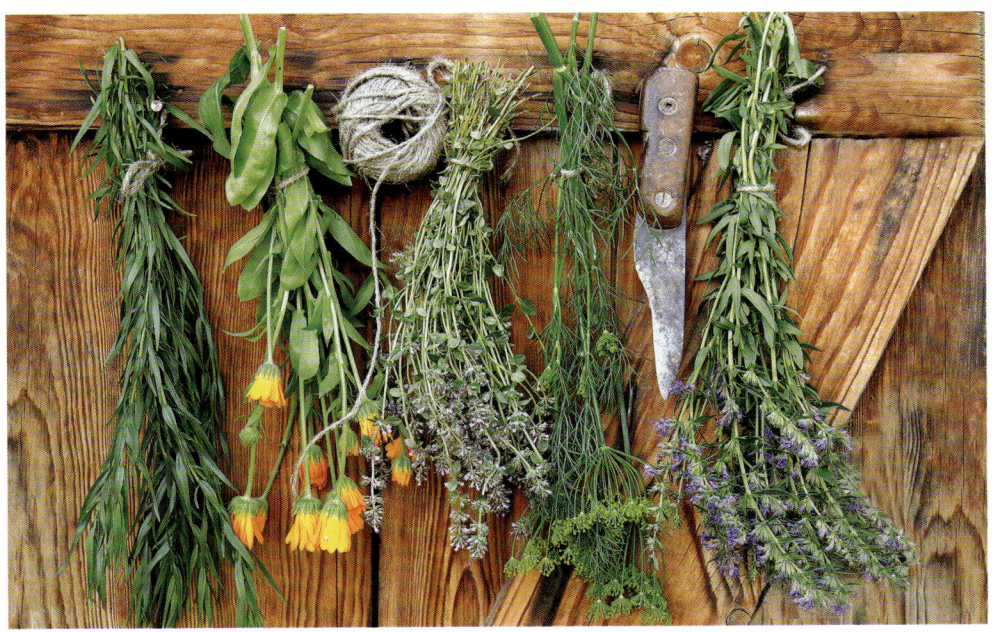

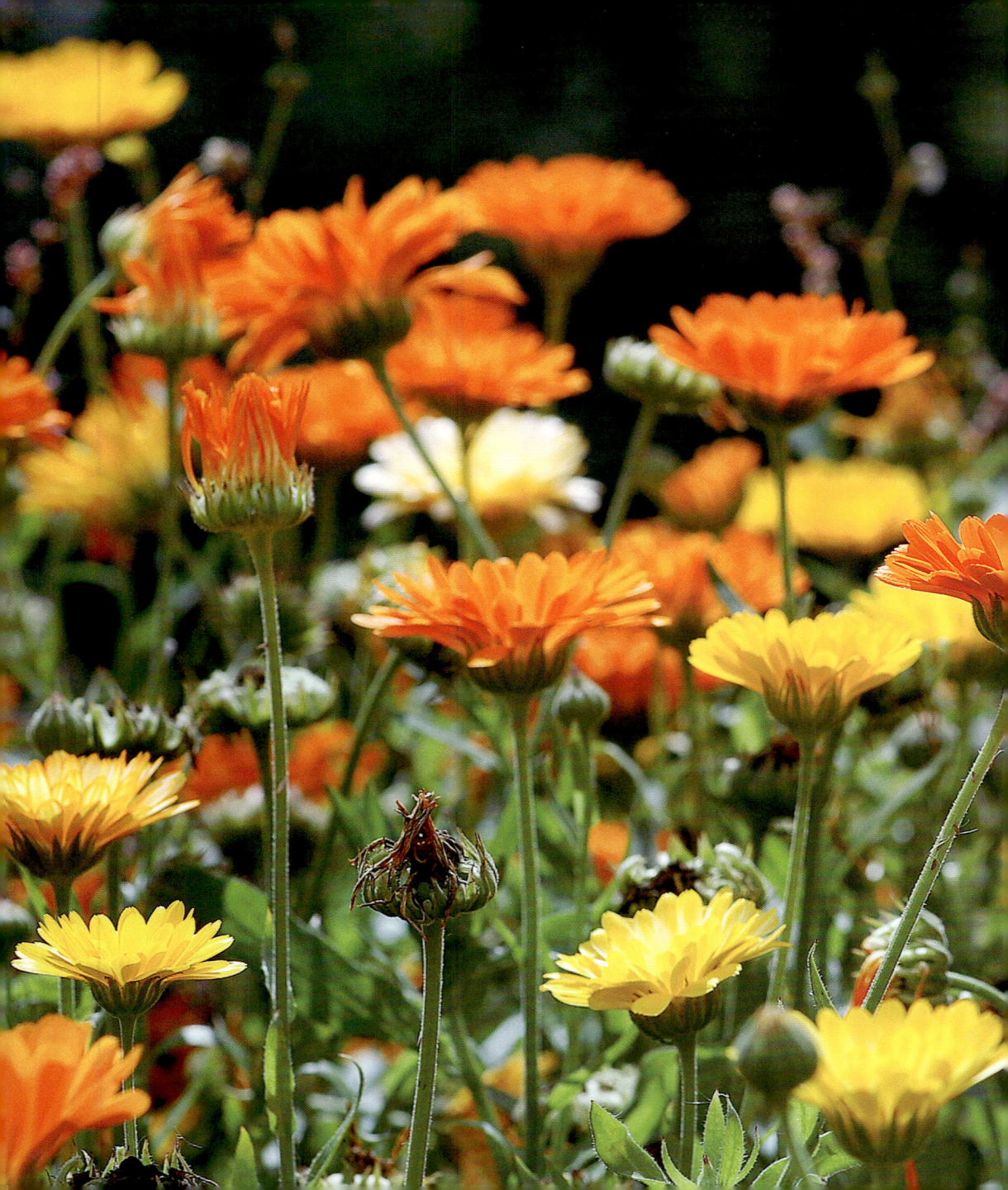

Die wichtigsten Heilpflanzen

Heilkräftige Pflanzen finden sich in der Natur und sogar im eigenen Garten zuhauf. Sie lindern Schmerzen, heilen Wunden, wirken bei Erkältungen, helfen, wenn schlaflose Nächte uns nicht zur Ruhe kommen lassen – Heilpflanzen stecken voller nützlicher Inhaltsstoffe. Richtig zubereitet und angewendet, können sie dazu beitragen, kleine und größere Beschwerden in den Griff zu bekommen.

Heilpflanzenkultur einst und jetzt

Schon in der Bibel finden wir Textstellen, die auf einen Gebrauch von verschiedenen Heilpflanzen als Arznei hindeuten. Und noch viel weiter zurück in der Vergangenheit finden sich Belege über die Verwendung von Kräutern in einem chinesischen Heilpflanzenbuch.

Das Wissen um die Wirkungen der Pflanzen wurde von Ärzten und Kräuterkundigen schriftlich und mündlich überliefert und gelangte auf diesem Weg auch zu den Klöstern. Ohne die vielen Mönche und Nonnen, die sich das Wissen aneigneten, wären die alten Kenntnisse wohl weitestgehend verloren gegangen.

Neben dem Wegbereiter der Klostermedizin Benedikt von Nursia war es vor allem auch Kaiser Karl der Große, der in seinem Werk »Capitulare de villis« klar regelte, welche Obstbäume, Gemüse und Kräuter in den Klöstern angebaut werden sollten.

Wer sich mit der Pflanzenheilkunde beschäftigt, kommt an Namen wie Walafried Strabo (808–849), Albertus Magnus (1193–1280) und Paracelsus (1493–1541) nicht vorbei. Bis heute wirken aber vor allem die Schriften von Hildegard von Bingen (1098–1179) nach. Im Gegensatz zu ihren männlichen Kollegen nutzte sie zwar ebenfalls das Wissen aus der Antike, sammelte aber auch selbst Erfahrungen mit Heilpflanzen.

Die Gaben der Natur

Im Laufe der Zeit wurde die Bindung an die Natur immer schwächer und der Siegeszug der Naturwissenschaften nahm seinen Lauf – und geriet immer wieder in Verruf. Als Folge daraus besinnen sich viele Menschen nun wieder auf sanfte und natürliche Heilmethoden. Viele der seit Tausenden von Jahren bekannten Wirkweisen von Kräutern sind heute wissenschaftlich bewiesen. Wir können deshalb bei verschiedenen Beschwerden mit gutem Gewissen auf Heilpflanzen zurückgreifen.

Unten: Der Holunder wird seit Jahrhunderten als »Apotheke Gottes« bezeichnet – so vielfältig sind die Anwendungsmöglichkeiten seiner Blüten und Beeren.

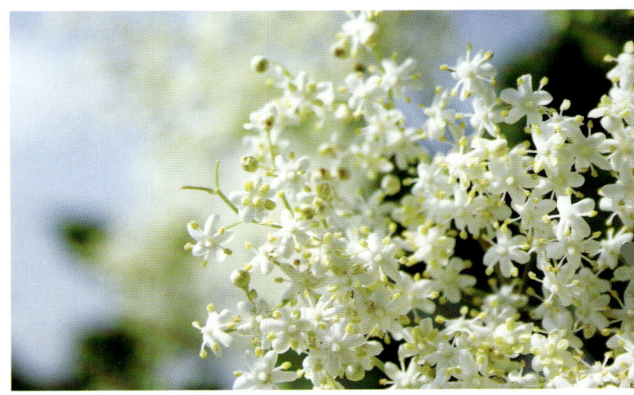

Ackerschachtelhalm – der Kieselsäurehaltige

»In jeder Hausapotheke sei Zinnkraut in genügender Menge vorhanden, daß man es im Notfall, der oft plötzlich hereinbricht, sofort zur Hand habe.«

Sebastian Kneipp

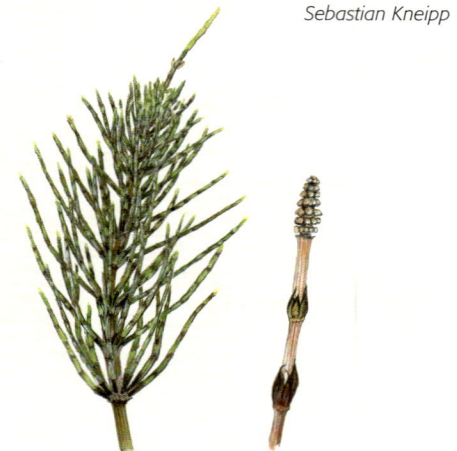

Ackerschachtelhalm (Equisetum arvense)

Ausdauernde Pflanze, Wuchshöhe bis 50 cm. Im Frühjahr Sporentriebe bildend. Diese sterben nach der Sporenreife ab. Im Sommer entwickeln sich unfruchtbare, quirlig verzweigte Triebe.

Wo zu finden: an Wiesen-, Weg- und Waldrändern, auf Äckern, lehmigen Sandböden. Im Garten zeigt er verdichtete Böden an.

Wann zu ernten: Die oberen 15 cm der sommergrünen Triebe von Juni bis August vormittags. Den höchsten Kieselsäuregehalt haben Triebe übrigens an steinigen Standorten! Wer sich beim Sammeln nicht sicher ist, sollte sich das getrocknete Kraut am besten in der Apotheke holen. Es gibt nämlich auch giftige Arten.

Das steckt drin: Mineralstoffe (Kieselsäure, Kalium u. a.) organische Säuren, Fette, Harz, Bitterstoffe, Gerbstoffe, Vitamine (B und C), Flavonoide, Saponine.

Der Ackerschachtelhalm gehört zu einer der ältesten Pflanzenfamilien der Welt. Vor Millionen von Jahren bedeckten Schachtelhalmwälder die Erde. Die Sporentriebe und auch die tannbaumähnlichen sommergrünen Triebe sind unverwechselbar und muten wie Relikte aus der Vergangenheit an, sie sind so gar nicht vergleichbar mit anderen Pflanzen.

Als lästiges Unkraut wird Ackerschachtelhalm oft verschmäht. Wird er im Garten gesichtet, fällt er fast immer der Hacke zum Opfer oder wird barsch ausgerissen, doch sollten wir dankbar sein, wenn er sich im Garten einstellt, denn das Kraut kann so nützlich sein und hilft bei vielen Beschwerden.

Möglicherweise ist der Ackerschachtelhalm eher bekannt als Zinnkraut, und mancherorts kennt man ihn auch unter den Namen Scheuer- oder Kannenkraut oder Polierheu. Früher verwendete man nämlich die getrockneten Stängel zum Polieren und Putzen. Vor allem Zinngeschirr wird durch eine Behandlung mit dem Kraut wieder blank. Und das liegt an seinem hohen Kieselsäuregehalt.

Heilkräftige Kieselsäure

Knochen, Knorpel, Haut, Bindegewebe, Nägel und Haare – in fast allen Zellen im menschlichen Körper findet sich Kieselsäure. Und deshalb ist Ackerschachtelhalm, der viel Kieselsäure enthält, auch so vielseitig einsetzbar. Tee, über mehrere Wochen als Kur dreimal täglich getrunken, stärkt nicht nur den Knochenbau, das Bindegewebe und Nägel und Haare, sondern ist auch zur Blutreinigung empfehlenswert, und bei Rheuma und Gicht. Die Kieselsäure fördert außerdem die Wundheilung und unterstützt den Stoffwechsel.

⌇ Ackerschachtelhalmtee

1 EL getrocknetes Kraut mit 250 ml kaltem Wasser übergießen, über Nacht einweichen lassen. Am nächsten Tag

erhitzen, 30 Minuten lang köcheln lassen und nach 15 Minuten abfiltern. 3–5-mal täglich eine Tasse trinken. Eine 3-wöchige Kur ist empfehlenswert.

Wickel, Bäder & Co.

Äußerlich angewendet, wirkt der Tee blutstillend und entzündungshemmend bei Verletzungen und Wunden. Er hilft bei Schleimbeutel-, Sehnenscheiden- oder Knochenhautentzündung, Ekzemen, Geschwüren und schlecht heilenden Wunden. Für Wickel oder Auflagen ein Baumwolltuch in die lauwarme Abkochung eintauchen, auswringen und auflegen. Bei Harnwegsentzündungen für eine halbe Stunde auf die Nieren legen oder bei Blähungen auf den Bauch (immer mit einem Handtuch abdecken). Oder über Nacht auf einen Fersensporn geben, hier lässt man das gut fixierte Tuch über Nacht liegen – das nimmt die Entzündung und den Schmerz.

Für ein Sitzbad 50 g getrocknetes Ackerschachtelhalmkraut mit einem Liter kaltem Wasser übergießen und über Nacht stehen lassen. Am nächsten Tag abfiltern und die Flüssigkeit ins Badewasser geben. Beim Baden muss das warme Wasser unbedingt bis über die Nieren gehen. Das Bad sollte nicht länger als 15 Minuten dauern. Trocknen Sie sich nicht ab, ziehen Sie einfach einen Bademantel über. Jetzt wird eine Stunde geruht! Das Sitzbad hilft bei Nierenbecken- und Blasenentzündung, rheumatischen Beschwerden, Krampfadern und Prostataleiden.

Zieht man, wie bei einer Nasenspülung, den erkalteten Tee durch die Nase hoch, heilt hartnäckiger Schnupfen schnell ab.

❧ Durchspülender Ackerschachtelhalmtee

2 TL getrocknetes Kraut mit 250 ml kochendem Wasser übergießen, 15–30 Minuten ziehen lassen, abfiltern. 3–5-mal täglich eine Tasse trinken.

Ackerschachtelhalm bewirkt auch eine vermehrte Wasserausscheidung und ist altbewährt bei Nieren- und Blasenentzündung, zur Durchspülung der Nieren und der

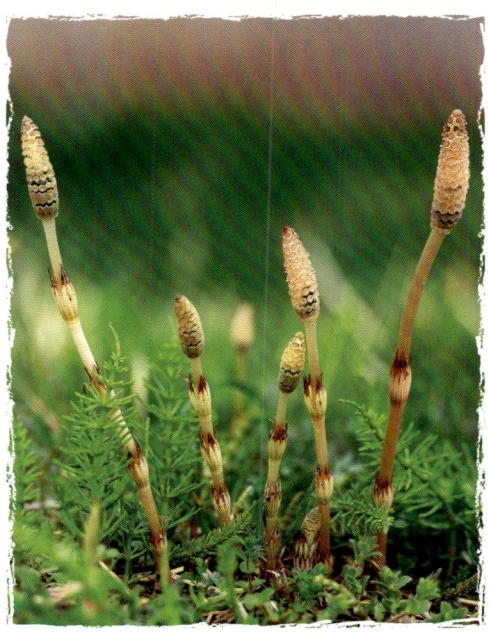

Oben: Die hellbraun-rötlichen Sprossen wachsen im Frühjahr oft unerkannt in den Gärten. Arzneilich genutzt werden die sommergrünen Ackerschachtelhalm-Triebe.

ableitenden Harnwege. Nicht anwenden sollte man ihn allerdings bei Wassereinlagerungen im Gewebe infolge eingeschränkter Herz- oder Nierentätigkeit.

❧ Ackerschachtelhalm-Tinktur

50 g getrocknetes Kraut mit 500 ml Wodka nach Anleitung auf Seite 143 ansetzen. 3–4 Wochen an einem halbschattigen Fenster ausziehen lassen, abfiltern und in Braunglasflaschen mit Tropfeinsatz abfüllen. 3-mal täglich 10–20 Tropfen einnehmen.

Äußerlich hilft die Tinktur bei Hautproblemen und lokalen Durchblutungsstörungen, innerlich bei bakteriellen und entzündlichen Erkrankungen der ableitenden Harnwege.

Beifuß – magisches Kraftkraut

»Es ist ein Kraut der Venus. Seine Spitzen, Blätter und Blüten sind voll Tugend; sie sind aromatisch und äußerst sicher und hervorragend zur Behandlung von weiblichen Krankheiten.«

Nicholas Culpepper

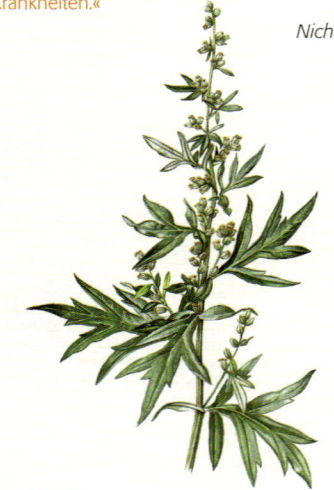

Beifuß (Artemisia vulgaris)

Ausdauernde Pflanze, Wuchshöhe bis 1,50 m. Die Blätter sind auf der Oberseite dunkelgrün und auf der Unterseite weißfilzig behaart.

Wo zu finden: an sonnigen Wegrändern, Zäunen, Böschungen, Brachland

Wann zu ernten: Blüten für Gewürz erntet man im Juni und Juli kurz bevor sie sich öffnen. Für Tee werden die oberen Blätter (Triebspitzen) und Blüten zur Zeit der Vollblüte (Juli bis September) geerntet. Die **Wurzeln** sammelt man von Oktober bis November.

Das steckt drin: Bitterstoffe, Gerbstoffe, ätherisches Öl, Flavonoide

Der Beifuß ist ein mächtiges Heilkraut. Früher wurde er als »Machtwurz« verehrt, war Kraftpflanze und Zauberkraut am Wegesrand. Mit reinigenden Beifuß-Räucherungen wurden Krankheitsdämonen vertrieben und Schutz für Gesundheit, Haus und Hof beschworen. Wer sich zur Sonnenwendfeier mit einem frisch geflochtenen Beifußkranz umgürtete und diesen dann mit folgenden Worten zum Schluss ins Johannisfeuer warf, sollte seine Leiden verlieren: *»Gehe hinweg und werde verbrannt, mit diesem Kraut all mein Unglück!«*

Mutter aller Pflanzen

Benannt nach der griechischen Göttin Artemis, wird der Beifuß schon seit Urzeiten als universelles Frauenheilmittel genutzt, auch wenn er schulmedizinisch heute keine große Rolle spielt. Die »Mutter aller Pflanzen« ist aufgrund ihrer öffnenden, wärmenden und reinigenden Wirkung in der Lage, die Regelblutung zum Fließen zu bringen, Menstruationskrämpfe zu lösen, Schmerzen und Unregelmäßigkeiten zu beseitigen, die Fruchtbarkeit zu stärken, die Geburt zu erleichtern oder die Nachgeburt zu fördern.

✆ Beifußtee

1 TL Beifußkraut mit 150 ml kochendem Wasser übergießen, 1–3 Minuten ziehen lassen, abfiltern. Bei Bedarf täglich 2–3 Tassen ungesüßt trinken.

Der Tee schmeckt bitter, aber es sind nun mal die aromatischen Bitterstoffe, die heilend wirken.

Zur Regulierung der Menstruation empfiehlt sich eine kurmäßige Anwendung über zwei Wochen bei abnehmendem Mond.

Während der Schwangerschaft sollte man den Tee allerdings nicht trinken, da er einen Abortus auslösen kann. Ebenfalls abzuraten ist von seiner Verwendung bei fieberhaften Erkrankungen. Eine Überdosierung kann zu Nebenwirkungen führen, Achtung auch bei bekannter Korbblütler-Allergie!

Verdauungsfördernde Kraft

Die Kombination aromatischer Bitterstoffe und Gerbstoffe wirkt appetit- und stoffwechselanregend, verdauungsfördernd und entzündungshemmend. Beifußtee regt die Bildung von Magensaft und Gallenflüssigkeit an und ist hilfreich bei Magen-Darm-Beschwerden mit Mundgeruch, übel riechenden Durchfällen sowie Galle- und Leberleiden. Auch als verdauungsförderndes Gewürz wird der Beifuß seit Jahrhunderten verwendet. Ein Gänsebraten wird traditionell mit einem Beifußsträußchen versehen oder mit einer Beifuß-Gewürzmischung zubereitet, denn das Bitterkraut macht fette, schwer verdauliche Gerichte bekömmlicher.

⌇ Beifuß-Gewürzmischung

Für die Gewürzmischung benötigen Sie 100 g getrocknete Kräuter und Gewürze:
50 g Steinsalz, 7 g Beifuß, je 5 g scharfes Paprikapulver, edelsüßes Paprikapulver, grünen Pfeffer, geraspelte Zwiebel, Thymian, Majoran, Rosmarin, Kerbel, 2 g Salbei, 1 g Knoblauch. Alle Zutaten miteinander vermischen und in einer Küchenmaschine pulverisieren.

Wohltat von innen und außen

Von Vorteil ist die gleichzeitige innerliche und äußerliche Anwendung: Tee, aber auch Wein oder Tinktur lassen sich sehr gut durch die wärmende, entkrampfende und entspannende Wirkung eines Fußbades mit Beifuß oder durch eine Einreibung mit Beifußöl ergänzen. Mit Beifuß-Kräutersäckchen, die man dem Vollbad zufügt, lässt sich die allgemein beruhigende Wirkung auch zur Schlafförderung nutzen.

Kraft für Wanderer

Frische Beifußblätter in die Schuhe oder in die Socken gelegt, schützen vor schmerzenden Füßen und geben auf längeren Wanderungen Kraft und Ausdauer.

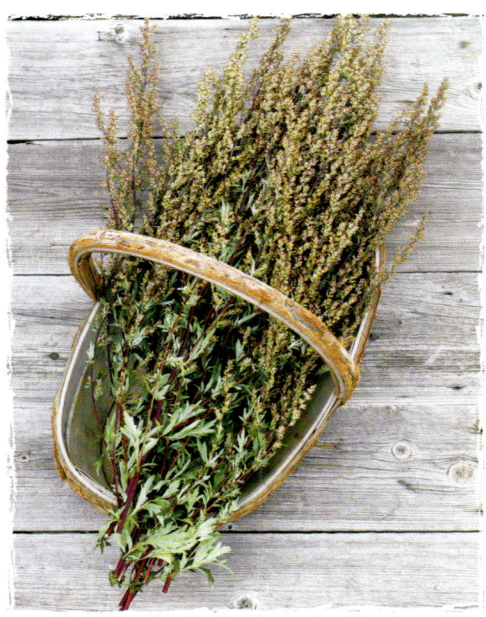

Oben: Beifuß gilt als »Mutter aller Pflanzen« – seit Jahrhunderten wird er als Zauberkraut gegen Krankheitsdämonen verehrt.

⌇ Fußbad

50 g Beifußkraut mit 2–3 l kochendem Wasser übergießen, 15 Minuten ziehen lassen, abfiltern. Etwas abkühlen lassen und die Füße darin baden. Das Fußbad tut müden Beinen gut, es kräftigt und entspannt gleichermaßen.

⌇ Beifußöl

Für ein Beifußöl werden die Blätter und Blüten als Kaltauszug nach der Anleitung auf Seite 141 angesetzt. Eine Fußmassage mit Beifußöl macht müde Füße munter und kalte wunderbar warm. Kalte Füße stehen häufig mit einer Nierenschwäche in Zusammenhang, hier gleicht eine wärmende Beifußöl-Massage aus. Das Öl hilft außerdem bei Muskelkater und Verspannungen.

Beinwell – der Knochenheiler

»Mit einem Glas Beinwellsalbe und einer Schachtel Beinwellpulver in der Hausapotheke ist man für so viele Notfälle gerüstet, die hier aufzuzählen mir schier unmöglich ist.«

Susanne Fischer-Rizzi

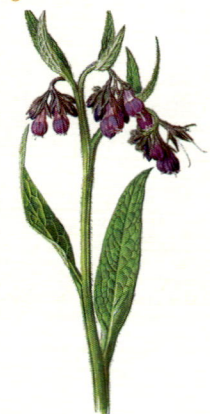

Beinwell (Symphyticum officinale)

Mehrjährige Pflanze, Wuchshöhe bis 50–100 cm. Die Blätter sind rau behaart und fühlen sich borstig an. Der verzweigte Wurzelstock reicht bis zu 30 cm tief in die Erde.

Wo zu finden: auf feuchten, nährstoffreichen Böden, Äckern, Wiesen, an Waldrändern, Bachufern, in Gebüschen

Wann zu ernten: Wurzel: im Frühjahr (Januar bis März) oder im Herbst (Oktober, November); **Blätter, blühendes Kraut:** zur Blütezeit von Mai bis September

Das steckt drin: Wurzel: Allantoin, Schleimstoffe, Gerbstoffe, Phytosterine, Cholin, Kieselsäure, Spuren von Pyrrolizidinalkaloiden (PA); **Blätter:** Allantoin, Kieselsäure, Vitamine (A, B, C, E), Mineralstoffe. Der PA-Gehalt in den Blättern ist geringer als in der Wurzel.

Schon der Name drückt aus, was uns die Pflanze Gutes tut: Sie ist für das Wohl der Gebeine, der Knochen, zuständig. Im Volksmund wird sie daher auch »Wallwurz« genannt, vom althochdeutschen »wallen«, das »zusammenwachsen« bedeutet. Schon seit Urzeiten wird die »Beinbrechwurz« geschätzt, da sie, wie sonst keine Pflanze, das Zusammenwachsen gebrochener Knochen fördert sowie Knochenhautentzündungen, Wunden und Geschwüre heilt. Sie enthält das meiste zellregenerierende Allantoin in der Pflanzenwelt! Aber es ist die Kombination all ihrer Inhaltsstoffe, die das abschwellende, schmerzlindernde und entzündungshemmende Heilvermögen des Beinwells bewirkt.

Am besten nur äußerlich

Der Beinwell wurde früher mit großem Heilungserfolg innerlich und äußerlich verwendet. Nach der heutigen Gesetzgebung wird allerdings dazu geraten, PA-haltige Pflanzen (siehe Seite 12, Alkaloide) nicht über einen längeren Zeitraum oder in größeren Mengen innerlich zu konsumieren.

Vielfach werden heute Empfehlungen ausgesprochen, Beinwell ausschließlich äußerlich zu verwenden und Anwendungen auf 4–6 Wochen im Jahr zu beschränken. Außerdem sollte man Beinwellwurzelzubereitungen nur auf intakter Haut anwenden, da bei verletzter Haut nicht ausgeschlossen werden kann, dass die Alkaloide in den Körper aufgenommen werden. Auf einen innerlichen Gebrauch sollte man daher sicherheitshalber verzichten, es stehen homöopathische Verdünnungen ab D4 zur Verfügung.

Heilende Umschläge

Früher wurden Umschläge aus frischer Beinwellwurzel bei Brüchen aufgelegt. Sie regenerieren das Gewebe auch bei Quetschungen, Verstauchungen, Blutergüssen, Prellungen, Sehnenscheiden- und Schleimbeutelentzündungen.

❧ Beinwellbrei-Umschlag

Die frischen Wurzeln werden gewaschen (die schwarze Wurzelhaut nicht entfernen!), trocken getupft und zerstampft oder geraspelt. Danach den Brei auf die betreffende Körperstelle auftragen, mit einem Tuch fixieren und über Nacht einwirken lassen. Sie können aber ebenso Beinwellblätter mit dem Nudelholz zerquetschen oder in einem Mixer zerkleinern und den saftigen Brei auftragen. Auch aus getrockneten, pulverisierten Wurzeln lässt sich der Umschlag herstellen. Hierfür verrühren Sie das Pulver mit Beinwelltee zu einem zähen Brei.

❧ Beinwellwurzeltee zur äußerlichen Anwendung

2 TL zerkleinerte Wurzelstücke mit 150 ml kaltem Wasser ansetzen und erhitzen, 10 Minuten köcheln lassen. Vom Herd nehmen und 30 Minuten ziehen lassen, abfiltern. Der Sud wird für Auflagen oder Umschläge verwendet. Für ein Vollbad benötigen Sie 100 g auf 1 Liter Wasser. Der Sud wird zum Badewasser gegeben.

Gesunde Gelenke und Muskeln, straffe Haut

Nicht nur bei angeschlagenen Knochen und Gelenken erweist sich Beinwell als wahres Wundermittel. Auch gegen hartnäckige Hautprobleme hat er sich bewährt.

❧ Beinwellöl

Einreibungen mit Beinwellöl bringen bei Verspannungen, Muskelkater, Arthrose, Rheuma, aber auch bei Neurodermitis und Schuppenflechte Linderung. Außerdem ist es hilfreich zur Durchblutungsförderung, bei Cellulitis und zur Kräftigung schlaffer Haut. Es wird als Warmauszug nach Anleitung auf Seite 141 aus den Wurzeln hergestellt.

❧ Beinwellsalbe

Zur Schmerzlinderung und Heilung ist die Behandlung mit einer Beinwellsalbe geeignet, insbesondere zur Narbenpflege und bei Muskelschmerzen. Die Beinwellsalbe

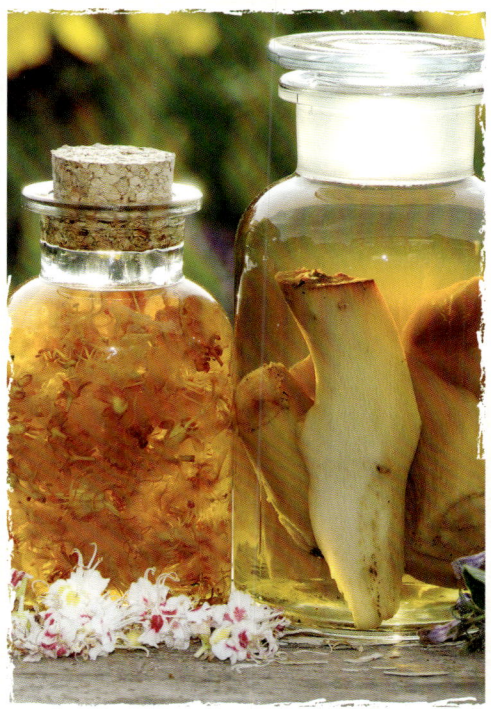

Oben: Aufgrund seines hohen Gehalts an Allantoin fördert Beinwell, wie sonst keine andere Pflanze, die Heilung gebrochener Knochen.

stellen Sie nach der Anleitung auf Seite 147 her, für den Ölauszug werden die Wurzeln 30 Minuten lang bis maximal 70 °C erhitzt.

❧ Beinwellwurzeltinktur

Insbesondere bei Rheumatismus und Gelenkschwellungen kann auch eine Frischpflanzentinktur rasche Hilfe bringen. Sie benötigen 100 g frische Beinwellwurzel und 500 ml Wodka, die weitere Anleitung finden Sie auf Seite 143.

Brennnessel – die Tugendreiche

»Hätte die Brennnessel keine Stacheln, wäre sie schön längst ausgerottet worden, so vielseitig sind ihre Tugenden!«

Johann Künzle

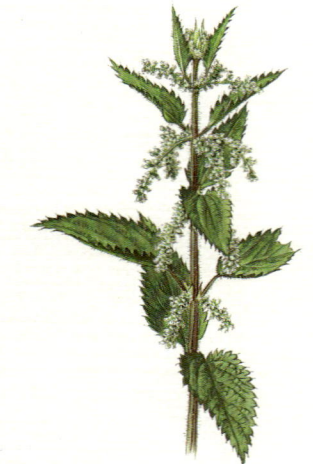

Große Brennnessel (Urtica dioica)

Ausdauernde, aufrechte Pflanze, bis 1,50 m hoch. Es gibt auch die kleine Brennnessel *(Urtica urens)*, die eine Wuchshöhe bis 60 cm erreicht.

Wo zu finden: rund ums Haus an nährstoffreichen Standorten, an Zäunen, Wegrändern, in Gräben, am Waldrand, auf Schuttplätzen.
Wann zu ernten: Blätter: März bis Juni; **blühendes Kraut:** Juni bis August ; **Samen:** August, September; **Wurzel:** Oktober, November
Das steckt drin: Vitamine (A, B, C, E, K), Mineralstoffe, Spurenelemente, Gerbstoffe, Flavonoide, pflanzliche Eiweiße, Chlorophyll, Phytohormone, organische Säuren, Fettsäuren

Jeder hat vermutlich schon eine unvergessliche und schmerzhaft brennende Bekanntschaft mit der Brennnessel gemacht. Doch wer um ihre Tugenden weiß, der liebt sie: So, wie sie Schmerzen geben kann, vermag sie Schmerzen zu nehmen. Seit Urzeiten ist die Brennnessel als Heilkraut bekannt. Für manche ist sie die beste aller Heilpflanzen, auch wenn ihr wehrhaftes Äußeres zunächst etwas abschrecken mag. Sie hat ein weites Anwendungsspektrum und alle Teile der Pflanze sind verwendbar: die Blätter, das blühende Kraut, die Samen, die faserreichen Stängel und die Wurzel.

Wundermittel »Harnnessel«

Früher wurde die Brennnessel auch »Harnnessel« genannt und sie ist heute noch ein wichtiges Kraut bei Blasen- und Nierenleiden. Zubereitungen aus Blättern und Wurzeln spülen Blase und Niere, steigern die während der Blasenentleerung ausgeschiedene Urinmenge und wirken entzündungshemmend und harnsäuresenkend. Brennnesseltee kann daher vorbeugend und zur Behandlung von Nierengrieß getrunken werden und bei Beschwerden beim Wasserlassen, Prostataleiden sowie bei Reizblase.

∿ Brennnesselwurzeltee

1 Teelöffel grob pulverisierte oder geschnittene, getrocknete Brennnesselwurzel mit 150 ml kaltem Wasser übergießen, zugedeckt erwärmen und kurz aufkochen lassen und nach 10 Minuten abfiltern. Täglich 3–5 Tassen trinken.

Frischekur im Frühjahr

Mit ihrer geballten Pflanzenkraft ist die brennende Nessel zum Lieblingskraut für Frühjahrs- und Blutreinigungskuren geworden: 4–6 Wochen lang wird regelmäßig Tee aus Brennnesselblättern getrunken. Vorsichtshalber steigern Sie aber die Dosierung nur langsam, da die massive Ausschwemmung von Giftstoffen zu Kopfschmerzen führen kann: 10 Tage lang eine Tasse Tee, dann 10 Tage zwei Tassen Tee, danach drei Tassen Tee täglich. Neben dem Tee sollten Sie reichlich stilles Wasser trinken.

✿ Brennnesselblättertee

1–2 Teelöffel getrocknete Brennnesselblätter mit 150 ml kochendem Wasser übergießen, 5–10 Minuten ziehen lassen. Täglich 1–3 Tassen trinken.

Heilendes auf dem Speiseplan

Die Brennnessel ist Heilmittel und heilendes Nahrungsmittel zugleich: Insbesondere in Brennnesselspinat und im Frischpflanzensaft sind die entzündungshemmenden Wirkstoffe der Pflanze, die bei arthritischen und rheumatischen Beschwerden helfen, enthalten. Hier gilt: Essen und trinken, was gesund macht! Brennnesselspinat wird aus jungen Brennnesselblättern wie Spinat zubereitet, durch das Blanchieren der Blätter werden die Brennhaare neutralisiert und das Brennen verschwindet zur Gänze.

Power und Vitalität

Im Herbst verdichtet die Brennnessel ihre Heilkraft: Brennnesselsamen sind wahre Powerpakete. Die kleinen Samen stärken die Vitalität und Leistungsfähigkeit, sie unterstützen die Milchbildung bei stillenden Müttern und helfen bei Wechseljahresbeschwerden. Unter anderem sollen sie auch feurig in der Liebe machen: Da möchte doch niemand mehr auf die nussig schmeckenden Früchte verzichten!

✿ Brennnesselsamen

Gewonnen werden die winzigen Samen, indem man die Pflanzen im Spätsommer kopfüber zum Trocknen aufhängt und eine Papiertüte überstülpt, die die kleinen Powerpakete auffängt. 1–3 Teelöffel täglich können frisch oder getrocknet in Müsli, Suppen oder Salat genossen werden, einen feinen Beigeschmack geben sie Kräutersalz oder Gewürzmischungen.

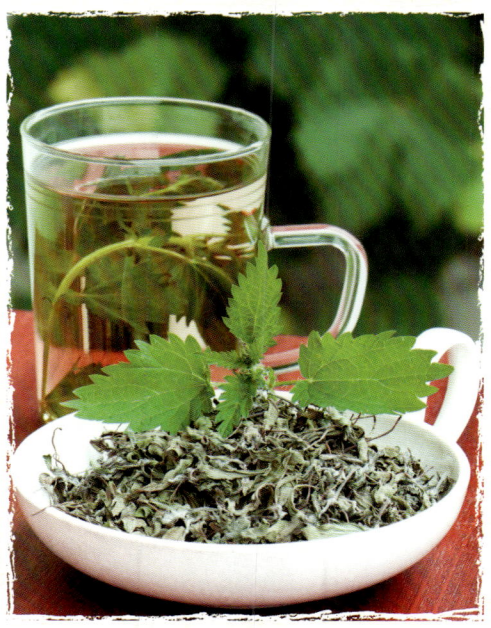

Oben: **Alle Teile der Brennnessel sind heilkräftig. Besonders bekannt ist ihre blutreinigende Wirkung im Rahmen einer Frühlingskur.**

Geliebte »Haarnessel«

Wie der Volksname erkennen lässt, soll die Brennnessel, insbesondere die Brennnesselwurzel, auch die Haare kräftigen sowie bei Haarausfall und Schuppen helfen.

✿ Brennnesselhaarwasser

Ein sauberes Glas zur Hälfte mit gesäuberten, klein geschnittenen Brennnesselwurzeln füllen und mit gutem Apfelessig auffüllen. Verschließen und 3–4 Wochen an einem besonnten Fenster ziehen lassen. Gelegentlich schütteln. Dann abfiltern. Den Haaransatz und die Kopfhaut mit dem Haarwasser einmassieren.

Engelwurz – Schutz vor Krankheiten

»In Seuchenzeiten ist es angezeigt, Engelwurz täglich anzuwenden, sei es in der Form von Gurgelwasser oder Engelwurz-Würze in Suppen und Speisen.«

Johann Künzle

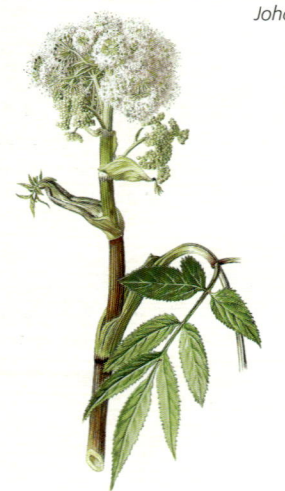

Echte Engelwurz (Angelica archangelica)

Mehrjährige Pflanze, Wuchshöhe bis 2–2,50 m, die Wald-Engelwurz *(A. sylvestris)* wird nur etwa 1,50 m hoch.

Wo zu finden: auf feuchten Böden, Nasswiesen, in Wäldern, Schluchten, an Gräben, Bachufern. Die Echte Engelwurz wächst wild vor allem in Nordeuropa, die Wald-Engelwurz ist in ganz Europa zu finden.

Wann zu ernten: Wurzel: im Herbst des ersten Jahres (Oktober, November); **Samen:** zur Vollreife (August, September); **Blätter:** vor der Blüte (Juni, Juli); **Blüten:** Juli, August

Das steckt drin: Ätherisches Öl, Bitterstoffe, Gerbstoffe, organische Säuren, Harz, Kumarine

Die Geschichte, wie die Engelwurz zu ihrem Namen kam, wird in verschiedenen Varianten erzählt: Zu Zeiten der Pest im 17. Jahrhundert soll der Erzengel Raphael vom Himmel herabgestiegen sein und einem Mönch eine Pflanze gezeigt haben, mit der die Menschen sich vor der Pest schützen könnten. Vielen wurde danach geholfen und zum Dank wurde sie Erzengelwurz und »Angelika«, die Engelhafte oder Engelsgleiche, genannt.

Mittelalterliches Allheilmittel

Im Mittelalter galt Engelwurz als Universalheilmittel, das Schutz gegen jegliche Ansteckung bot, und war Bestandteil des »Theriaks«, des dickflüssigen Lebenselixiers. Die in den Klostergärten angebaute Erzengelwurz, auch »Heiligengeistwurz« genannt, wurde von Mönchen und Nonnen zu allerlei Tinkturen und Likören verarbeitet, da sich die Pflanzenwirkstoffe in Alkohol besonders gut lösen.

⌒ Engelwurzlikör nach Johann Künzle

»Zur Herstellung des Engelwurzlikörs nimmt man 1 Teil Engelwurz (Wurzel, Stengel, Blätter, Blüten oder Samen, was gerade vorhanden ist), 2 Teile Salbei, etwas Thymian, Majoran und Kümmi, zerhackt diese Kräuter gut, übergießt sie mit gutem Branntwein und stellt alles in einem Einmachglas 6 bis 8 Tage an die Sonne oder auf den warmen Ofen. Nachher gießt man die Flüssigkeit ab, süßt sie per Liter mit einem Pfund Zucker. Dieser Likör ist in fünf- bis zehnfacher Verdünnung einzunehmen.«

Schutzengel für Körper und Geist

Mit ihren aromatischen Bitterstoffen stärkt die Engelwurz das Immunsystem und die Nerven, unterstützt die Herz-

Rechts: Die Heilkraft der Engelwurz ist legendär: Getrocknete Angelikawurzeln sind in Apotheken und Kräuterläden erhältlich.

funktion, wirkt wärmend und kräftigend, hilft bei Schwächezuständen, bei großen körperlichen und geistigen Anstrengungen und in der Rekonvaleszenz. Das Licht der Engelwurz scheint auch in die Seele: Die Pflanze wurde früher auch »Angstwurz« genannt, denn sie gibt Kraft bei psychischen Schwächezuständen, Mutlosigkeit, Nervosität und depressiven Verstimmungen.

Engelwurz wirkt auch menstruationsauslösend und darf daher nicht während der Schwangerschaft angewendet werden. Außerdem kann sie zu einer erhöhten Fotosensibilität führen, deshalb sollte man während der Einnahme auf ausgedehnte Sonnenbäder verzichten und beim Ernten der Wurzeln Handschuhe tragen.

Engelwurztee

1 TL Angelikawurzel mit ¼ l kaltem Wasser erhitzen, kurz aufkochen lassen, 2 Minuten bedeckt ziehen lassen, abseihen. Täglich 2–3 Tassen ungesüßt schluckweise trinken. Der bitter schmeckende Tee regt die Verdauung und den gesamten Stoffwechsel an. Vor dem Essen getrunken, wirkt er appetitanregend, nach dem Essen getrunken, hilft er bei Völlegefühl und Blähungen, auch bei leichten Magen-Darm-Krämpfen bringt er Linderung.

Engelwurzpulver

Getrocknete Wurzelstücke werden im Mörser oder mit einem Mixer pulverisiert und in einem Glas aufbewahrt. 2–3 Messerspitzen täglich einnehmen, z.B. in Suppen, Eintöpfen oder vermischt mit Honig.

Hilfreiche »Brustwurz«

Der Volksname sagt es schon: Aufgrund ihrer antimikrobiellen und krampflösenden Eigenschaften hilft Angelika auch gegen Erkältungskrankheiten und Bronchialleiden und Einreibungen mit Engelwurzsalbe ergänzen bei Nasennebenhöhlenerkrankungen und chronischem Husten die innerliche Behandlung.

Engelwurzsalbe

Aus 40 g Engelwurzauszugsöl, 20 g Oregano-Ölauszug, 20 g Johanniskrautöl, 10 g Thymianauszugsöl und 20 g Bienenwachs eine Salbe nach Anleitung auf Seite 148 herstellen. Die Salbe wird im Bereich der Nebenhöhlen aufgetragen, bei Husten auf Brust und Rücken. Sie eignet sich aber auch für wärmende Einreibungen bei Neuralgien, Rheuma und Muskelverspannungen.

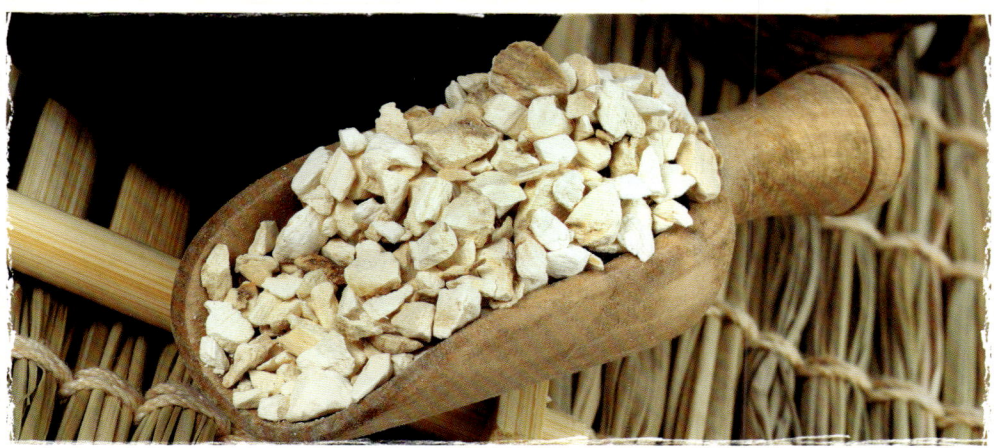

Frauenmantel – zum Wohl der Frauen

»Der Frauenmantel ist die Alchemistin unter den Frauen-
kräutern und vermag als solche fast alle Frauenleiden
günstig zu beeinflussen.«

Margret Madejsky

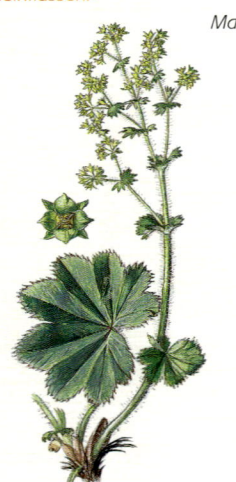

Frauenmantel (Alchemilla vulgaris)

Ausdauernde Pflanze mit charakteristischer Blattform.
Heilkräftig sind auch der Gelbgrüne Frauenmantel
(*A. xanthochlora*) und der Alpenfrauenmantel (*A. alpi-
na*).

Wo zu finden: auf feuchten Wiesen, Weiden, an Waldrändern, Bachufern
Wann zu ernten: Das blühende Kraut wird während Blütezeit von Mai bis August am Nachmittag gesammelt.
Das steckt drin: Gerbstoffe, Flavonoide, Karotinoide,
Saponine, Spuren von Salizylsäure, Kumarine, Pflanzen-
säuren, wenig Bitterstoffe, ätherisches Öl (Blüten), Mineralstoffe (u.a. Eisen, Kieselsäure, Magnesium).

Der Frauenmantel ist eine zauberhafte Pflanze. Sie wurde
»Alchemilla« genannt, nach den Alchemisten, die im 17.
und 18. Jahrhundert versuchten, aus den silbrig glänzenden Tröpfchen, die aus den Blattzähnchen austreten und
sich im Blattinnern zu einer kristallklaren Perle sammeln,
den Stein der Weisen herzustellen. Mit dieser Substanz
sollten sich Krankheit in Gesundheit und unedles Metall
in Gold verwandeln lassen.

Die Form der samtweichen Blätter erinnert an die Pele-
rine – jenen Schulterumhang, der im Mittelalter oft über
Mäntel getragen wurde und als Schutz gegen kalte und
nasse Witterung diente. Ganz dem äußeren Erschei-
nungsbild entsprechend, bietet der Frauenmantel uns
Schutz und Heilung.

Nomen est Omen

Wie der Name schon sagt, wird die Pflanze als »Frauen-
hilf« seit Jahrhunderten in der Volksmedizin als Frauenheilmittel zur Förderung der Fruchtbarkeit sowie vor, während und nach der Geburt verwendet. Der Komplex der
Pflanzeninhaltsstoffe wirkt krampflösend, entzündungs-
und blutungshemmend sowie ausgleichend und regulierend auf den gesamten weiblichen Organismus.
Eine Teekur zur Fruchtbarkeitssteigerung bei zunehmen-
dem Mond soll eine besonders gute Wirkung zeigen.
Bewährt hat sich der Frauenmantel bei prämenstruellen
Beschwerden und Regelkrämpfen sowie zur Vermeidung
von Fehlgeburten. Auch auf Zysten und Myome hat eine
Teekur einen positiven Einfluss. Geburtsbegleitend wird
der Tee von der sechsten Woche vor Geburtstermin, bis
vier Wochen danach getrunken. Er kräftigt die Gebärmutter, verhütet Geburtsblutungen, stärkt das Bindegewebe,
wirkt wundheilend, verhilft zu einer raschen Rückbildung
der Gebärmutter und fördert die Milchbildung. Der Tee
lindert Wechseljahresbeschwerden und wirkt kräftigend
bei Gebärmuttervorfall.
Darüber hinaus war der Frauenmantel für seine Heilkraft
bei Durchfall bekannt, auch heute noch wird er schulmedizinisch für diesen Zweck genutzt.

∿ Frauenmanteltee

1 TL Frauenmantelkraut mit 150 ml heißem Wasser übergießen, 3–5 Minuten ziehen lassen, abfiltern. Täglich 3-mal 1 Tasse trinken.

Für einen Tee gegen Durchfall nehmen Sie die doppelte Menge an Kraut. Beachten Sie bitte, dass bei kurmäßiger Anwendung eine bestehende Verstopfung verstärkt werden kann!

∿ Frauentee
(fürs Kindbett und auch sonst)

30 g Frauenmantel, je 25 g Gänseblümchen, Brennnessel, Himbeerblätter, je 20 g Gänsefingerkraut, Johanniskraut, Rosenblüten, Schafgarbe und 10 g Zitronenverbene. 1 TL der Teemischung mit 150 ml kochendem Wasser übergießen. 5 Minuten ziehen lassen. Nach der Geburt eine Woche lang täglich 2 Tassen trinken, zwei Wochen täglich 1 Tasse, dann langsam absetzen.

∿ Frauenmanteltinktur

100 g frisches oder 50 g getrocknetes Frauenmantelkraut und 500 ml Weinbrand werden nach der Anleitung auf Seite 143 angesetzt. An einem halbschattigen Fenster vier Wochen ziehen lassen, dann abseihen.

1–3-mal täglich 15 Tropfen in einem Glas Wasser einnehmen. Die Tinktur ist eine Alternative zur Teezubereitung und kann zur sanften Hormonregulation oder bei Menstruationsbeschwerden eingenommen werden. Eine längerfristige Einnahme ist bei Myomen, Eierstockzysten oder begleitend bei Entzündungen der Gebärmutter empfehlenswert.

∿ Kräuterwein Frauenfreude

Aus 30 g Frauenmantel, 20 g Rotklee, je 10 g Schafgarbe, Gänsefingerkraut, Storchenschnabel, Melisse, Rosenblüten, 750 ml trockenen Rotwein, 75 ml Wodka, ½ TL Zimt, ¼ Vanilleschote und 5 EL Zucker einen Kräuterwein nach Anleitung auf Seite 144 herstellen. Nach 3 Wochen abfiltern. Zum Genuss 1–3 Likörgläschen davon trinken.

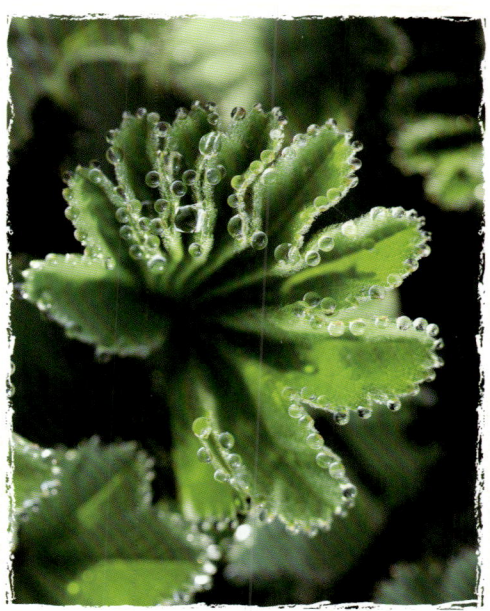

Oben: Der Frauenmantel ist die Frauenpflanze schlechthin: Fast alle Frauenleiden lassen sich mit ihm positiv beeinflussen.

Hilfe bei Wunden und Entzündungen

Die zusammenziehenden Gerbstoffe fördern auch ganz allgemein die Wundheilung. Deshalb wurde der Frauenmantel früher auch »Wundwurz« genannt und zur äußerlichen Wundbehandlung verwendet. Für Frauen eignet er sich insbesondere als Auflage bei Brustdrüsenentzündungen und ist außerdem für Vaginalspülungen und Sitzbäder, z. B. bei Ausfluss, geeignet. Hierfür wird ein Aufguss mit 10 g Frauenmantel und 500 ml kochendem Wasser hergestellt. Abkühlen lassen und verwenden, wenn die Temperatur angenehm ist. Für ein Sitzbad nehmen Sie 30 g Frauenmantel auf einen Liter kochendes Wasser.

Gänseblümchen – Lebensenergie pur

*»Sonnenauge, Tausendschön,
bist so heiter anzuseh'n,
Reinheit das ist deine Kraft,
lachst kinderfrisch, wirkst sonnenhaft.«*

Adelheid Lingg

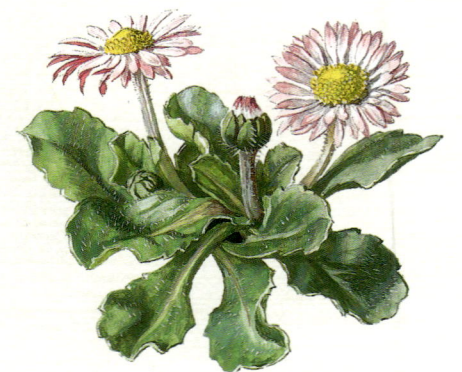

Gänseblümchen (Bellis perennis)

Ausdauernde Pflanze, Wuchshöhe bis 15–20 cm. Das Gänseblümchen richtet seine Blüten nach der Sonne. Bei feuchter Witterung und nachts schließt es seine Blüten und senkt das Köpfchen.

Wo zu finden: in Gärten, auf Grasflächen, Wiesen, Weiden, Feldern, an Wegrändern

Wann zu ernten: Blätter und Blüten zur frischen Verwendung: das ganze Jahr über; zum Trocknen: von Mai bis August

Das steckt drin: Bitterstoffe, Gerbstoffe, Saponine, etwas ätherisches Öl, Flavonoide, Schleimstoffe, Mineralstoffe (Kalium, Calcium, Magnesium, Eisen), Vitamin C, organische Säuren

Das Gänseblümchen gehört zu den beliebtesten Kinderpflanzen. Das freundlich leuchtende, gelb-weiße »Tausendschön« auf der Wiese lädt viele Kinder zum Sammeln ein – ein kleiner, hübscher Strauß oder ein Kranz für Mama, Oma oder Tante ist schnell gemacht.

Seit Jahrhunderten zählt das Gänseblümchen aber auch zu den bewährten Heilpflanzen. Es war bekannt für seine entzündungshemmenden, wundheilenden und bindegewebsfestigenden Eigenschaften. In der Volksheilkunde wird es auch heute noch verwendet und von vielen als »kleine Schwester der Arnika« bezeichnet. Seine Blättchen und Blüten zu einem Pflanzenbrei verarbeitet, helfen als Auflage bei kleinen Schürfwunden, Prellungen, Verstauchungen und Quetschungen. Bei Insektenstichen oder kleinen Verletzungen kann als Erste-Hilfe-Maßnahme ein Gänseblümchen-Wundpflaster aus zerknüllten Blättchen angelegt werden. Das wirkt abschwellend, stillt den Juckreiz, lindert den Schmerz und regt den Heilungsprozess an.

Gutes für die Haut

Gänseblümchentee ist ein wahres Wundermittel gegen Hautprobleme aller Art. Er hilft als Waschung und aufgetragen als Gesichtswasser bei Hautausschlägen und Hautunreinheiten, lässt als Auflage Wunden schneller heilen und wird sogar bei Lippenherpes erfolgreich verwendet. Verantwortlich für diesen Heilungserfolg sind die in ihm enthaltenen Gerbstoffe und Flavonoide.

Gänseblümchentee (äußerliche Anwendung)

15 g getrocknete Gänseblümchen in 250 ml Wasser 5 Minuten kochen lassen, nach 10 Minuten abfiltern.

Gesichtswasser bei unreiner Haut

30 ml Gänseblümchen-Frischpflanzentinktur, je 20 ml Thymianhydrolat, Pfefferminzhydrolat, je 4 Tropfen äth. Kamillenöl und äth. Thymianöl. Alle Zutaten in eine Flasche geben (am besten verwenden Sie Flaschen aus

Braunglas) und kräftig schütteln. Gekühlt ist das Gesichtswasser mindestens 6 Monate haltbar.

Schönheit von innen

Bei Hautkrankheiten ist es wichtig, die Heilung auch innerlich anzuregen. Gänseblümchentee ist dazu in besonderem Maße geeignet. Er kurbelt den Hautstoffwechsel an, wirkt vitalisierend, blutreinigend und entschlackend. Auch auf Leber und Galle wirkt er positiv, und regt so die Verdauung an – nicht umsonst heißt es: »Gesunde Verdauung, gesunde Haut«! Eine Gänseblümchen-Frühjahrskur verhilft also im wahrsten Sinn des Wortes von innen her zu einer strahlend schönen Haut. Altbewährt ist der Tee jedoch ebenso bei Erkältungen und Husten, die Saponine verflüssigen den Bronchialschleim, erleichtern das Abhusten, wirken entzündungshemmend und krampflösend.

❧ Gänseblümchentee (innerliche Anwendung)

2 TL frische oder 1 TL getrocknete Blüten mit 150 ml heißem Wasser übergießen, 7–10 Minuten ziehen lassen, abseihen. 2-mal täglich 1 Tasse Tee trinken. Kurmäßig 4 Wochen lang.

❧ Frühjahrstee mit Gänseblümchen

Je 20 g Birkenblätter, Gänseblümchen, Veilchenblüten, Schlüsselblumen und Apfelminze miteinander vermischen. 1 TL der Teemischung mit 150 ml kochendem Wasser übergießen. 7 Minuten ziehen lassen, abfiltern. 2–3 Tassen am Tag trinken.

Essbares von der Wiese

Gänseblümchenblätter und Blüten sind eine gesunde, wohlschmeckende Bereicherung des Speiseplans. Die inneren, zarten Blättchen der Rosette und die Blüten eignen sich für Salate, Aufstriche, Gemüsegerichte und Suppen.

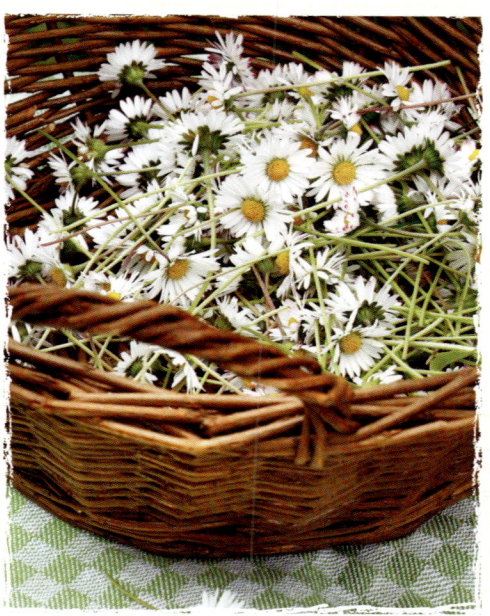

Oben: Das bescheidene Gänseblümchen ist eine bewährte Heilpflanze und verdient in der Hausapotheke einen festen Platz.

❧ Wildkräutersuppe mit Gänseblümchen

1 große Handvoll Frühlingswildkräuter (z. B.. Gänseblümchenblätter, Brennnessel, Taubnessel, Bärlauch, Giersch, Spitzwegerich, Schafgarbe, etwas Gundermann), 2 Karotten, 2 Kartoffeln, etwas Öl, ca. 2 Liter Gemüsebrühe, 100 ml Sahne.
Die Kräuter klein schneiden und in Öl andünsten. Die in kleine Stücke geschnittenen Karotten und Kartoffeln zugeben. Mit Brühe auffüllen. Ca. 15–20 Minuten kochen lassen, dann das Ganze pürieren. Die Sahne zugeben und mit Gänseblümchenblüten garnieren. Es ist wunderschön anzusehen, wie geschlossene Gänseblümchenblüten in der Suppe gleichsam »aufblühen« und sich öffnen – ein Genuss für Auge und Magen.

Gänsefingerkraut – krampflösendes Kraut

»Viele Leute haben ihm, nach seiner Wirkungsweise, den Namen Krampfkraut gegeben. Tee von Anserinenkraut ist ein vortreffliches Mittel bei Krampfanfällen, seien dieselben im Magen, im Unterleib oder wo immer.«

Sebastian Kneipp

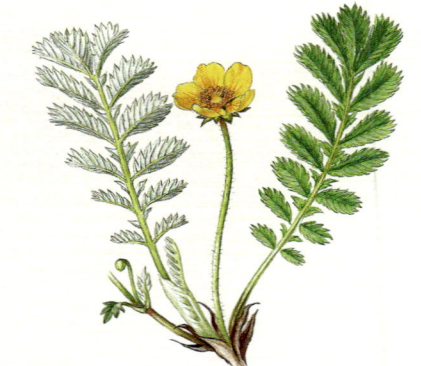

Gänsefingerkraut (Potentilla anserina)

Ausdauernde, niederliegend rankende Pflanze, Wuchshöhe 10–30 cm. Wächst in kleinen Teppichen; die Ausläufer bilden an den Knoten neue Wurzeln und Blattrosetten.

Wo zu finden: an feuchten Wegrändern und Gräben, auf tonigem Boden, Wiesen, Weiden.
Wann zu ernten: Blüten, Blätter und Wurzeln: Mai bis September
Das steckt drin: Gerbstoffe, Tormentosid, Bitterstoffe, Flavonoide, Anthocyane, Kumarine, Phytosterole, unbekannte krampflösende Stoffe, Vitamin C, Mineralstoffe (z. B. Magnesium)

Schon in mittelalterlichen Büchern wird von dem mächtigen »Kraut, das bei den Gänsen wächst«, berichtet. Der lateinische Name lässt die damalige Wertschätzung für die Pflanze erkennen und deutet an, wo es zu finden war: »Potentilla« bedeutet mächtig, Gänse (Gans, lat.: anser) lieben es und das Kraut wächst bis heute bevorzugt auf durch Gänsemist gedüngtem Boden.

Die große Heilkraft des Gänsefingerkrauts besteht in seiner krampflösenden, schmerzlindernden und entzündungshemmenden Wirkung. Früher wurde es sogar bei Epilepsie verordnet. Übermäßige Verwendung sollte aber vermieden werden, da nicht jeder Magen mit den Inhaltsstoffen zurechtkommt: bei einem Reizmagen könnten die bestehenden Beschwerden verstärkt werden.

Lösendes für Körper und Seele

Auch heute noch ist Gänsefingerkraut ein hervorragendes Heilmittel bei Durchfallerkrankungen, krampfartigen Magen-Darm-Beschwerden, Blähungen, Menstruationskrämpfen, Migräne sowie Muskel- und Wadenkrämpfen. Weiterhin soll es auch gegen seelische »Verkrampfungen« helfen. Nach alter Überlieferung wurde der »Gänserich« in Milch gekocht, aber auch als Pulver, Tinktur, Wein oder Ölauszug wurde und wird es verarbeitet.

⟶ Gänsefingerkraut-Milch

3 TL blühendes Kraut (am besten mit Wurzel) in 200 ml kalte Milch geben, erhitzen, kurz aufkochen, 10 Minuten ziehen lassen, abfiltern. Je nach Vorliebe mit Honig süßen und heiß trinken.

⟶ Gänsefingerkraut-Tee

1 TL getrocknete (oder 2 TL frische) Blätter und Blüten des Gänsefingerkrauts mit 150 ml kochendem Wasser übergießen, 7–10 Minuten ziehen lassen, abfiltern. Täglich 2–3 Tassen möglichst heiß trinken.
Wegen des Gerbstoffgehalts wird der Tee auch zum Gurgeln bei leichten Mund- und Rachenentzündungen verwendet, zum Gurgeln abkühlen lassen.

Goldrute – Nieren- und Wundheilerin

*»Dieses Kraut ... ist ein Eigenmittel auf die Nieren,
es bringt die erkrankten zum Normalstande zurück ...«*

Johann Gottfried Rademacher

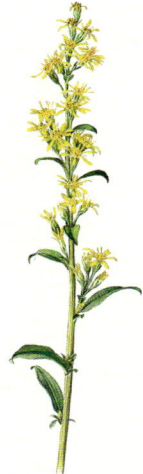

Goldrute (Solidago virgaurea)

Mehrjährige, krautige, heimische Pflanze, Wuchshöhe 60–100 cm. Heilkräftig sind auch die aus Kanada und Amerika eingereiste Kanadische Goldrute *(S. canadensis)* und die Riesen-Goldrute *(S. gigantea)*, sie werden deutlich größer (bis zu 2 m).

Wo zu finden: auf Magerrasen, sonnigen Wegrändern, Kahlschlägen, in lichten Wäldern

Wann zu ernten: blühendes Kraut zu Beginn der Blütezeit Juli, August (die oberen 10–15 cm, Blüten und Blätter, nur wenig Stängelanteil)

Das steckt drin: Flavonoide, Saponine, Gerbstoffe, ätherisches Öl, Phenylglykoside

Die Goldrute gilt heute als die beste Pflanze zur Unterstützung der Nieren. Sie wirkt nicht nur harntreibend und durchspülend, sondern steigert auch die Leistungsfähigkeit der Nieren. Bei akuten und entzündlichen Blasenerkrankungen und Nierenleiden aller Art wird das Kraut mit bestem Erfolg angewendet. Es wirkt antibakteriell, entzündungshemmend, heilend und stärkend auf das Nierengewebe. Vorsicht ist allerdings bei bekannter Korbblütler-Allergie und bei Wasseransammlungen infolge einer eingeschränkten Herz- oder Nierentätigkeit geboten!

～ Nieren-Teemischung

30 g Goldrutenkraut mit 20 g Birkenblättern und je 10 g Brennnesselblättern und Ackerschachtelhalm mischen. 1–2 TL der Mischung mit 150 ml heißem Wasser übergießen, 5 Minuten ziehen lassen, abfiltern. Täglich 3 Tassen trinken.

Das »Heydnisch Wundkraut«

Zur Zeit der Germanen wurde die Goldrute als außergewöhnliche Wundheilpflanze gelobt und erhielt deshalb im Mittelalter den Volksnamen »Heydnisch Wundkraut«. Auch heute noch wird sie als Wunden zusammenschließende Hautheilpflanze verwendet. Eine Erste-Hilfe-Maßnahme bei Wunden ist daher das Auflegen frischer, zerkleinerter Goldrutenblätter.

Neuere Studien haben festgestellt, dass die Goldrute auch vor UV-Strahlen schützt und außerdem pilzhemmende Wirkung hat.

～ Goldrutentee

1–2 TL getrocknetes oder 2–4 TL frisches Goldrutenkraut mit 150 ml heißem Wasser übergießen, 20 Minuten ziehen lassen, abfiltern. Täglich 3 Tassen trinken, maximal 6 Wochen lang.

Für die äußerliche Anwendung (Sitzbäder, Umschläge, Waschungen, Auflagen) die doppelte Menge an Goldrutenkraut verwenden.

Gundermann – reinigender Hausgeist

»Unter seinen dunkelgrün glänzenden, herb-balsamisch duftenden Blättern halten sich gerne die mit dem Hof verbundenen Geister und Heinzelmännchen auf.«

Wolf Dieter Storl

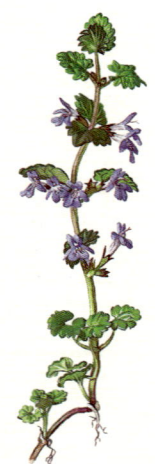

Gundermann (Glechoma hederacea)

Ausdauernde, am Boden rankende Pflanze, Wuchshöhe 15–20 cm. Die Pflanze riecht beim Zerreiben sehr würzig.

Wo zu finden: auf feucht-kühlen Böden, in Gärten, an Zäunen, Mauern, auf Wiesen, Brachland, Weg- und Waldrändern

Wann zu ernten:
Zur frischen Verwendung: das ganze Jahr über; **zum Trocknen:** das blühende Kraut um die Mittagszeit im April, Mai

Das steckt drin: Bitterstoffe, Gerbstoffe, ätherisches Öl (u.a. Menthon), Mineralstoffe (besonders Kalium), Vitamin C, organische Säuren, Saponine.

Der Gundermann ist klein von Wuchs, aber er hat es in sich. Für viele ist er eine unscheinbare Erscheinung – wenn er nicht gerade blüht! Dann nämlich richtet er sich auf und zeigt stolz seine leuchtend blau-violetten Lippenblüten. Den Kelten und Germanen galt der Gundermann als heiliges Kraut. Er zählte zu den schützenden und zauberabwehrenden Pflanzen, die rund ums Haus wuchsen und den Hausgeist verkörperten oder beherbergten. Die Heilpflanze gehörte zu den »Gundkräutern«, also zu jenen Kräutern, die bei eiternden Geschwüren und schlecht heilenden Wunden hilfreich sind (Das altgermanische »Gund« bedeutet Eiter, faulige Flüssigkeit). Im Volksmund wurde das Kraut deshalb auch als »Herr des Eiters«, gleich »Gundermann«, bezeichnet. Oft wird der Gundermann auch Gundelrebe genannt, denn auf dem Boden rankend breitet sich die Pflanze mit langen Ausläufern und weiblich weich gerundeten Blättern aus.

In der Volksmedizin wird der Gundermann auch heute noch zur Wundheilung verwendet. Die Pflanzeninhaltsstoffe, insbesondere die Gerbstoffe und das ätherische Öl, wirken wundreinigend, zusammenziehend, entzündungshemmend, wundheilungsfördernd und schmerzlindernd.

Hausgeist für außen ...

Der gute Geist hilft als Tee bei Entzündungen im Mund- und Rachenraum (Gurgeln und Spülen) und ist für Wundauflagen, Waschungen und als Gesichtswasser zum Auftragen bei eitriger Akne geeignet. Ein Wattebausch mit Gundermanntee getränkt und ins Ohr gelegt, lindert die Beschwerden bei Ohrenentzündungen.

Gundermann im Badewasser tut nicht nur der Haut gut, sondern auch Muskeln und Gelenken. Er lindert den Schmerz bei Neuralgien, Ischias und Gicht und soll die Nerven stärken.

Rechts: Schwer zu finden ist er nicht: Der Gundermann ist weitverbreitet und hilft bei Wunden und Entzündungen.

∾ Gundermanntee – äußerliche Anwendung

4 TL frisches oder 3 TL getrocknetes Kraut mit 150 ml heißem Wasser übergießen, abgedeckt 15–30 Minuten ziehen lassen, abfiltern.

Für ein Vollbad nehmen Sie drei Handvoll frisches oder 150 g getrocknetes Kraut auf drei Liter Wasser und geben den Aufguss dem Badewasser zu.

Hausgeist für innen …

Gundermanntee reinigt den Körper auch von innen und hilft vor allem bei langwierigen, zehrenden und eitrigen Erkrankungen. Er wirkt anregend auf Blase, Nieren, Verdauungssäfte und den gesamten Stoffwechsel und stärkt Leber und Galle. Auch Magenverstimmung mit Durchfällen beeinflusst er positiv.

Im 18. Jahrhundert wurde Gundermanntee von Büchsenmachern und Malern getrunken, um einer Bleivergiftung vorzubeugen. Auch heute noch wird er zur Schwermetallausscheidung verwendet, denn er fördert die Bleiausschwemmung. Die alten Germanen kochten Gundermann in Ziegenmilch und sie wussten, warum: Ätherische Öle lösen sich in fetter Milch besser als in Wasser.

∾ Gundermanntee – innerliche Anwendung

2 TL frisches oder 1 TL getrocknetes Kraut mit 150 ml heißem Wasser übergießen, abgedeckt 5 Minuten ziehen lassen, abfiltern. 2-mal täglich 1 Tasse Tee trinken. Kurmäßig 4 Wochen lang.

∾ Gundermann-Milch

3 TL blühendes Kraut in 200 ml kalte Milch (es muss ja nicht unbedingt Ziegenmilch sein) geben, erhitzen, kurz aufkochen, 10 Minuten ziehen lassen, abfiltern. Mit Honig gesüßt heiß trinken. Bei grippalen Infekten, Bronchialerkrankungen und Husten mit zähem Schleim bringt sie zuverlässig Linderung.

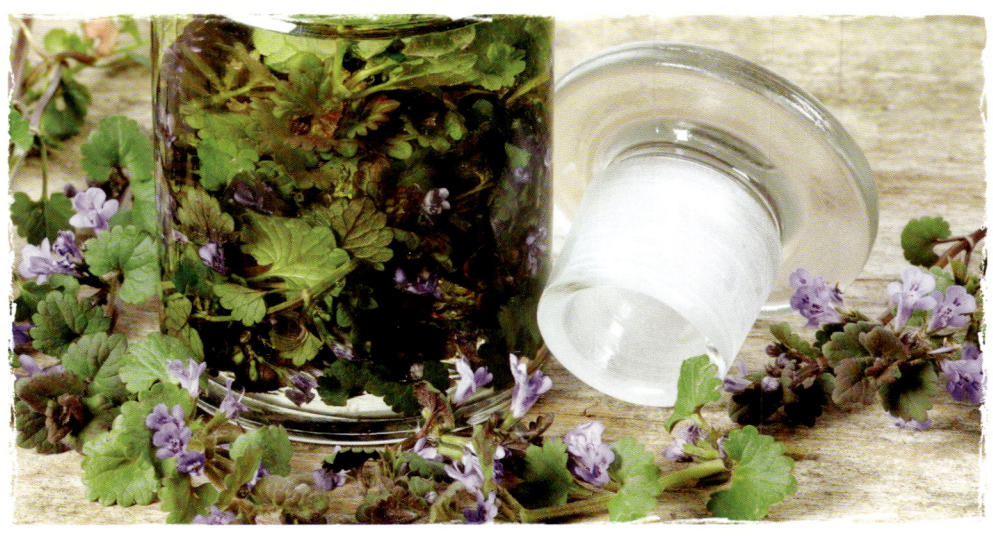

Holunder – Erkältungsschutz mal zwei

»Rinde, Beere, Blatt und Blüte,
jeder Teil ist Kraft und Güte.
Jeder segensvoll.«

Alte Volksweisheit

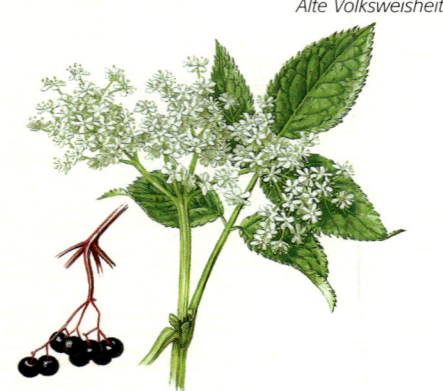

Schwarzer Holunder (Sambucus nigra)

Sommergrüner Baum oder Strauch, Wuchshöhe bis zu 7 m. Die gelblich-weißen Blüten wachsen in Trugdolden und duften angenehm.

Wo zu finden: in der Nähe menschlicher Behausungen, in Hecken, an Scheunen, Schuppen, Waldrändern, Bachufern
Wann zu ernten: Blüten: zur Vollblüte, mittags, im Mai, Juni; **Beeren:** nur vollreife schwarze Früchte, nachmittags, im August, September
Das steckt drin: Blüten: ätherisches Öl, Glykoside, Flavonoide, Schleimstoffe, Gerbstoffe; **reife Beeren:** Anthocyanglykoside, Vitamine – vor allem A, B und C, Mineralstoffe (z. B. Kalium)

Der Holunder ist eine uralte heilige Pflanze, ein mächtiger Pflanzengeist und Zauberbaum. Er galt als Lebensbaum, als Baum der Ahnen, als Tor zur Anderswelt und als Sitz des beschützenden Hausgeistes. Seine Heilkräfte waren schon immer wertvoll, deshalb begegnete man ihm mit Ehrfurcht, Respekt und Dankbarkeit: »Vor dem Holunder sollst du den Hut ziehen«, so lautet ein altes Sprichwort. Der Hollerbusch galt als Allheilmittel und Universalmedizin, von dem früher alle Pflanzenteile verwendet wurden. Heute kommen nur noch die Holunderblüten und die schwarzen Beeren zum Einsatz. Zweimal im Jahr können wir Köstliches und Heilsames vom Hollerbusch ernten – im Frühsommer die wunderbar duftenden Blüten und im Spätsommer die violett-schwarzen Beeren. Beide werden insbesondere bei Erkältungskrankheiten verwendet, sei es vorbeugend, zum Schutz, oder um Beschwerden zu lindern und zu heilen.

Duftende Heilkraft

Holunderblütentee sollte gleich zu Beginn einer Erkältung getrunken werden. Denn er beeinflusst das Wärmeregulationszentrum im Gehirn und wirkt dadurch schweißtreibend. Durch die Erhöhung der Körpertemperatur wird die Stoffwechseltätigkeit gesteigert, der Körper mobilisiert seine Abwehrkräfte, der Krankheitsverlauf wird dadurch verkürzt. Auch das Heuschnupfen-Allergiepotenzial wird reduziert. Die Blüten wirken entzündungshemmend und schleimlösend: bei Husten und bei Nasennebenhöhlenentzündungen lockern sie fest sitzendes Sekret. Wegen seiner stoffwechselfördernden und harntreibenden Wirkung lindert Holunderblütentee auch die Beschwerden bei Rheuma und Gicht. Außerdem hilft er innerlich und äußerlich bei Hautkrankheiten.

Holunderblütentee

1 TL getrocknete (2 TL frische) Holunderblüten mit 150 ml heißem Wasser übergießen, 5–7 Minuten ziehen lassen, abfiltern. Täglich 3–4 Tassen heiß trinken. In Erkältungszeiten sind 1-wöchige Kuren empfehlenswert.

∿ Holunderblüten-Fußbad

50 g Holunderblüten mit 1 Liter heißem Wasser übergießen, 10 Minuten ziehen lassen, abfiltern und den Sud zum Badewasser geben.

∿ Holunderblütensirup

Aus 1½ l Wasser und 1 kg Zucker einen Läuterzucker (eine abgeschäumte Zuckerlösung) herstellen und abkühlen lassen. 20 g Zitronensäure in die Zuckerlösung einrühren. 23 Holunderblütendolden (mit möglichst wenig Stängelanteil) in ein großes Einmachglas geben und 3 ungespritzte in Scheiben geschnittene Zitronen darüber verteilen. Alles mit der Zuckerlösung übergießen und verschlossen an einem kühlen Ort stehen lassen. Täglich umrühren. Nach 5 Tagen abfiltern. In ausgekochte Flaschen füllen, verschließen und kühl lagern. Den Sirup mit Wasser verdünnt trinken oder Sekt damit aromatisieren – schmeckt einfach köstlich!

Schwarze Vitaminbomben

Holunderbeeren enthalten große Mengen Anthocyane und färben Finger und alles, was mit ihnen in Berührung kommt, lang anhaltend blaurot. Diese Pflanzenfarbstoffe, gemeinsam mit den Gerbstoffen, bewirken aber auch, dass die Vitamine, insbesondere das Vitamin C, während des Erhitzens kaum zerstört werden. Roh sollten die Beeren nur im vollreifen Zustand und in ganz geringen Mengen gegessen werden, sie enthalten nämlich das schwach giftige Sambunigrin. Gekocht lassen sich aus den Beeren viele leckere und gesunde Gerichte zubereiten. Besonders heilsam ist der Holunderbeerensaft.

Wenn man die vollreifen Beeren im Backofen mit leicht geöffneter Tür bei 100 °C trocknet, sind sie, in einem Glasgefäß dunkel aufbewahrt, mindestens ein Jahr haltbar.

Die Früchte stärken das Immunsystem und sind sowohl zur Krebsprophylaxe geeignet als auch begleitend und unterstützend bei Krebsbehandlungen. Sie sind auch bei Neuralgien und Ischias hilfreich.

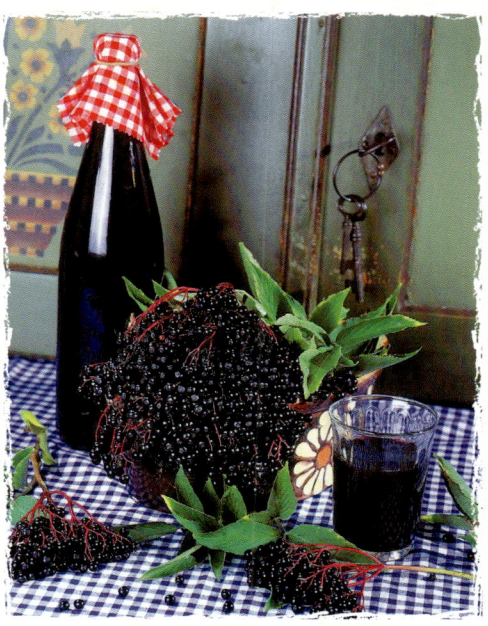

Oben: Sirup aus Holunderbeeren versorgt uns den ganzen Winter über mit Vitamin C. Er stärkt das Immunsystem und beugt Krebs vor.

∿ Holunderbeerensaft

Von 1½ kg Beerendolden die Stiele entfernen, das ergibt ungefähr 1 kg Beeren. Mit 100 ml Wasser, 100 g Rohrohrzucker und 50 ml Zitronensaft am besten in einem Dampfentsafter entsaften. Den heißen Holunderbeerensaft in kleine, saubere Flaschen füllen und sofort verschießen. Kühl und dunkel gelagert ist er mindestens ein Jahr haltbar.

∿ Holunderbeerentee

1 EL Holunderbeeren mit 150 ml kaltem Wasser zum Kochen bringen, kurz aufkochen, 10 Minuten ziehen lassen, abfiltern. Bei Bedarf täglich 1–3 Tassen trinken.

Johanniskraut – vielseitige kleine Sonnen

»Johanniskraut – ob früher oder heut',
hat schon so manchen, der traurig war, erfreut.«

Erika Dittmeier-Ditzel

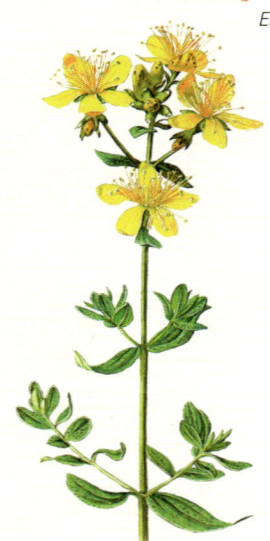

Johanniskraut (Hypericum perforatum)

Ausdauernde Pflanze, Wuchshöhe 50–100 cm, Stängel zweikantig. Die Blüten öffnen sich nur bei trockenem Wetter. Die Blätter sehen wie durchlöchert (perforiert) aus, beim Zerreiben tritt roter Farbstoff aus.

Wo zu finden: auf sonnigen, tiefgründigen Böden, Magerwiesen, Wegrändern, Waldlichtungen
Wann zu ernten: Das voll erblühte Kraut (die oberen 10–15 cm) wird von Mitte Juni bis August um die Mittagszeit geerntet.
Das steckt drin: Hypericin, Hyperforin, Flavonoide, Gerbstoffe, ätherisches Öl

Das Johanniskraut ist eine Pflanze des Lichts: Es vertreibt das Böse und Dunkle, denn in ihm steckt die Kraft der Sonne. Es gehört, wie auch Beifuß, Eisenkraut, Kamille und Schafgarbe, zu den Johanniskräutern, die zur Mittsommerzeit in voller Blüte stehen. Aus dem Fest der Sommersonnenwende, am 21. Juni, wurde im Zuge der Christianisierung der Johannistag am 24. Juni, ihm verdankt die Pflanze mit den leuchtenden, kleinen Sonnenblüten und dem roten Saft ihren Namen.

Lichttherapie von innen

Das Johanniskraut ist in der Lage, seine Lichtkraft an uns weiterzugeben. Immer, wenn es dunkel um uns herum ist, kann uns die stimmungsaufhellende Wirkung der Pflanze helfen: bei »seelischen, lichtlosen Zuständen«, leichten bis mittleren Depressionen, aber auch bei dunklem, grau-trübem Wetter. Aufgrund seiner beruhigenden, stärkenden und wärmenden Eigenschaften hilft Johanniskraut weiterhin bei Ein- und Durchschlafstörungen, bei der Rekonvaleszenz nach schweren Krankheiten, Überreiztheit, Prüfungsangst, sonstigen Angstzuständen, Bettnässen von Kindern, geistiger Erschöpfung, Burn-out-Syndrom und Wechseljahresbeschwerden.

Lichtempfindliche, hellhäutige Menschen sollten vorsichtshalber während der Einnahme von Johanniskraut eine intensive UV-Bestrahlung vermeiden. Achtung auch vor der Wechselwirkung mit anderen Medikamenten, insbesondere nach Einnahme von hoch dosierten Johanniskraut-Fertigpräparaten. Bei schweren, körperlichen Depressionen sollten Johanniskraut-Zubereitungen nicht verwendet werden!

∼ Johanniskrauttee

2 TL getrocknetes (4 TL frisches) Johanniskraut mit 150 ml heißem Wasser übergießen, 7–10 Minuten

Rechts: Die positive Wirkung von Johanniskraut bei seelischen Verstimmungen ist gut erforscht und bewährt.

ziehen lassen, abfiltern. Täglich 3–4 Tassen heiß trinken.

Etwas Geduld ist erforderlich, denn erst nach einer Anlaufzeit von 1–2 Wochen tritt die Wirkung ein, die sich bei kontinuierlicher Einnahme verstärkt. Eine 6-wöchige Kur ist daher empfehlenswert.

Vielfältiges Heilkraut

Aber das Johanniskraut kann noch mehr: Tee und Tinktur werden auch bei Durchfall, Leber- und Gallenleiden verwendet. Johanniskraut wirkt antibakteriell und antiviral. Äußerlich ist die Tinktur deshalb bei Entzündungen im Mund-Rachen-Raum geeignet (15 Tropfen in ein Glas Wasser geben und gurgeln) sowie unverdünnt zum Betupfen bei einer Herpes-Erkrankung.

Johanniskraut-Frischpflanzentinktur

Die Herstellung erfolgt nach Anleitung auf Seite 143. Die Tinktur kann anstelle des Tees eingenommen werden (3-mal täglich 20 Tropfen).

Bewährtes »Rotöl«

Seit Jahrhunderten wird das rote Johanniskrautöl, das auch Rotöl genannt wird, zur Wundversorgung (Wundrand- und Narbenpflege) verwendet. Einreibungen und Massagen helfen außerdem bei blauen Flecken, Prellungen, leichten Verbrennungen (auch Sonnenbrand), Verspannungen, Muskelschmerzen, Nervenschmerzen, »Hexenschuss« und Rheuma. Bewährt ist Johanniskrautöl auch als Schutz vor dem Wundliegen Bettlägeriger sowie zur unterstützenden Behandlung von Gürtelrose. Es eignet sich ganz allgemein sehr gut zur Hautpflege. Innerlich angewendet, wirkt es ähnlich wie der Tee und hat bei Reizungen der Schleimhäute, Reizhusten, Magen-Darm-Infekten und -Geschwüren gute Erfolge gebracht.

Johanniskrautöl

Für den Ölauszug nehmen Sie die oberen 15 cm des blühenden Krauts, frische Blüten, Knospen, Blätter und junge Früchte, schneiden diese klein und stellen einen Kaltauszug nach Anleitung auf Seite 141 her.

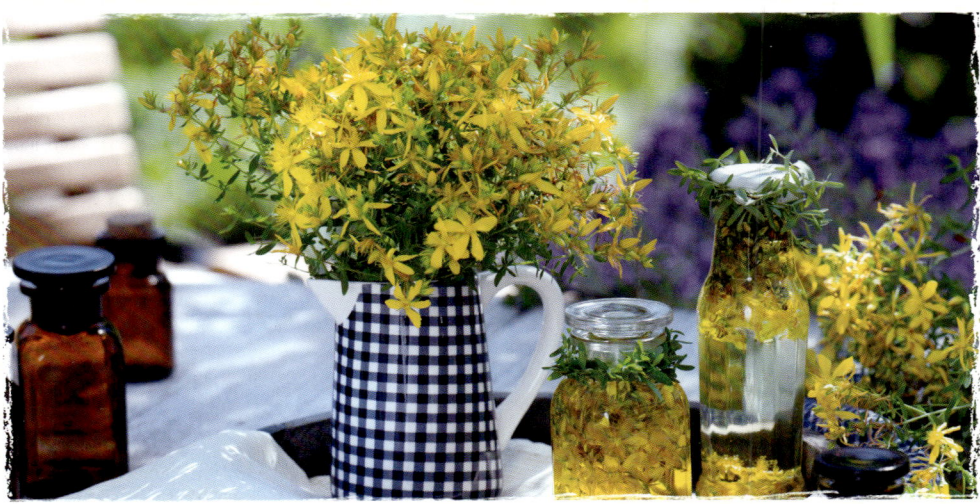

Kamille – die Magenfreundliche

»Die Kraft, das Weh im Leib zu stillen,
verlieh der Schöpfer den Kamillen.
Sie blüh'n und warten unverzagt
auf jemand, den das Bauchweh plagt …«

Karl-Heinrich Waggerl

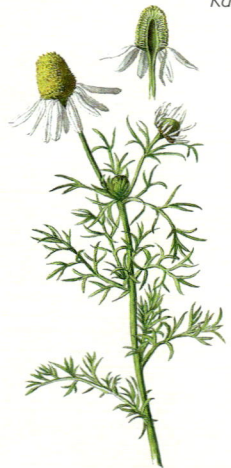

Kamille (Matricaria recutita)

Einjährige Pflanze, Wuchshöhe ca. 40 cm. Die Blüte der Echten Kamille duftet intensiv und der Blütenboden ist hohl.

Wo zu finden: auf Äckern, Brachland, Wegrändern, Böschungen, Schuttplätzen
Wann zu ernten: Blütenköpfchen im Mai/Juni, wenn sich der Blütenboden mit den gelben Röhrenblüten aufgewölbt hat und sich die weißen Zungenblüten herabgesenkt haben.
Das steckt drin: ätherisches Öl, Flavonoide, Schleimstoffe, Kumarine

Die Kamille ist eine der ältesten und bekanntesten Heilpflanzen. Kaum jemand, der nicht als Kind bei Bauchschmerzen oder Blähungen Kamillentee verabreicht bekam, und bei wundem Kinderpo gab's ein Kamillen-Sitzbad.

Entspannung pur

Aufgrund ihrer entzündungshemmenden Inhaltsstoffe wird die Kamille innerlich bei Magen-Darm-Beschwerden, Magenschleimhautentzündung und Magengeschwüren genutzt. Sie wirkt krampflösend und bringt daher auch bei Menstruationsbeschwerden Linderung. Darüber hinaus hat sich ihre beruhigende und entspannende Wirkung bei innerer Unruhe und Schlafstörungen bewährt.

∾ Kamillentee

1–2 TL Kamillenblüten mit 150 ml heißem Wasser übergießen, zugedeckt 5–7 Minuten ziehen lassen, abfiltern. Täglich 3 Tassen trinken. Es ist empfehlenswert, pro Tasse Tee 10–15 Tropfen Kamillentinktur hinzuzufügen, damit alle wasser- und alkohollöslichen Wirkstoffe der Kamille genutzt werden.

∾ Kamillentinktur

15 g getrocknete Kamillenblüten mit 150 ml Wodka nach Anleitung auf Seite 143 ansetzen.

Sanfte Wundheilerin

Äußerlich hilft die Kamille bei schlecht heilenden Wunden aller Art, Hautproblemen und Schleimhautentzündungen. Sie wird für Sitzbäder, Auflagen und Inhalationen verwendet sowie zum Gurgeln bei Entzündungen im Mund-Rachen-Raum. Für Augenspülungen sollte Kamillentee jedoch nicht benützt werden – allergische Reaktionen sind nicht auszuschließen!
Für einen Kamillen-Aufguss zur äußeren Anwendung nehmen sie die doppelte Menge an Blüten und lassen den Tee 15 Minuten ziehen.

Königskerze –
die Hustenheilerin

»Wer in der Kehle heiser ist und Schmerzen in der Brust hat, koche Königskerze und Fenchel in gutem Wein und trinke es oft, er wird die Stimme wieder erlangen und er heilt die Brust.«

Hildegard von Bingen

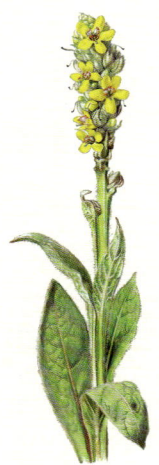

Königskerze, Großblütige
(Verbascum densiflorum)

Zweijährige bis 2 m hohe Pflanze, im ersten Jahr bildet sich eine grundständige Blattrosette, im zweiten Jahr der aufrechte Stängel. Die Blätter sind bis zu 40 cm lang, zugespitzt und wollig behaart.

Wo zu finden: auf sonnigen Böschungen, Schuttplätzen, Brachland, Wald- und Wegrändern

Wann zu ernten: Voll aufgeblühte Blüten Juni–August, am frühen Vormittag vorsichtig aus dem Kelch zupfen, möglichst zügig durch Trocknen haltbar machen.

Das steckt drin: Schleimstoffe, Saponine, Flavonoide, ätherische Öle, Iridoide (Aucubin)

Die Königskerze ist eine eindrucksvolle Pflanze: Seit je nutzen wir die hustenlindernde Wirkung ihrer goldfarbenen Blüten, der wohlschmeckende Tee bringt aber auch Licht in die Seele und hilft gegen Schwermütigkeit oder bei traurigem Herzen.

Die Hustenkönigin

Die Inhaltsstoffe der Königskerze lindern Husten auf zweierlei Art: Die Schleimstoffe helfen bei quälendem Reizhusten und Heiserkeit, die Saponine verflüssigen zähen Bronchialschleim und erleichtern das Abhusten.

∾ Königskerzentee (auswurffördernd)

1 TL Königskerzenblüten mit 150 ml heißem Wasser übergießen, zugedeckt 10 Minuten ziehen lassen. Wegen der feinen Härchen ist es wichtig, den Tee durch einen feinen Papierfilter abzugießen. Täglich 3 Tassen trinken.

∾ Königskerzentee (reizlindernd)

1 TL Königskerzenblüten mit 150 ml kaltem Wasser übergießen, 30–60 Minuten ziehen lassen. Wie oben beschrieben abfiltern und trinken.

Königliche »Wundblume«

Äußerlich wird der Tee aus Blüten und Blättern schon lange für Umschläge zur Wundheilung, bei Hautkrankheiten und Prellungen genutzt. Hautreizungen, leichte Verbrennungen, Rheuma und Nervenschmerzen werden durch Einreibungen mit einem Ölauszug aus den frischen Königskerzenblüten gelindert. Das »Königsöl« ist auch ein bewährtes Heilmittel bei Ohrenschmerzen, hierfür werden 1–3 Tropfen vorsichtig ins Ohr geträufelt. Außerdem hilft es als Haarpackung für kräftige, geschmeidige und glänzende Haare.

∾ Königsöl

Die Königskerzenblüten werden als Kaltauszug nach Anleitung auf Seite 141 angesetzt.

Labkraut – reinigt Lymphe und Blut

»Die Pflanzenheilkunde betrachtet das echte Labkraut als das wirksamste der ganzen Familie ...«

Johann Künzle

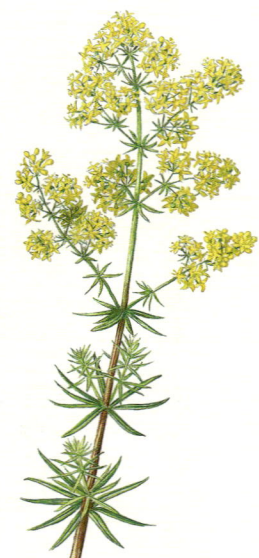

Echtes Labkraut (Galium verum)

Mehrjährige Pflanze, Wuchshöhe bis 70 cm. Die Blüten duften nach Honig, das angewelkte Kraut duftet etwas nach Waldmeister.

Wo zu finden: auf sonnigen Wiesen, an trockenen Weg- und Waldrändern, Böschungen
Wann zu ernten: Das blühendes Kraut wird zu Beginn der Blütezeit im Juli, August geerntet.
Das steckt drin: Labferment, Gerbstoffe, ätherisches Öl, Glykoside, Flavonoide, Kieselsäure, organische Säuren

Namensgebend für alle Labkrautarten ist das in ihnen enthaltene Labferment. Unsere Vorfahren stellten mit seiner Hilfe Käse her, da es Milch zum Gerinnen bringt. Das Echte Labkraut wurde daher früher auch »Gelbes Käselab« genannt.

In der germanischen Mythologie war das Echte Labkraut der Liebes- und Fruchtbarkeitsgöttin Freya geweiht. Es gehörte zu den Bettstrohkräutern, den beruhigend duftenden und vor Krankheiten schützenden Kräutern, die ins Bettstroh eingearbeitet wurden, auf dem Wöchnerinnen und Neugeborene lagen. Auch Kissen und Säckchen wurden damit gefüllt, die den heilsamen Duft verbreiteten.

In der Volksmedizin wurde Labkraut früher gegen viele Beschwerden eingesetzt. Neben dem Echten Labkraut, dem man die stärkste Heilkraft zuspricht, werden auch das Kletten-Labkraut *(Galium aparine)* und das Wiesen-Labkraut *(Galium mollugo)* genutzt. Beide haben weiße Blüten. Über die Jahre mag Labkraut zwar vielfach in Vergessenheit geraten sein, doch ist es auch heute noch eine ausgesprochen wertvolle Heilpflanze.

Alles fließet

Labkraut wirkt entzündungshemmend, harntreibend und blutreinigend. Seine positive Wirkung auf Nierenleiden aller Art, Leber und Milz ist altbewährt. Ein Tee lässt sich auch gut bei Blasen-, Magen-Darm- und Prostataentzündungen einsetzen. Er reinigt das ganze Lymphsystem und unterstützt dadurch die Ausscheidung von Giften über den Harn, was wiederum den gesamten Organismus stärkt. Besonders wirksam ist ein Presssaft aus frischem Labkraut, er stimuliert das ganze Immunsystem und wird auch vorbeugend und als Begleittherapie bei Krebs verwendet. Darüber hinaus hat die Pflanze auch eine beruhigende und krampflösende Wirkung.

❧ Labkrauttee

1–2 TL getrocknetes (2–4 TL frisches) Labkraut mit 150 ml heißem Wasser übergießen, zugedeckt 7 Minuten ziehen lassen, abfiltern. Täglich 3 Tassen trinken. Eine 4-wöchige Kur ist empfehlenswert. Gleichzeitig viel stilles Wasser trinken.

❧ Labkraut-Presssaft

Das Kletten-Labkraut ist häufig zu finden und macht im Spätsommer mit seinen anhänglichen kleinen Kletten auf seine Heilkraft aufmerksam.

Für den Saft nur junge Pflanzen verwenden: Im Entsafter zwei Handvoll Kraut mit einem Apfel und einer Birne entsaften und gleich trinken.

❧ Labkraut-Frühlingstrunk

Das Wiesen-Labkraut hat glatte, saftige Stängel und einen angenehmen Geschmack. Im April/Mai ist die richtige Zeit für einen Smoothie: 1 Handvoll Wiesen-Labkraut grob zerkleinern und mit 250 ml Apfelsaft pürieren.

❧ Kindbett-Kräutermischung

Je 10 g getrocknetes Labkraut, Johanniskraut, Engelwurz, Thymian, Schafgarbe, Kamille, Rose, Steinklee, Frauenmantel mischen und ein Säckchen oder ein Kissen damit füllen. Ein schönes Geschenk zur Geburt.

Schöne Haut

Viele Hautprobleme erfahren durch das Labkraut nachhaltige Linderung, verantwortlich dafür ist unter anderem sein hoher Kieselsäuregehalt. Ein starker Tee, als Dekokt zubereitet, wird äußerlich für Auflagen, als Gesichtswasser, zum Betupfen oder als Badezusatz verwendet, das hilft z.B. bei Furunkeln, Schuppenflechte und Hautunreinheiten. Außerdem wirkt die Abkochung klärend und straffend und ist somit als Schönheitstonikum für reife Haut bestens geeignet.

Früher wurden Kompressen mit dem frischen Labkraut aufgelegt, um Blutungen zu stillen, die Beschwerden bei Krampfadern zu lindern und die Heilung bei Verbrennungen, Ekzemen, Geschwüren, Milchschorf und anderen Hautleiden zu beschleunigen.

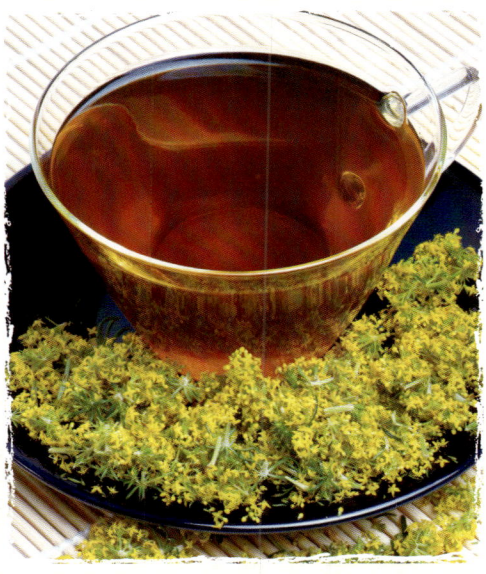

Oben: Labkraut zählt seit jeher zu den Bettstrohkräutern – heute genießt man seine heilende Wirkung eher als Tee oder Tinktur.

❧ Labkraut-Dekokt für Auflage und Bad

25 g getrocknetes Labkraut mit 500 ml kaltem Wasser zugedeckt erhitzen, 5–10 Minuten kochen lassen, abfiltern.

Für ein Bad nehmen Sie 100 g getrocknetes Labkraut auf 2 Liter Wasser. Den Sud zum Badewasser geben.

❧ Labkraut-Frischpflanzentinktur

Sie benötigen 100 g frisches Labkraut und 500 ml Wodka, die weitere Anleitung finden Sie auf Seite 143.

❧ Labkraut-Auflage

Eine größere Menge Labkraut wird zunächst grob klein geschnitten und dann im Küchenmixer zerkleinert. Den Brei mit einem sauberen Tuch auf der betroffenen Stelle befestigen und mehrere Stunden einwirken lassen.

Löwenzahn – der Entschlackende

*»Der Löwenzahn, der Löwenzahn,
der hat schon manchem gut getan.
Der Leber und der Galle
hilft er in jedem Falle.«*

Alte Volksweisheit

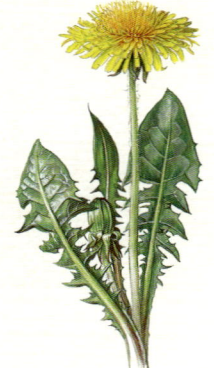

Löwenzahn (Taraxacum officinale)

Mehrjährige Pflanze, Wuchshöhe bis 30 cm. Der Stängel ist hohl. Blätter, Wurzeln und Stängel führen einen weißen Milchsaft. Die Blüten schließen sich bei Regen und Kälte.

Wo zu finden: auf Fettwiesen, Weiden, Feldern, in Gärten, Parkanlagen

Wann zu ernten: Wurzel: im Frühjahr vor der Blüte (März, April) oder im Herbst (Oktober, November); **Blätter:** im Frühjahr vor der Blüte (zum Trocknen für Tee), das ganze Jahr über für die Wildkräuterküche; **Blüten:** zur Blütezeit April, Mai und August, September

Das steckt drin: Bitterstoffe, Inulin, Gerbstoffe, Triterpene, Phytosterole, Cholin, Carotinoide, Flavonoide, Vitamine, Mineralien (viel Kalium, auch Kieselsäure, Eisen, Zink u. a.), etwas ätherisches Öl, Schleimstoffe, Fructose.

Die Lebenskraft des Löwenzahns ist schon beeindruckend: Er ist in der Lage, aus dem kleinsten Spalt heraus zu wachsen, aus dem er auch noch unzählige Samen in die Welt schickt, die ebenfalls ein Plätzchen zum Gedeihen finden. Der Frühlingsblüher vermittelt Lebensfreude pur und gehört zu den Lieblingsblumen der Kinder, was verständlich ist, denn wie kleine Sonnen leuchten seine gelben Blüten jeden freundlich an.

Kraftspendende Frühlingskur

Wie schön, dass es den Löwenzahn gibt, denn er schenkt seine Vitalität und Energie an uns weiter. Wir sollten sein Geschenk annehmen und ihn im Frühling zu einer entschlackenden Frühjahrskur nutzen. Sei es als Tee, Frischpflanzentinktur oder in Form von zarten, jungen Löwenzahnblättern und -blüten in Salaten und anderen köstlichen Speisen.

Seine Inhaltsstoffe wirken allgemein kräftigend, stoffwechselanregend, blutreinigend und verdauungsfördernd. Insbesondere die Wurzel aktiviert die Leber und regt die Gallenproduktion und den Gallenabfluss an. Dies wirkt sich positiv auf die Fettverdauung aus und beugt Verstopfung und Blähungen vor. Das gesamte Verdauungssystem wird verbessert.

Die entgiftenden Eigenschaften des Löwenzahns lindern auch chronisch-rheumatische Beschwerden und Gicht – am besten neben der Frühjahrs- auch gleich eine Herbstkur durchführen, dann wird der Winter gut überstanden. Darüber hinaus soll Löwenzahn bei der Gewichtsabnahme helfen: Ansammlungen von Hüftspeck kann so der Kampf angesagt werden.

Bei aller Euphorie gilt es jedoch, einige Punkte zu beachten, damit einer erfolgreichen Anwendung nichts im Wege steht: Bei Überdosierung sind Magenbeschwerden durch Bitterstoffe möglich. Vorsicht ist geboten bei Korbblütler-Allergie, Entzündungen oder Verschluss der Gallenwege sowie Darmverschluss! Bei Gallensteinen sollten Löwenzahnpräparate nur nach ärztlicher Rücksprache verwendet werden.

❧ Löwenzahnwurzeltee

1 TL frische oder getrocknete Wurzeln mit 150 ml kaltem Wasser übergießen, kurz aufkochen und nach 10 Minuten abfiltern. Nicht süßen! 3-mal täglich 4 Wochen lang eine Tasse trinken. Es empfiehlt sich jedoch, nach jeweils 5 Tagen eine zweitägige Pause einzulegen.

Zur Appetitanregung 30 Minuten vor dem Essen trinken. Nach dem Essen wirkt der bittere Tee anregend auf das Verdauungssystem und hilft bei Völlegefühl.

❧ Entschlackungstee

Je 15 g Löwenzahnwurzel, Löwenzahnblätter, Brennnesselblätter, Gänseblümchen, Kornblumenblüten, Ringelblumenblüten, Pfefferminze vermischen und in ein Schraubglas füllen.

1 TL der Mischung mit 150 ml kochendem Wasser übergießen, zugedeckt 5 Minuten ziehen lassen, abfiltern. Täglich 3 Tassen trinken. Nicht süßen! Eine 4-wöchige Kur ist empfehlenswert. Gleichzeitig viel stilles Wasser trinken.

❧ Löwenzahn-Frischpflanzentinktur

Im April/Mai sammeln Sie von der gesamten Pflanze etwa 100 g (Wurzel, Blätter, Stängel, Blüte). Den Alkoholauszug mit 500 ml Weizenkorn nach Anleitung auf Seite 143 herstellen.

Legendärer »Bettseicher«

Aufgrund seiner harntreibenden Wirkung wird der Löwenzahn (insbesondere die Blätter) mit Erfolg zur Durchspülung der Nieren verwendet. Nicht umsonst hat die Pflanze den Volksnamen »Bettseicher« (im Französischen auch »Pissenlit«) erhalten und sollte daher abends nicht eingenommen werden.

❧ Löwenzahnblättertee

1 TL getrocknete (2 TL frische) Blätter mit 150 ml kochendem Wasser übergießen, 5 Minuten ziehen lassen, abfiltern. Täglich 3 Tassen trinken. Nicht süßen! Eine

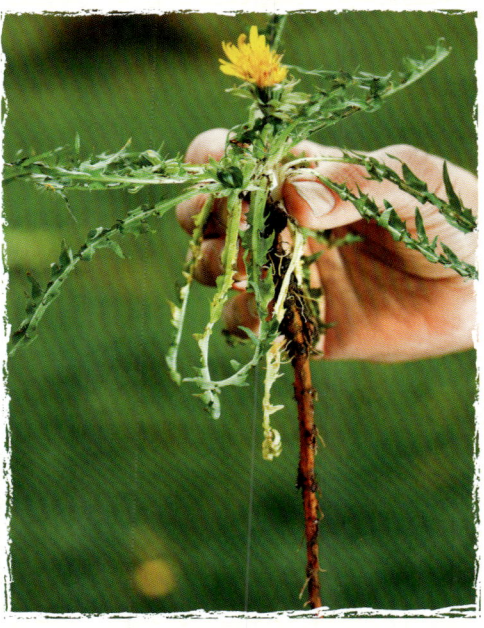

Oben: Alle Teile des Löwenzahns enthalten heilkräftige Stoffe. Die Wurzel enthält im Frühjahr mehr Bitterstoffe, im Herbst mehr Inulin.

4-wöchige Kur ist empfehlenswert. Gleichzeitig viel stilles Wasser trinken!

Gut gegen Krebs und Viren

Der entgiftende Effekt des Löwenzahns führt auch zu einer allgemeinen Entlastung des Lymphsystems. Eine begleitende Anwendung hat sich bei Myomen, Brustknoten oder nach Brustkrebs als vorteilhaft erwiesen. Das in den Blättern und Blüten enthaltende Carotin soll krebsfeindliches Potenzial besitzen.

In der Volksmedizin werden mit seinem klebrigen weißen Milchsaft, der drei Tage nach Vollmond aufgetragen wird, Warzen behandelt.

Mädesüß – duftendes Fieberkraut

»… die Blüten in Wein gekocht und getrunken, befreit die Pflanze von Anfällen des Viertagefiebers …«

John Gerard

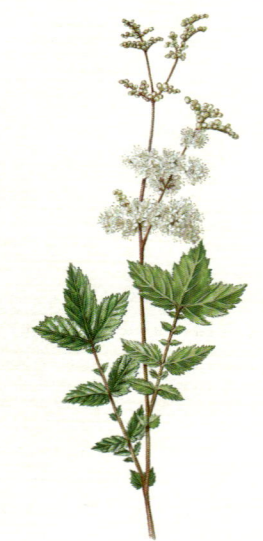

Mädesüß (Filipendula ulmaria)

Ausdauernde, aufrecht wachsende Pflanze, Wuchshöhe 50–150 cm. Die Blüten verströmen einen süßlichen vanilleartigen Duft. Die Blätter riechen medizinisch und erinnern an den Geruch in Krankenhäusern.

Wo zu finden: auf nährstoffreichen Feuchtwiesen, Moorwiesen, an Gräben und Bachufern
Wann zu ernten: Blütenrispen und junge Blätter: Juni bis August, die Blüten wirken stärker; **Wurzeln:** Oktober, November
Das steckt drin: Flavonoide, ätherisches Öl, Vanillin, Phenylglykoside, Salicylaldehyd, Gerbstoffe, Schleimstoffe

Schon die Kelten nutzten das Mädesüß wegen seines angenehmen Duftes. Über Jahrhunderte hinweg wurden Liebeslager, Festsäle und Gemächer mit den lieblich duftenden Blüten ausgestreut. Der deutsche Pflanzenname weist darauf hin, dass die Blüten früher zum Süßen und Aromatisieren des beliebten Honigweins Met genutzt wurden.

Medizin aus der »Spierstaude«

Heute wird das Mädesüß aufgrund seiner entzündungshemmenden, fiebersenkenden und schmerzlindernden Pflanzeninhaltsstoffe vor allem bei Erkältungskrankheiten verwendet. Auch rheumatische Beschwerden, Gelenkschmerzen sowie Migräne und Kopfschmerzen können gelindert werden. Darüber hinaus wirkt es harntreibend, blutverdünnend, blutreinigend und entgiftend.

Wegen der Form seines Blütenstandes wurde das Mädesüß früher auch »Federbusch« oder »Spierstaude« genannt. Aus dem Inhaltsstoff Salicylaldehyd wurde Anfang des 19. Jahrhunderts **A**cetylsäure hergestellt – zusammen mit dem früheren lateinischen Pflanzennamen »**Spir**ea ulmaria« gab diese dem bekannten Schmerzmedikament Aspirin seinen Namen. Auch wenn Mädesüß sanfter wirkt, können bei hoher Dosierung Magenbeschwerden auftreten. Eine gleichzeitige Einnahme mit blutverdünnenden Medikamenten ist zu vermeiden.

∾ Mädesüßtee

1 TL Kraut oder ½ TL Blüten mit 150 ml heißem Wasser übergießen, 5–7 Minuten ziehen lassen, abfiltern. Täglich 2–3 Tassen möglichst heiß trinken.

Wohltat für die Füße

Äußerlich ist das Mädesüß als Fußbad bei Erkältungen, als Wickel bei geschwollenen Beinen oder Füßen und als Auflage bei Hautentzündungen und Hautunreinheiten zu empfehlen. Dafür stellt man den Aufguss mit der doppelten Menge des Krauts her.

Malve – samtweicher Hautschutz

»Malventee ist heilsam bei allen inneren Entzündungen und tut auch den Lungenkranken gut.«

Johann Künzle

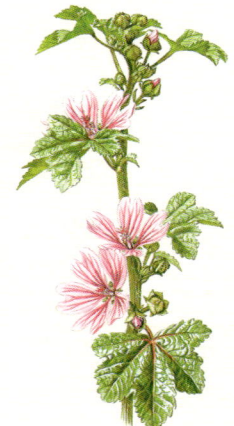

Malve (Malva sylvestris)

Ein- bis mehrjährige Pflanze, Wuchshöhe 60–90 cm (die Unterart *mauritiana* bis zu 160 cm), Blütenfarbe blass-rosa bis blau-violett

Wo zu finden: an sonnigen Hängen, Feld-, Wiesen- und Wegrändern, auf Brachland

Wann zu ernten: Juni bis August, ab Blühbeginn täglich nachmittags voll aufgeblühte Blüten, auch junge gesunde Blätter. Malvenblüten verderben schnell, deshalb trocken und luftdicht aufbewahren.

Das steckt drin: Schleimstoffe (in den Blüten mehr als in den Blättern), Anthocyane, in den Blättern auch Gerbstoffe, Flavonoide

Schon seit der Antike wird die Malve als Heilpflanze genutzt. Sie wird auch heute noch sowohl innerlich als auch äußerlich verwendet. So samtweich, wie sich die Malvenblüten anfühlen, so samtweich legen sich ihre Schleimstoffe auf unsere Haut und Schleimhäute, heilen Reizungen und Entzündungen und lindern Schmerzen.

Sanft abgeschirmt

Innerlich kleiden die Pflanzenschleime wie ein Schutzfilm die Schleimhaut der Atemwege aus und helfen bei Bronchialkatarrh, trockenem Reizhusten, Entzündungen der Mund- und Rachenschleimhaut, Heiserkeit und Heuschnupfen. Malventee hat sich auch bei Magenschleimhautentzündungen und Sodbrennen bestens bewährt.

✺ Malventee

1 Teelöffel Malvenblüten mit 1 Tasse kaltem Wasser übergießen. Gekochtes Wasser vor dem Übergießen 15 Minuten abkühlen lassen, denn Hitze zerstört die Pflanzenschleime. ½–1 Stunde ziehen lassen, gelegentlich umrühren, abfiltern. 2–3 Tassen täglich frisch zubereiten. Den Tee nicht länger als 1 Woche trinken, danach eine Woche Pause einlegen, denn der Schutzfilm bewirkt auch eine verminderte Aufnahme von Nährstoffen. Arzneimittel erst 30–60 Minuten nach dem Tee einnehmen.

Heilende Schleime

Äußerlich kann die Malve zum Gurgeln bei Halsschmerzen sowie Mund- und Zahnfleischentzündungen verwendet werden. Als Kompresse oder Badezusatz ist sie hilfreich zur Hautpflege bei trockener, empfindlicher Haut, sowie zur Behandlung von Sonnenbrand, Ekzemen, juckenden Hauterkrankungen, Neurodermitis, Schuppenflechte, Hämorrhoiden und Entzündungen der Genitalschleimhaut. Eine Auflage mit Malventee tut auch trockenen oder überanstrengten Augen gut.

Der Malventee für die äußerliche Anwendung wird mit der doppelten Menge Blüten hergestellt.

Melisse –
die Beruhigende

»Das Wesen der Melisse ist wie eine sanfte, liebkosende Berührung, es schenkt entspanr te Ruhe, wenn Nervosität und Anspannung zu Magen-Darm-Störungen oder Herzbeschwerden führen.«

Roger Kalbermatten

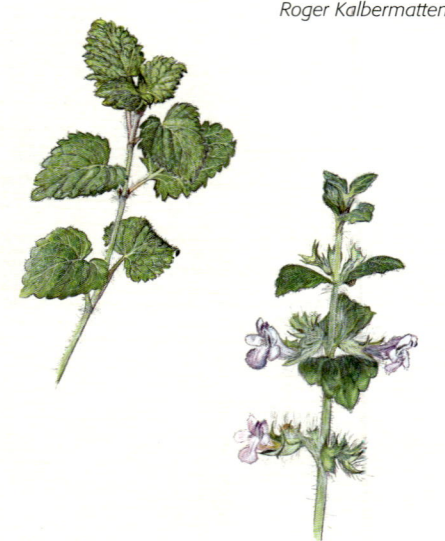

Zitronenmelisse (Melissa officinalis)

Mehrjährige Pflanze, Wuchshöhe 40–80 cm. Die Blätter duften frisch-zitronenartig

Wo zu finden: an Waldrändern, in Hecken, an altem Gemäuer; in Gärten und Töpfen an warmen, sonnigen bis halbschattigen Plätzen in humosem Boden
Wann zu ernten: Die Blätter werden vor der Blüte von Mai bis August mittags geerntet.
Das steckt drin: ätherisches Öl (hauptsächlich Citral und Citronellal), Gerbstoffe, Bitterstoffe, Flavonoide, Vitamin C

Aus dem Griechischen übersetzt heißt »Melisse« die »Honigsüße« und der Name ist hier auch Programm: Blühende Melisse wird umschwärmt von Bienen, die aus ihr einen köstlichen Melissenblütenhonig machen. Die häufige Bezeichnung Zitronenmelisse spiegelt ihren typischen Duft wider.

Die Melisse vermittelt einen zarten sanften Wesenszug und das entspricht ihrer beruhigenden Wirkung und der Tatsache, dass sie über einen längeren Zeitraum ohne Schaden eingenommen werden kann. Hildegard von Bingen soll über die Melisse gesagt haben: »Die Melisse ist warm. Der Mensch, der sie isst, lacht gern, weil ihre Wärme die Milz berührt und daher das Herz erfreut wird.« Neben ihrer Fähigkeit, die Nerven zu beruhigen und Anspannungen zu lösen, hat sie krampflösende, schlaffördernde und schwach antibakterielle Wirkung und hilft bei Blähungen. Dass sie das Herz stärkt, wussten Mönche und Ordensfrauen bereits im Mittelalter, denn in Klöstern wurde die Heilpflanze schon früh genutzt. Namen wie »Herztrost« und »Herzkraut« künden von ihrer besonderen Stärke. Ihre herzförmige Blattform deutet übrigens auf diese Eigenschaft hin.

Die ätherischen Öle der Melisse wirken antibakteriell und virenhemmend. Bei Lippenherpes haben der Frischpflanzensaft (Melissenblätter zwischen den Fingern zerreiben und auftragen) sowie Melissen-Auszüge eine gute abheilende Wirkung gezeigt.

Gut zur Seele

Melisse beruhigt und entspannt, und das auf verschiedene Weise. Eine Tasse Melissentee täglich zu trinken hilft gut, wenn man viel Stress hat und ständig in Unruhe ist. Der Tee kann aber auch dem Bad zugesetzt werden. Vor dem Schlafengehen wirkt diese ganzheitliche Entspannung Wunder und schenkt eine gute Nacht.

Rechts: Melisse riecht und schmeckt nicht nur betörend gut: Sie entspannt, beruhigt und stärkt das Herz.

Melissentee

2 TL getrocknete (2–4 TL frische) Melisse mit 150 ml heißem Wasser übergießen, zugedeckt 5–7 Minuten ziehen lassen, abfiltern. Täglich 3 Tassen trinken.

Gute-Nacht-Tee

Je 10 g Melissenblätter, Weißdorn und je 5 g Lavendel, Waldmeister, Kamillenblüten vermischen und in ein Schraubglas füllen. 2 TL der Teemischung mit 150 ml heißem Wasser übergießen, zugedeckt 5–7 Minuten ziehen lassen, abfiltern. Am frühen Abend 1–2 Tassen trinken, als Kur 4 Wochen lang täglich 3 Tassen.

Gut fürs Herz

Die Kombination der Pflanzeninhaltsstoffe der Melisse stärkt auch das Herz. Am besten zur Wirkung kommt das in einem Kräuterwein, zusammen mit anderen Kräutern, die sich günstig auf die Herzfunktion auswirken.

Herzfreude-Kräuterwein

Je 3 EL zerkleinerte Melisse, Weißdorn, Duftrosenblüten und Schafgarbe mit 1 Msp. Zimt, 1 EL Rosinen, 2 EL Rohrohrzucker, 30 ml Weinbrand und 300 ml trockenem Rotwein in einer 350 ml-Flasche nach der Anleitung auf Seite 144 ansetzen.

Zitroniger Sommerlikör

30 g frische Melissen- und 20 g Zitronenverbenenblätter klein schneiden, eine in Scheiben geschnittene Zitrone hinzufügen und mit 750–1000 ml Wodka übergießen. Über Nacht ziehen lassen, abfiltern. 200 g Zucker oder Honig und 200 ml Wasser erwärmen, eine Zuckerlösung herstellen und diese abgekühlt zum Kräuter-Wodka gießen. Alles gut vermischen in saubere Flaschen füllen. Vor dem Genießen noch mindestens eine Woche ruhen lassen.

Im Kühlschrank aufbewahrt, schmeckt er besonders lecker und ist bei jeder Sommerparty ein Hit.

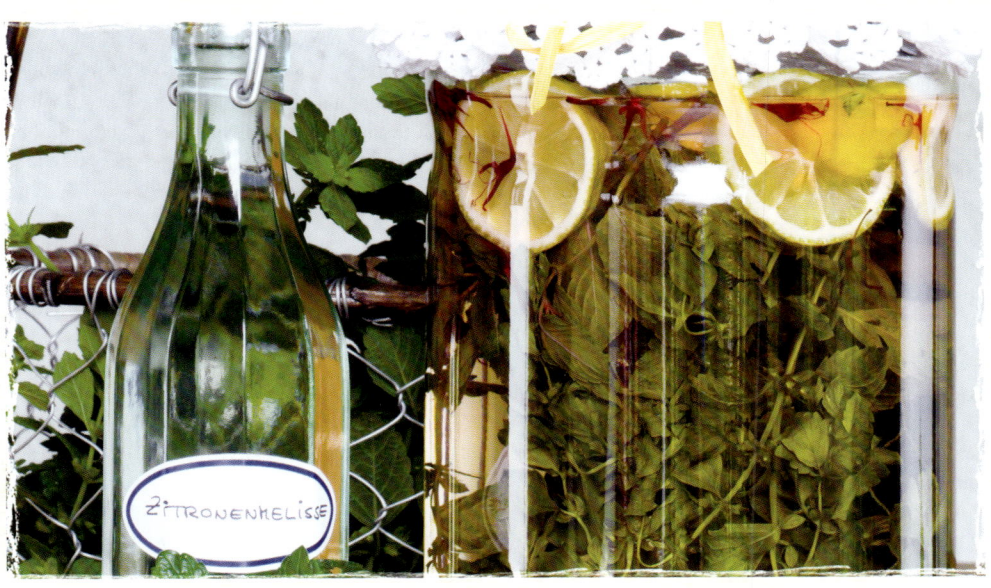

Odermennig – das Sängerkraut

»... Es ist die Odermennig ein edel und rechtes heylsames Leberkraut/ denn es ist fürnemlich vor andern Kreutern der Lebern nütz ...«

Jacobus Theodorus (Tabernaemontanus)

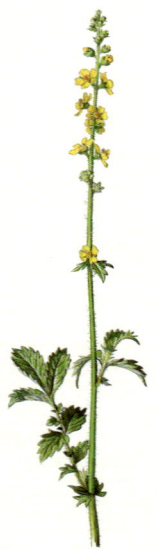

Odermennig (Agrimonia eupatoria)

Mehrjährige Pflanze, Wuchshöhe 30–100 cm. Die in langer Traube stehenden Blüten öffnen sich von unten nach oben.

Wo zu finden: auf Magerwiesen, sonnigen Weg- und Waldrändern, Kahlschlägen, in lichten Wäldern
Wann zu ernten: Blüten, Blätter und Stängel während der Blütezeit Juni bis September
Das steckt drin: Gerbstoffe, Flavonoide, Bitterstoffe, ätherische Öle, Kieselsäure

Es scheint, als wäre der Odermennig etwas in Vergessenheit geraten. Früher war er eine häufig verwendete Heilpflanze und wurde als »Heil aller Schäden« bezeichnet. Gegen innerliche und äußerliche Geschwüre, bei giftigen Bissen, Warzen und schlecht heilenden Wunden wurden Zubereitungen aus der Pflanze verordnet. Der König von Pontus, Mithridates Eupator, soll bereits im ersten Jahrhundert v. Chr. den Odermennig entdeckt und seine leberheilende Wirkung erkannt haben, was sich noch heute im botanischen Namen widerspiegelt.

Die »Leberklette«

Im Mittelalter wurde die Pflanze häufig bei Leber-Gallen-Leiden verwendet und im Volksmund »Leberklette« genannt, da sich aus der Blüte kleine Kletten entwickeln. Heutzutage ist das häufig auf Wiesen zu findende »Ackermännchen« bekannt als Kraut für Sänger und Redner, wird es doch wegen seiner zusammenziehenden, entzündungshemmenden und bakteriostatischen Wirkung vor allem bei Erkrankungen der oberen Atemwege, Rachen- und Kehlkopfentzündung, Stimmbandreizung und Heiserkeit verwendet. Aber der Odermennig ist ebenso wirksam bei Magen-Darm-Beschwerden, Verdauungsstörungen und Durchfall. Auch zur äußeren Anwendung, Kräftigung des Bindegewebes und zur Wundheilung sollte er nicht vergessen werden.

»Lebenskraut« zur Krebsprophylaxe

Der alte Volksname kommt zu neuer Bedeutung: Neuere Studien haben ergeben, dass der Odermennig in besonderem Maße das Immunsystem stärkt und sich wegen seines Inhaltsstoffes Agrimoniin hervorragend zur Krebsprophylaxe eignet.

❧ Odermennigtee

1 TL Odermennig mit 150 ml heißem Wasser übergießen, 5–10 Minuten ziehen lassen, abfiltern. Täglich 3 Tassen trinken. Nicht bei Verstopfung anwenden.

Pfefferminze – die Verdauungsfördernde

»Die Minze zählt zu den Hauptmitteln, welche den Magen stärken und die Verdauung befördern.«

Sebastian Kneipp

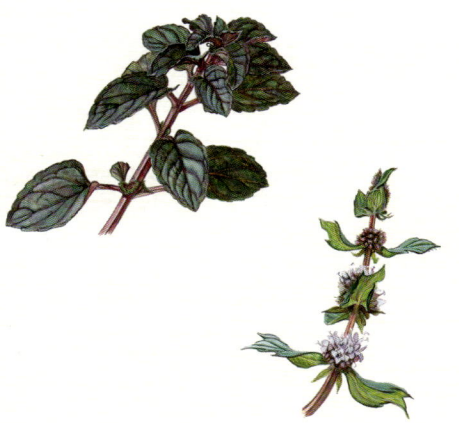

Pfefferminze (Mentha x piperita)

Ausdauernde Pflanze, Wuchshöhe 40–80 cm. Die Blätter haben einen intensiven Duft nach Menthol und einen pfeffrig-scharfen Geschmack.

Wo zu finden: Die echte Minze gibt es nur als Zuchtform und nicht als Wildpflanze.
Wann zu ernten: Bei Blühbeginn (Juli–September), wenn sich die ersten Blütchen geöffnet haben, werden die Stängel etwa eine Handbreit über dem Boden abgeschnitten. Blüten und Blätter werden von den Stängeln gezupft.
Das steckt drin: ätherische Öle (u.a. Menthol), Flavonoide, Bitterstoffe, Gerbstoffe

Seit Urzeiten werden verschiedene Minzearten als Heilmittel genutzt. Die echte Pfefferminze entstand allerdings erst im 17. Jahrhundert aus einer spontanen Kreuzung der Wasserminze mit der Ährenminze und gehörte schon bald zur Standardpflanze jedes Klostergartens.

Beruhigendes für den Magen

Pfefferminztee ist heute aus keiner Hausapotheke wegzudenken. Er hilft: gegen Krämpfe, Schmerzen, Entzündungen und Störungen des Verdauungssystems. Der Tee schmeckt nicht nur gut und erfrischt, er bringt auch die gesamte Verdauung in Schwung und hilft schnell und zuverlässig bei Übelkeit und Brechreiz.
Nicht bei Gastritis und während der Stillzeit verwenden!

∾ Gute-Reise-Teemischung

20 g Pfefferminze, 20 g geschnittener Ingwer und 20 g Zitronenverbene mischen. 6 TL der Teemischung mit 1 Liter heißem Wasser übergießen, 5–10 Minuten ziehen lassen, abfiltern. Hilft bei Reiseübelkeit: Vor der Fahrt 2 Tassen schluckweise trinken, den Rest während der Fahrt.

Heilsame Erfrischung

Bei Erschöpfung, Kopfschmerzen und Konzentrationsschwäche ist Pfefferminze die erste Wahl. Der Tee kann auch für Inhalationen bei Schnupfen und für erfrischende, kühlende Waschungen bei fiebrigen Erkältungen verwendet werden. Die entzündungshemmende Wirkung wird in der Kräuterkosmetik genutzt, um fettige, unreine Haut zu pflegen, zu klären und zu reinigen. Auflagen mit überbrühter Pfefferminze sollen außerdem bei Rheumaschmerzen Linderung verschaffen.

∾ Pfefferminztee

1–2 TL getrocknete oder 2–4 TL frische Blätter mit 150 ml heißem Wasser übergießen, 5–10 Minuten ziehen lassen, abfiltern. Täglich 3 Tassen trinken. Kurmäßig maximal 2–3 Wochen lang.

Ringelblume – die Pflegende

»Der Leber, Hertzen auch,
steht bey die Ringelblum'.
Sie treibt den Schweiß und Gifft,
behält darin den Ruhm.«

Joh. Joach. Becher

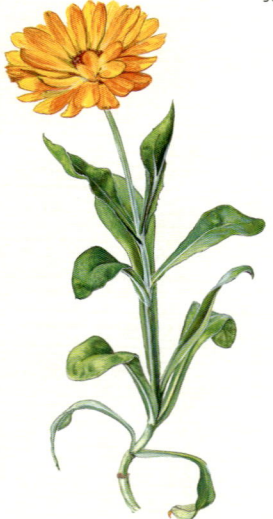

Ringelblume (Calendula officinalis)

Einjährige Pflanze, Wuchshöhe 30–70 cm. Die ganze Pflanze ist weich behaart und führt einen klebrigen Saft.

Wo zu finden: vor allem in Gärten an sonnigen Standorten und verwildert im Feld, aber auch an Wegrändern und Schuttplätzen

Wann zu ernten: Von Juni bis November können die voll erblühten Blüten nachmittags geerntet werden.

Das steckt drin: Flavonoide, Carotinoide, ätherische Öle, Saponine, Bitterstoffe, Schleimstoffe, Allantoin, Fermente

Der Name der Ringelblume kommt von ihren geringelten Samen. Sie bildet drei verschiedene Samenformen aus, mit denen sie sich jeweils einer anderen Verbreitungsart bedient. Die äußeren sind leicht gebogen und können mit dem Wind davongetragen werden. Die mittleren haben einen Haken, der an vorbeistreifenden Tieren anhaftet, und die inneren, kleinen, kugeligen Samen fallen ganz in der Nähe der Mutterpflanze auf den Boden. Der botanische Name bezieht sich darauf, dass die Calendula viele Monate im Jahr blüht – vom Blühbeginn im Juni bis zum ersten Frost.

Apothekers Liebling

Als alte Apothekenpflanze trägt die Ringelblume den Artnamen »officinalis«. In der Apotheke (im Offizin) war die Ringelblume seit dem Mittelalter als wichtige Heilpflanze erhältlich. Unter anderem als Frauenpflanze, weil ein Tee aus Ringelblumen die Menstruation regulieren kann und Gebärmutterschmerzen lindert.

Wegen der orangegelben Blütenfarbe wurde sie nach der Signaturenlehre als Leberheilpflanze (z. B. zur Heilung von Gelbsucht) verwendet. Auch heute noch ist die Ringelblume in verdauungsfördernden Teemischungen enthalten, von Vorteil sind dabei ihre entzündungshemmenden, gallensekretionsanregenden und krampflösenden Eigenschaften. Die freundlichen Blüten wirken auch immunstärkend, sie sind in vielen Teemischungen hilfreich, eine Freude fürs Auge und heilsam für die Seele.

∾ Frauentee bei schmerzhafter Menstruation

Je 20 g Ringelblumenblüten, Schafgarbe, Gänsefingerkraut, Frauenmantel, Rosmarin vermischen und in ein Schraubglas füllen.

∾ Verdauungstee für gute Laune

Je 20 g Ringelblumenblüten, Schafgarbe, Brennnessel, Orangenminze, Melisse vermischen und in ein Schraubglas füllen.

Für beide Tees gilt: 1 TL der Teemischung mit 150 ml heißem Wasser übergießen, zugedeckt 5–7 Minuten ziehen lassen, abfiltern. Bei Bedarf täglich 3 Tassen trinken.

Starke Außenwirkung

Ringelblumentee ist sehr gut für die äußerliche Anwendung geeignet. Er hilft als Gurgelmittel bei Entzündungen im Mund-Rachen-Raum. Zur Wundreinigung wird der Tee lauwarm über die Wunde gegossen. Auch für Auflagen, Kompressen, Wickel und Bäder lässt er sich gut verwenden.

⤳ Ringelblumentee

2 TL getrocknete (2–4 TL frische) Blüten mit 150 ml kochendem Wasser übergießen, zugedeckt 7–10 Minuten ziehen lassen, abfiltern.

Das Wundheilungs-Rundum-Paket

Die Zusammensetzung ihrer Inhaltsstoffe macht die Ringelblume zu einer der bewährtesten und am häufigsten eingesetzten Wundheilungspflanzen, denn sie hemmt das Bakterienwachstum, wirkt gegen Viren und Pilze, heilt Entzündungen und Wunden, fördert die Granulation und den Lymphabfluss.
Ob als Tee, Hautöl, Salbe oder Tinktur, die Ringelblume trägt zur Heilung von stumpfen Hautverletzungen (Prellungen, Stauchungen, Quetschungen, Blutergüssen) bei. Ebenso kommt sie bei schlecht heilenden Wunden, Dekubitus (Wundliegen), Windeldermatitis, Schnitt-, Biss- und Risswunden, Verbrennungen, Erfrierungen, Geschwüren, Ekzemen, Furunkeln, Akne und unreiner Haut zum Einsatz.

⤳ Ringelblumensalbe

Die Salbe wird nach Anleitung auf Seite 148 aus 10 g getrockneten (oder 20 g frischen) Ringelblumen, 100 ml Sonnenblumenöl und 20 g ungebleichtem Bienenwachs hergestellt.

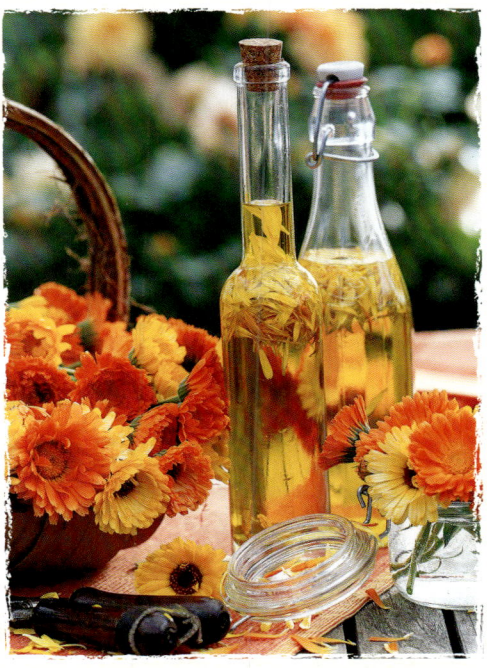

Oben: **Die Ringelblume war früher fixer Bestandteil in jeder Apotheke. Ihre wundheilenden Eigenschaften werden auch heute noch gern genutzt.**

In Zäpfchenformen gegossen, kann die Salbe als Zäpfchen bei Hämorrhoiden verwendet werden.

⤳ Ringelblumenöl

Ein besonders wirkungsvolles Ringelblumenöl wird als Kaltauszug hergestellt. Dieses wird nach Anleitung auf Seite 141 angesetzt. Am besten frische Blüten verwenden, getrocknete sind aber auch gut geeignet.
Das Öl kann zum Einreiben bei Hautrötungen und -reizungen eingesetzt werden oder als Grundlage für die Herstellung einer Salbe.

Rose – die Vitaminreiche

»Es erröten wie die Mädchen nun die Hecken, seht nur hin. Oh, die Rose, ach, die Rose ist der Blumen Königin! ...«

Sappho

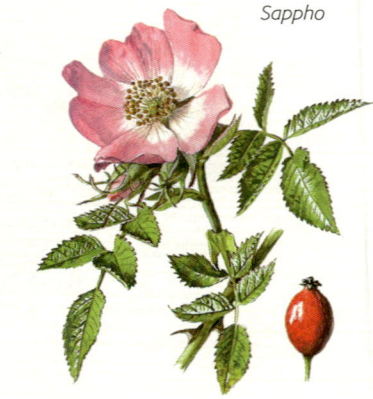

Rose (Rosa canina, R. rugosa, R. gallica u. a.)

Überaus umfangreiche Gattung von Sträuchern in unterschiedlicher Höhe. Es gibt etwa 100 Wildrosenarten, die meisten verströmen einen intensiven Duft.

Wo zu finden: in Hecken, Gärten, an Weg-, Wald- und Feldrändern

Wann zu ernten: Blüten: zur Vollblüte im Mai bis Juli vormittags; **Früchte:** nur reife Hagebutten ernten, nachmittags, im September, Oktober. Die Pflanzen dürfen nicht chemisch behandelt worden sein!

Das steckt drin: Blüten: ätherische Öle, Gerbstoffe, Flavonoide, Bitterstoffe; **Hagebutten:** Vitamine A, B, C, E, K, P, H, Anthocyanglykoside, Karotinoide, Mineralstoffe (Eisen, Magnesium u. a.), Vanillin, Säuren, ätherisches Öl, Pektin, Fruchtzucker.

Rosen gibt es in vielen Blütenfarben, in den unterschiedlichsten Blütenformen präsentieren sie ihre Schönheit. Sie zählen zu den beliebtesten Garten- und Topfpflanzen. Auch in wilden Hecken kann ihre Pracht bewundert werden. Doch sie sind nicht nur schön, sondern auch überaus heilkräftig; allein ihr Duft macht augenblicklich froh – und das seit Tausenden von Jahren.

Die »Königin der Blumen« wurde bereits im Mittelalter bei Halsschmerzen und Durchfall, Entzündungen im Rachenraum, Verdauungsbeschwerden, Kopfschmerzen, Nervosität und Blasenentzündungen genutzt. Denn die duftenden Blütenblätter enthalten zusammenziehende und entzündungshemmende Gerb- und Bitterstoffe. Das Ganze wird von einer »Hundertschaft« an ätherischen Ölen bereichert, die die Stimmung aufhellen und Licht ins dunkelste Grau zaubern.

Wohlriechender Genuss

Rosenblüten sind ein besonderer Genuss, sie stärken die Nerven, wirken beruhigend und harmonisierend. Aber sie eignen sich nicht nur für Gute-Laune- oder Gute-Nacht-Teemischungen, sondern auch bei Menstruationsbeschwerden sowie bei Magenkrämpfen und Durchfall.

⌒ Rosenblütentee

1 TL getrocknete (2 TL frische) Rosenblüten mit 150 ml heißem Wasser übergießen, 5–7 Minuten ziehen lassen, abfiltern. Täglich 3–4 Tassen heiß trinken. Den Tee können Sie auch mit einer einzelnen Duftrosenknospe herstellen – die Knospe weitet sich ein wenig und sieht so wunderschön aus.

⌒ Duftender Rosenblüten-Honig

Den köstlichen Honig nach Anleitung auf Seite 87 herstellen. Der Honigauszug schmeckt pur als Brotaufstrich,

Rechts: Die Blüten und Früchte der Rose (Hagebutten) sind gleichermaßen heilkräftig. Außerdem erfreuen ihr Anblick und ihr Duft.

hilft aber auch bei Aphthen, Hals- und Mandelentzündungen und ganz allgemein bei Erkältungskrankheiten. Mit Wasser verdünnt, kann er bei Zahnfleischentzündungen als Spülung genommen werden.

Vitaminreiche Heckenfässchen

Das Wort Hagebutte bedeutet Heckenfässchen. »Hag« kommt aus der althochdeutschen Bezeichnung für Hecke und »Butte« bedeutet »Verdickung« oder »Fässchen«. Vor allem das Fruchtfleisch enthält viele Wirkstoffe. Hagebutten sind kleine Vitaminbomben. Der Vitamingehalt – insbesondere an Vitamin C – ist allerdings artabhängig. Die vielen Wildrosen, die intensiv duftende Apothekerrose sowie die Apfelrose und die Hundsrose enthalten mehr Vitamin C als Zitronen und Orangen.

In der Hausapotheke haben die Heckenfässchen einen festen Platz. Der hohe Vitamin-C-Gehalt stärkt das Immunsystem, wirkt gegen Müdigkeit, Appetitlosigkeit und Konzentrationsschwäche, das enthaltene Vitamin A ist besonders gut für die Augen. Auch in einem Hagebut-

tentee ist noch reichlich Vitamin C enthalten. Der wohlschmeckende Tee hilft bei Erkältung, Rheuma, Nieren- und Blasenentzündung und zur Blutreinigung.

⤳ Hagebuttentee

2 TL Hagebutten oder Hagebuttenschalen mit 150 ml kaltem Wasser ansetzen und zum Kochen bringen, ca. 3 Minuten lang kochen und 30 Minuten ziehen lassen. Oder über Nacht einweichen und am nächsten Tag im Einweichwasser kurz aufkochen. Es können 3 Tassen und mehr getrunken werden.

⤳ »Kernlestee«

Auch die Hagebuttenkerne gelten seit Jahrhunderten als Heilmittel. In ihnen ist der Vitamin B-Gehalt (Vitamin B_1, B_2) höher. Sie kommen volksmedizinisch bei Harnsteinen, Rheuma und Gicht zum Einsatz.

2 TL zerstoßene Hagebuttenkerne werden mit einer Tasse kaltem Wasser aufgesetzt und zum Kochen gebracht. Nach zehnminütigem leichtem Köcheln werden die Kerne abgeseiht. Dreimal täglich eine Tasse trinken.

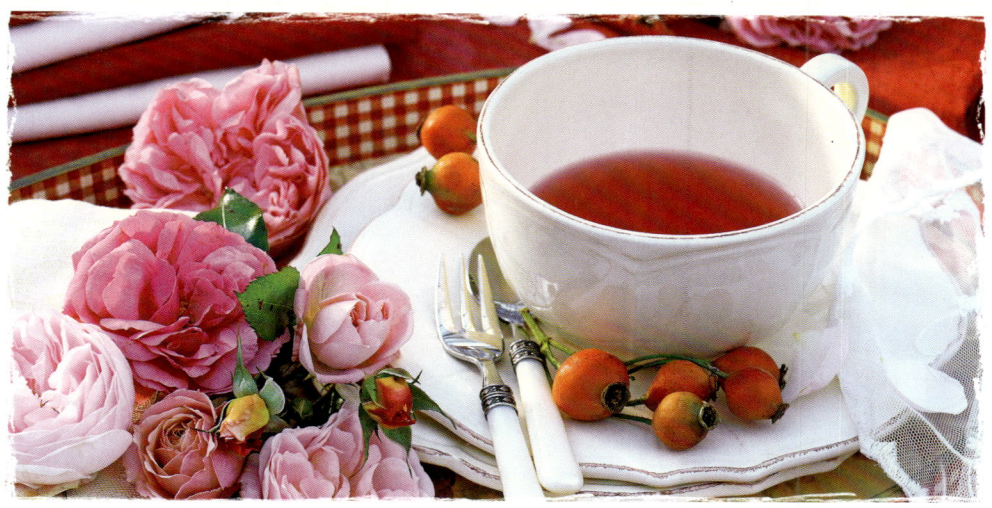

Rotklee – zellschützende Blüten

»Die Anwendung des roten oder weißen Klees als entschlackender Blutreiniger und als Krebsmittel scheint alt zu sein und auf altkeltischem Heilwissen zu beruhen ...«

Wolf Dieter Storl

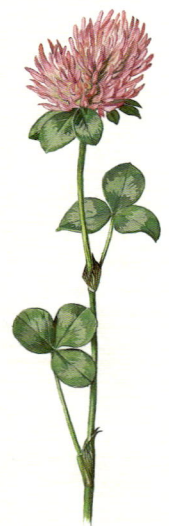

Rotklee (Trifolium pratense)

Einjährige Pflanze, Wuchshöhe 10–40 cm. Die Blütenköpfchen bestehen aus etwa 100 Schmetterlingsblüten.

Wo zu finden: an Wegrändern, in Wiesen, Weiden, lichten Wäldern, auf Grünland

Wann zu ernten: Zur Blütezeit (Mai bis September) werden die Blütenköpfchen gesammelt.

Das steckt drin: Gerbstoffe, verschiedene Flavonoide, Isoflavone (pflanzliche Östrogene), Glykoside, phenolische Substanzen, ätherisches Öl, Salicylate, Kumarine, Vitamine, Mineralstoffe

An den süßen Rotkleeblüten haben bestimmt viele als Kind schon genascht – wer nicht, der sollte sie einmal probieren, denn sie sind köstlich und machen glücklich. Innerlich verwendet, ist der Rotklee ein altbewährtes Hausmittel bei Husten. Aufgrund der enthaltenen Gerbstoffe hilft die Pflanze auch bei Magen-Darm-Entzündungen und Durchfall. Darüber hinaus wird sie zur Blutreinigung, bei Leberbeschwerden, zur Stärkung und zur Wiederherstellung der Gesundheit nach schweren Erkrankungen verwendet.

Wohltuende Pflanzenhormone

Der Wiesenklee kann aber auch vorbeugend eingesetzt werden, denn die enthaltenen Pflanzenhormone (Isoflavone) haben zellschützendes Potenzial. Sie regen das Immunsystem und damit die Selbstheilungskräfte an und sollen die Gefahr verringern, an hormonabhängigem Krebs (Brust-, Gebärmutter- und Prostatakrebs) zu erkranken. Auch Hormonschwankungen können ausgeglichen werden – in der Pubertät wie in den Wechseljahren. Der Rotklee hat einen spürbar positiven Einfluss auf Hitzewallungen, Reizbarkeit, Osteoporose und Schlafstörungen. Deshalb empfiehlt es sich, die jungen Blättchen und die süßen Blüten des Rotklees außer für Tee auch im täglichen Essen zu nutzen.

Jungbrunnen für die Haut

Äußerlich eignen sich die freundlichen Blüten zur Wundbehandlung (Umschläge) und bei Hauterkrankungen. In der Naturkosmetik sind sie beliebt, da sie die Wasserspeicherkapazität der Hautzellen steigern und eine verjüngende Wirkung auf die Haut haben.

✦ Rotkleetee

5 getrocknete Blütenköpfchen (oder 10 frische) mit 150 ml kochendem Wasser übergießen, 5–10 Minuten ziehen lassen, abfiltern. Täglich 3 Tassen trinken. Kurmäßig 3 Wochen lang.

Salbei – aromatischer Heiler

»Hast du Salbei im Garten, kann der Tod lange warten.«

Alte Volksweisheit

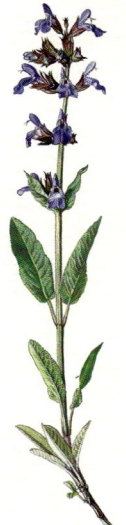

Salbei (Salvia officinalis)

Mehrjährige Pflanze, Wuchshöhe 40–80 cm.

Wo zu finden: Den »echten« Salbei gibt es nur als Zuchtform. Wiesensalbei ist spürbar milder und enthält weniger Inhaltsstoffe als der Gartensalbei.

Wann zu ernten: Bei Blühbeginn (Juni–August) werden die Stängel etwa um ein Drittel zurückgeschnitten. Blüten und Blätter werden von den Stängeln gezupft.

Das steckt drin: ätherische Öle (mit Thujon, Cineol, Campher), Gerbstoffe (u. a. Rosmarinsäure), Bitterstoffe, Flavonoide

Der Salbei hat eine jahrtausendealte Geschichte als Würz- und Heilpflanze. Er galt als Universalheilmittel und als Kraut der Unsterblichkeit. Der lateinische Name »Salvia« verrät seine Kraft, denn er bedeutet »heilen«. Tatsächlich hat er eine ausgeprägte zusammenziehende, entzündungshemmende, antibakterielle, antivirale und pilzhemmende Wirkung.

»Essig der vier Diebe«

Als im 17. Jahrhundert die Pest wütete, plünderten in der südfranzösischen Stadt Toulon vier Diebe die Häuser, ohne sich anzustecken. Sie wurden gefasst und verrieten ihr Geheimrezept für den Ansteckungsschutz:

Je 1 EL getrockneten Salbei, Rosmarin, Lavendel, Pfefferminze, Thymian, Beifuß, 5 Nelken, 1 Knoblauchzehe (geschnitten), ¼ TL Zimt (gemahlen), etwas Muskatnuss (gemahlen) in eine Flasche geben und mit 250 ml Essig übergießen. 2 Wochen lang ziehen lassen. Täglich schütteln. Abfiltern und in eine schöne Schmuckflasche füllen: würzig-aromatisch, köstlich und gesund.

Klassiker für Mund und Rachen

Salbeitee ist das klassische Heilmittel bei Erkrankungen des Mund-Rachen-Raumes und wird zum Gurgeln bei Zahnfleischentzündungen, Halsschmerzen, Heiserkeit und Mandelentzündungen verwendet. Außerdem hat er sich zur Reinigung von Verletzungen, als Wundauflage und in der Kosmetik bewährt. Er reduziert aber auch die Milchbildung, ist zum Abstillen und für Brustauflagen geeignet.

Salbeitee

1 g getrocknete (oder 2 g frische) Salbeiblätter mit 150 ml heißem Wasser übergießen, 3 Minuten ziehen lassen, abfiltern. 2–3 Wochen lang täglich 3 Tassen trinken. Um Schweißausbrüche z. B. während der Wechseljahre, zu reduzieren, nehmen Sie die doppelte Menge an Salbei und trinken den Tee kalt, allenfalls lauwarm.

Für äußere Anwendungen werden 15 g Salbei auf einen Liter Wasser verwendet, 15 Minuten ziehen lassen.

Scharfgarbe –
die Gesundmacherin

»Schafgarbe im Leib,
tut wohl jedem Weib.«

Alte Volksweisheit

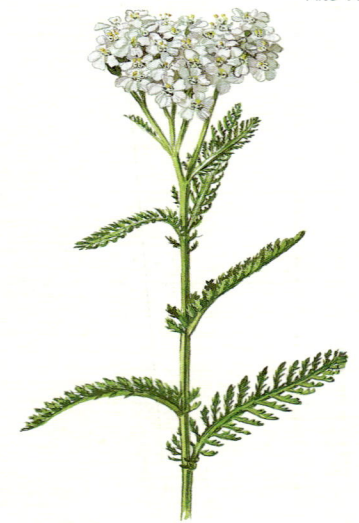

Schafgarbe (Achillea millefolium)

Mehrjährige Pflanze, Wuchshöhe bis 20–80 cm. Zuerst entwickelt sich eine Blattrosette. Der runde Stängel ist innen markig.

Wo zu finden: auf Wiesen und Weiden, an Böschungen, Weg- und Feldrändern
Wann zu ernten: Das blühende Kraut wird von Juni bis September am besten mittags gesammelt (die obersten 15 cm, Stängel, Blätter, Blüten).
Das steckt drin: ätherisches Öl (mit Proazulen), Bitterstoffe, Gerbstoffe, Flavonoide, Vitamine, Mineralstoffe (u. a. Kieselsäure)

Die Schafgarbe ist eine der wichtigsten Heilpflanzen. Schon in der Antike wurde sie als Wundkraut verwendet. Der griechischen Sage nach soll der heilkundige Krieger Achilles im Trojanischen Krieg mit der Schafgarbe Wunden geheilt haben. Von ihm hat die »Achillea« ihren Namen. In so mancher Schlacht wurde sie als »Blutstillkraut« oder »Soldatenkraut« zur Wundversorgung und Wundheilung eingesetzt. Auch Volksnamen wie »Zimmermannskraut« und »Beilhiebkraut« weisen auf ihre traditionelle Verwendung bei Verletzungen hin.

Traditionelle Wundheilerin

Der botanische Artname »millefolium« bedeutet »tausendfach gefiedertes Blatt«. An der Form der tief eingeschnittenen, gefiederten, filigranen Blätter sah man früher den Hinweis auf die Heilung tiefer Schnittwunden. Heute wissen wir, dass Gerbstoffe und ätherische Öle durch ihre zusammenziehende, entzündungshemmende und pilzhemmende Wirkung eine schnelle Wundheilung bewirken.

◡ Schafgarbentee –
äußerliche Anwendung

2 TL Schafgarbenkraut mit 150 ml heißem Wasser übergießen, 10–15 Minuten bedeckt ziehen lassen, abfiltern. Saubere Tücher oder Kompressen mit dem Tee tränken, auswringen; für blutstillende Auflagen, bei entzündlichen Hautkrankheiten (auch bei entzündeten Augen, wunden Brustwarzen) oder für einen Leberwickel verwenden.

Altbewährte Frauenpflanze

Aber die weich geschwungenen Blättchen weisen auch auf die Verwendung als Frauenpflanze hin. Seit dem Mittelalter wird die Schafgarbe »Supercilium veneris« genannt,

Rechts: Die Heilwirkung der Schafgarbe lässt sich als Tee sowohl innerlich als auch äußerlich nutzen.

was »Augenbraue der Venus« bedeutet. Die fein gefiederten Blätter sehen aus wie Tausende von kleinen Härchen – wie die Augenbraue einer Göttin. Einen schöneren Namen für die Schafgarbe dürfte es wohl nicht geben.

In der Frauenheilkunde wird die Schafgabe zur Regulierung der Menstruationsblutung verwendet: Sie fördert eine zu geringe und vermindert eine zu starke Blutung. Außerdem regt sie die Durchblutung der weiblichen Organe an und lindert Unterleibskrämpfe.

⟡ Schafgarbentee – innerliche Anwendung

1 TL Schafgarbenkraut mit 150 ml heißem Wasser übergießen, 7 Minuten bedeckt ziehen lassen, abfiltern. Bei Bedarf täglich 3 Tassen trinken, am besten ungesüßt.

Geliebtes »Bauchwehkraut«

Der Name der Schafgarbe leitet sich von den Schafen ab, die angeblich bei Krankheiten besonders viel Schafgarbe

fressen, um sich zu heilen. Das althochdeutsche »garwe« bedeutet »gesund machen«. Insbesondere bei Verdauungsstörungen hilft das »Bauchwehkraut«. Die Kombination der Inhaltsstoffe wirkt anregend und regulierend auf die Verdauungssäfte des Magens, appetitanregend, blähungshemmend, krampflösend und kräftigend. Die Schafgarbe fördert auch den Gallenfluss und unterstützt auf diese Weise die Entgiftung. Aufgrund ihrer blutreinigenden Wirkung lindert sie auch rheumatische Beschwerden.

⟡ Verdauungstee

Je 30 g Schafgarbe, Löwenzahnwurzel, 20 g Pfefferminze, 15 g Gelbwurz (Kurkuma), je 5 g Kümmel und Süßholz vermischen und in ein Schraubglas füllen. 1 TL der Teemischung im Mörser oder mit einem Esslöffel anstoßen, mit 150 ml heißem Wasser übergießen, 7 Minuten bedeckt ziehen lassen, abfiltern. Bei Bedarf täglich 3 Tassen trinken.

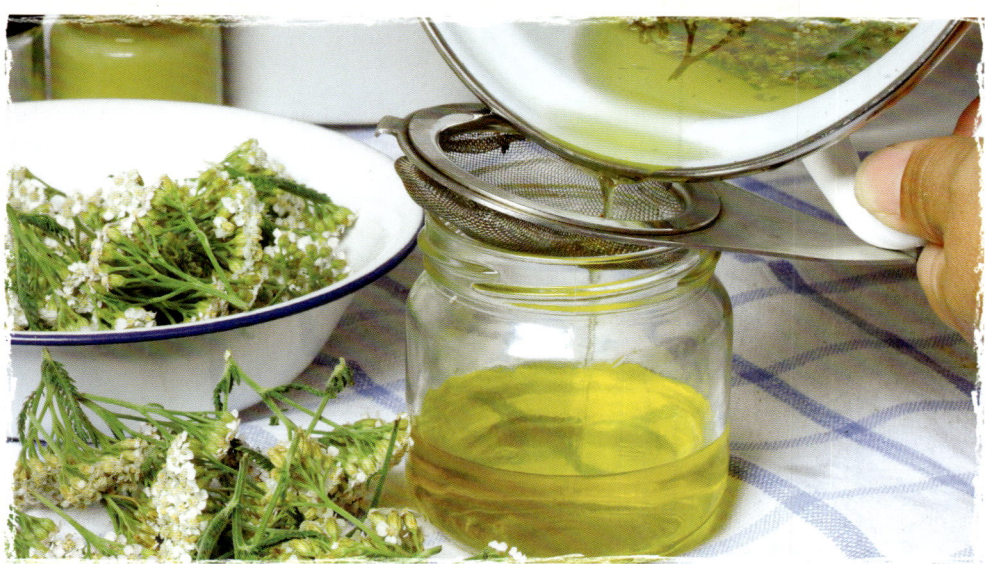

Spitzwegerich – der Immunstärkende

»Wie mit Goldfäden näht der Wegerichsaft den klaffenden Riß zu, und wie an Gold sich nie Rost ansetzt, so flieht den Spitzwegerich jede Fäulnis und faules Fleisch.«

Sebastian Kneipp

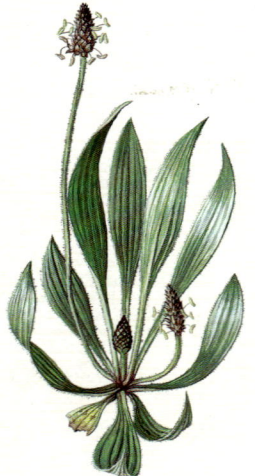

Spitzwegerich (Plantago lanceolata)

Mehrjährige Pflanze, Wuchshöhe 20–40 cm, walzenförmige, ährige Blüten

Wo zu finden: auf Wiesen und Weiden, seltener an Wegrändern

Wann zu ernten: Die Blätter werden von Frühjahr bis Herbst geerntet, die meisten Wirkstoffe sind zu Blühbeginn, im Mai/Juni, enthalten. Sie müssen schnell trocknen und dürfen nicht schwarz werden.

Das steckt drin: Schleimstoffe, Gerbstoffe, Bitterstoffe, Glykoside (Aucubin), Flavonoide, Saponine, Mineralstoffe (u. a. Kieselsäure, Zink), Vitamine (viel Vitamin C und B).

Der Spitzwegerich ist ein altbewährtes Heilmittel bei Wunden. Unterwegs ist er für Erste Hilfe bei leichten Hautverletzungen, Insektenstichen, Brennnesselausschlag schnell zur Hand. Einfach saubere Blätter zerreiben und den austretenden Pflanzensaft auf die Verletzung auftragen. Juckreiz verschwindet schnell und über Nacht verschließt der Spitzwegerich die Wunden und bringt Schwellungen zum Abklingen.

Wirksamer Brusttee

Seine entzündungshemmende Wirkung bringt auch bei Entzündungen der Mund-Rachen-Schleimhaut und allgemeinen Erkältungskrankheiten Linderung. Die Kieselsäure stärkt außerdem das Lungengewebe. Spitzwegerichtee ist hilfreich bei fiebrigen Lungen- und Bronchialleiden sowie bei Reizhusten oder Keuchhusten.

～ Spitzwegerichtee

Zur Reizlinderung 1 g getrocknete (oder 2 g frische) Blätter mit 150 ml kaltem Wasser übergießen, 30 Minuten ziehen lassen, abfiltern. Zur Auswurfförderung mit heißem Wasser übergießen, 7 Minuten ziehen lassen, abfiltern. Mehrere Tassen am Tag schluckweise trinken.

In der Frische liegt die Kraft

Immunstärkend und antibiotisch wirksam sind die frischen Spitzwegerichblätter, wegen des Inhaltsstoffs Aucubin. Besonders nützlich sind daher Frischpflanzenzubereitungen mit Alkohol, Essig, Öl oder Honig, so lassen sich die Pflanzeninhaltsstoffe gut haltbar machen.

～ Spitzwegerich-Korn

1 Handvoll saubere Spitzwegerichblätter sehr klein schneiden, ein Schraubglas etwa zu 2/3 füllen und mit 250 ml Weizenkorn (38 %) übergießen. 3 Wochen ziehen lassen, öfter schütteln. Abfiltern und abfüllen. Bei Bedarf täglich 3-mal 15 Tropfen einnehmen. Stärkt das Immunsystem, hilft bei Entzündungen, Insektenstichen, Husten.

Steinklee – duftendes Venenkraut

»Seine Inhaltsstoffe hemmen die Blutgerinnung, wirken somit einer Thrombosebildung entgegen und verbessern den venösen Rückfluss.«

Margret Madejsky

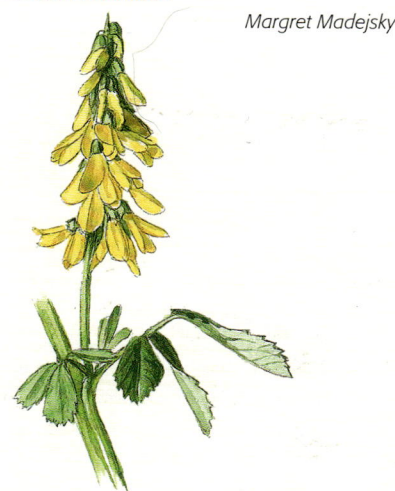

Steinklee (Melilotus officinalis)

Zwei- bis mehrjährige Pflanze, Wuchshöhe 30–100 cm und mehr. Die angewelkten Blüten verströmen einen angenehmen Duft nach Heu und Waldmeister. Die nektarreichen Blüten sind eine Bienenweide, die Pflanze wird deshalb auch Honigklee genannt.

Wo zu finden: auf steinigen Wegen, Schuttplätzen, an Ackerrändern, Böschungen

Wann zu ernten: das blühende Kraut: Juni bis September, gesammelt werden die Blütenrispen und junge Blätter.

Das steckt drin: Kumarin (Melilotin, Melilotsäure), Flavonoide, Gerbstoffe, Schleimstoffe, ätherische Öle

Der Duft des Steinklees ist Labsal fürs Gemüt. Honigklee gehörte schon zu den Bettstrohkräutern der Kelten und Germanen. Das duftende Kraut ist auch heute noch in Kräutersäckchen beliebt, denn das Aroma beruhigt, macht leicht und unbeschwert. Kaum zu glauben, dass es Motten abschreckt.

Heilende Wundpolizei

Die Inhaltsstoffe des Steinklees bringen die Körperflüssigkeiten in Fluss und wirken wundheilend, entzündungshemmend und abschwellend. Altbewährt ist die Verwendung erhitzter Steinkleesäckchen (überbrüht oder über Dampf erwärmt) für Auflagen bei geschwollenen Drüsen, zur Reinigung bei Wunden, Geschwüren, Furunkeln.

Leichte Beine

Steinkleezubereitungen helfen insbesondere bei venösen Durchblutungsstörungen, Krampfadern, Besenreisern, schweren Beinen, Wadenkrämpfen, oberflächlichen Thrombosen, Lymphstauungen, Hämorrhoiden, Prellungen, Verstauchungen, Blutergüssen und auch bei Insektenstichen.

Für die Kräuterkosmetik eignet sich die Pflanze ebenfalls. Sie ist hilfreich bei Couperose (Gesichtsröte): Der Blutstau in den Äderchen wird aufgelöst, die Gefäßwand gestärkt und das Gewebe kräftiger.

〰 Steinkleetee

1–2 TL getrocknetes Kraut mit 150 ml kochendem Wasser übergießen, 5–7 Minuten ziehen lassen, abfiltern. Täglich 2–3 Tassen trinken.

Für äußerliche Anwendungen, wie Auflagen, einen starken Aufguss (doppelte Menge des Krauts) herstellen.

Hohe Dosierung des Tees und Dauergebrauch vermeiden, sonst können Übelkeit und Kopfschmerzen auftreten. Keine innerliche Anwendung während der Schwangerschaft und Stillzeit oder bei Einnahme von blutverdünnenden Medikamenten!

Thymian – das Mutkraut

»Die nächste Grippe kommt bestimmt, doch nicht zu dem, der Thymian nimmt.«

Alte Volksweisheit

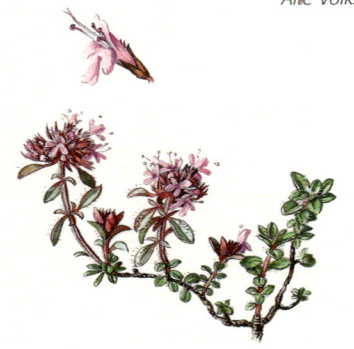

Thymian (Thymus vulgaris)

Mehrjährige Pflanze, Wuchshöhe bis 30 cm. Die Blätter und Blüten haben einen intensiven herb-würzigen Duft.

Wo zu finden: an sonnigen, trockenen Plätzen. Der »echte« Thymian wächst in Deutschland grundsätzlich nicht wild, er ist frostempfindlich. Die wild wachsenden Arten Feld-Thymian *(T. pulegioides)*, auch Quendel genannt, und Sand-Thymian *(T. serpyllum)* haben eine mildere Wirkung, werden in der Volksheilkunde aber ebenso eingesetzt.

Wann zu ernten: Blühendes Kraut ab Mai/Juni mittags, zum Würzen können das ganze Jahr über frische, junge Triebe geerntet werden.

Das steckt drin: ätherisches Öl (Hauptkomponenten: Thymol, Carvacrol), Gerbstoffe, Bitterstoffe, Harze, Flavonoide, Saponine, Cumarine, Salicylate, Beta-Sitosterol, Zink.

Der intensiv duftende, aromatisch-würzige Thymian war im antiken Griechenland eines der wichtigsten Räucherkräuter (griech. »thimos«: räuchern bzw. »thymaterion«: Räuchergefäß). Es war bekannt, dass er Mut macht und Kraft gibt, was zu seiner Namensgebung führte (griech. »thymos«: Mut, Kraft). Griechische Krieger sollen deshalb vor der Schlacht ein Thymianbad genommen haben.

Gegen Keime aller Art

Die alte Heil- und Würzpflanze ist schon lange für ihre keimtötende Wirkung bekannt, das ätherische Thymianöl ist dafür verantwortlich. Es hemmt das Wachstum von Bakterien, Viren und Pilzen. Die Pflanzenkraft des Thymians hat ihn zu einem wichtigen Bestandteil der Bettstrohkräuter gemacht, zum Schutz der Wöchnerinnen und Neugeborenen. Zum Schutz vor Krankheiten diente das Kraut auch im Mittelalter; um Seuchen abzuwehren, wurde mit ihm geräuchert.

Zur Steigerung der Abwehrkräfte sollte man den Thymian immer in der Hausapotheke bereithalten. Er hilft hervorragend bei Erkältungskrankheiten und wird oft als »Antibiotikum der armen Leute« bezeichnet. Die Saponine in Verbindung mit dem ätherischen Öl wirken entzündungshemmend, lösen festsitzenden Bronchialschleim, fördern den Auswurf und beruhigen die Bronchialmuskulatur bei Hustenkrämpfen, Keuchhusten oder Asthma.

Hustentee bei krampfhaftem Husten

30 g Thymiankraut, 20 g Fenchelfrüchte, 10 g Spitzwegerichblätter vermischen und in ein Schraubglas füllen. 1 TL der Teemischung im Mörser oder mit einem Esslöffel anstoßen, in einer Tasse mit 150 ml heißem Wasser übergießen. Bedeckt 5 Minuten ziehen lassen, abfiltern. 3–4 Tassen täglich heiß trinken.

Thymianzubereitungen dürfen nicht überdosiert werden, da sie sonst reizend wirken können. Nicht länger als 2 bis 3 Wochen durchgehend anwenden und kein Dauergebrauch! Schwangere sollten Thymian innerlich nicht in großen Mengen zu sich nehmen.

Sanfte Verdauungsförderung

Auf unsere Verdauung hat der Thymian ebenfalls einen ausgesprochen positiven Einfluss. Seine krampflösenden Eigenschaften bringen Entspannung bei Magen-Darm-Krämpfen (übrigens auch bei Menstruationskrämpfen). Die Bitterstoffe und Gerbstoffe fördern die allgemeine Verdauung, helfen bei Blähungen und wirken appetitanregend.

∿ Thymiantee

1 TL Thymiankraut mit 150 ml heißem Wasser übergießen, bedeckt 5 Minuten ziehen lassen, abfiltern. 3–4 Tassen täglich heiß trinken. Bei Husten kann der Tee mit Honig gesüßt werden. Als Magen-Darm-Tee nicht süßen! Bei Bedarf maximal 2–3 Wochen lang.
Eine Tasse Thymiantee am Morgen gibt Kraft, wärmt und stärkt bei allgemeinen Schwächezuständen. Schwangere sollten Thymian nicht in großen Mengen zu sich nehmen.

Wärmender Entzündungshemmer

Bei Nasennebenhöhlenentzündung oder Schnupfen bringen Inhalationen mit Thymiantee Linderung. Der Tee kann auch zum Gurgeln bei Mundgeruch oder Entzündungen im Mund- und Rachenraum verwendet werden, ebenso für Wundauflagen oder als Gesichtswasser zum Betupfen bei unreiner Haut.
Wer kalte Füße hat, weiß ein wärmendes Thymianfußbad zu schätzen. Ein durchblutungsförderndes Vollbad ist bei Gelenkschmerzen, Rheuma oder Gicht empfehlenswert. Gleichzeitig hat es eine krampflösende, kraftspendende Wirkung, die Nervosität, Stress und Erschöpfung abbaut.

∿ Thymianbad

25 g Thymiankraut mit 500 ml heißem Wasser übergießen, bedeckt 15 Minuten ziehen lassen, abfiltern. Den Sud zum Badewasser geben.
Zur Förderung der Durchblutung gibt man 100 g Thymiankraut auf 1 l heißes Wasser.

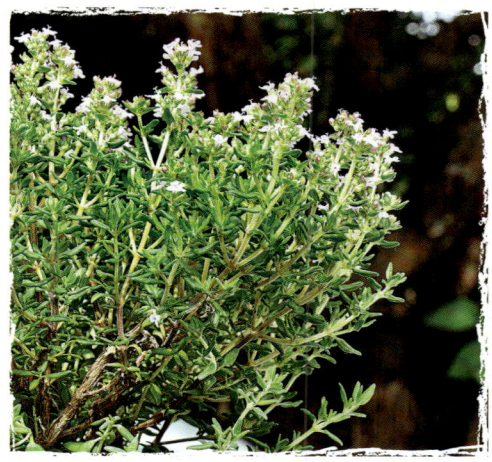

Oben: Thymian ist eine alte Heil- und Gewürzpflanze und gedeiht auch im Topf auf Balkon und Terrasse.

∿ Thymian-Frischpflanzentinktur

50 g frisches Thymiankraut mit 450 ml Weizenkorn nach der Anleitung auf Seite 143 ansetzen und an einem halbschattigen Fenster 4 Wochen ziehen lassen.
1- bis 3-mal täglich 10 Tropfen in einem Glas Wasser einnehmen.
Innerlich: zur Immunstärkung bei ersten Anzeichen einer Erkältung oder zur Verdauungsförderung.
Äußerlich: zum Einreiben bei Verrenkungen, Muskelkater, rheumatischen Beschwerden und Gicht.
Zum Gurgeln 1 EL des Pflanzenauszugs auf ½ Glas Wasser geben.

∿ Thymian-Deo

70 ml Thymianhydrolat, 30 ml Lavendelhydrolat, 30 ml Salbeitinktur und 10 Tropfen ätherisches Orangenöl in eine Glasflasche mit Zerstäuber geben, verschließen und gut schütteln. Circa 6 Monate haltbar.

Weidenröschen – die Männerpflanze

»Die geschlossene Blüte des Weidenröschens ähnelt der männlichen Harnröhre. Mit dieser Signatur weist die Pflanze auf ihre Heilwirkung bei Beschwerden der Vorsteherdrüse hin.«

Bruno Vonarburg

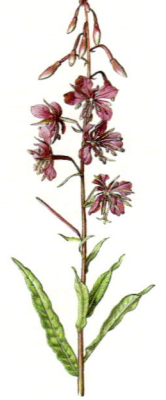

Schmalblättriges Weidenröschen
(Epilobium angustifolium)

Ausdauernde Staude, Wuchshöhe 60 cm bis 1,80 m. Die Blätter sind am Rand zurückgerollt, die Unterseite ist blaugrün. Das Kleinblütige Weidenröschen *(E. parviflorum)* ist kleiner (bis 80 cm) und mit behaartem Stängel.

Wo zu finden: Pionierpflanze, im Garten, auf Ödland, Brandplätzen, an Waldwegen und Böschungen, auf Lichtungen *(E. parviflorum* auf nährstoffreichen Böden, in Uferbereichen)
Wann zu ernten: blühendes Kraut (Blütenstand und oberer Pflanzenteil) am besten nachmittags zu Beginn der Blütezeit (Juni bis September)
Das steckt drin: Flavonoide, Gerbstoffe, Sterole, Gallussäure, Anthocyane, Vitamin C, Mineralstoffe.

Als Nahrungspflanze war das Weidenröschen schon in der Antike verbreitet. Die jungen Triebe, Blätter und auch die Wurzeln wurden als Salat oder Gemüse zubereitet. Die jungen geschälten Stängel können als gesunde Rohkost gegessen werden. Als Heilpflanze war es nur wenig bekannt. Im Mittelalter wurde es als reizlinderndes und entzündungshemmendes Kraut bei Magen-Darm-Erkrankungen genutzt.

Berühmt wurde das Weidenröschen durch die Kräuterfrau Maria Treben, die das Kleinblütige Weidenröschen bei Blasen-Nieren-Erkrankungen, Prostatabeschwerden sowie Prostata- und Blasenkrebs empfahl und teilweise große Erfolge hatte. Aber es gab auch gegenteilige Standpunkte. Die große Heilkraft des Weidenröschens, insbesondere die krebsheilende Wirkung, war (und ist bisweilen immer noch) umstritten.

Gut für Blase und Prostata

Wissenschaftliche Analysen der verschiedenen *Epilobium*-Arten ergaben Hinweise, aus denen Erklärungen für die Erfahrungen von Maria Treben abgeleitet werden können, sie ließen aber auch große Unterschiede am Gehalt der einzelnen Wirkstoffe erkennen.

Inzwischen werden das großblütige Schmalblättrige Weidenröschen und auch das Kleinblütige Weidenröschen als Heilpflanzen verwendet. Sie enthalten Pflanzeninhaltsstoffe, die vielversprechend bei der Behandlung von Blasen- und Prostataleiden sind: entzündungshemmende Flavonoide sowie Gerbstoffe mit antiviraler und Antitumorwirkung und Vorbeugungspotenzial gegen eine Zellvermehrung in der Prostata.

Was die Gestalt der Pflanze verrät

Auch ohne wissenschaftliche Studien können wir die Heilkraft des Weidenröschens an seiner Form erkennen. Die geschlossenen Blüten lassen eine Ähnlichkeit mit der männlichen Harnröhre erahnen. Diese Signatur des Weidenröschens weist auf seine Heilwirkung hin.

Sowohl der Tee als auch ein alkoholischer Auszug sind empfehlenswert zur Linderung bei Vorsteherdrüsenvergrößerung, Beschwerden beim Harnlassen, Harnträufeln und vermehrtes nächtliches Wasserlassen. Die mehr als 15 Weidenröschen-Arten können miteinander verwechselt werden. Einige davon dürfen bei Prostataleiden nicht angewendet werden. Wer unsicher ist, sollte besser nicht sammeln, sondern sich getrocknetes Schmalblättriges oder Kleinblütiges Weidenröschen im Kräuterladen oder in der Apotheke besorgen.

◠ Weidenröschentee

1 TL getrocknetes Kraut mit 250 ml kochendem Wasser überbrühen, 10 Minuten ziehen lassen, abfiltern. 2 Tassen täglich trinken, die erste auf nüchternen Magen, die zweite eine halbe Stunde vor dem Abendessen. Auch zur Vorbeugung kann eine 3-wöchige Weidenröschen-Kur durchgeführt werden.

◠ Männertee

Je 20 g Schmalblättriges Weidenröschen, Kleinblütiges Weidenröschen, Brennnesselwurzeln, Goldrute, Löwenzahnblätter vermischen und in ein Schraubglas abfüllen. 1 TL mit 150 ml kochendem Wasser übergießen, 10 Minuten ziehen lassen, 2–3 Tassen täglich.
Kein Dauergebrauch, es sollte immer mal eine Pause eingelegt werden.

◠ Weidenröschentinktur

50 g getrocknetes oder 100 g frisches Weidenröschen werden mit 500 ml Weizenkorn nach Anleitung auf Seite 143 angesetzt. 3 Wochen ziehen lassen, abfiltern und in Braunglasflaschen mit Tropfeinsatz abfüllen.
Bei Bedarf 20 Tropfen täglich pur oder in einem Glas Wasser einnehmen.

Heilendes Gemüse

Das Schmalblättrige Weidenröschen ist eine richtige »Vitamin-C-Bombe«. Für Kulinarisches sammeln Sie Wur-

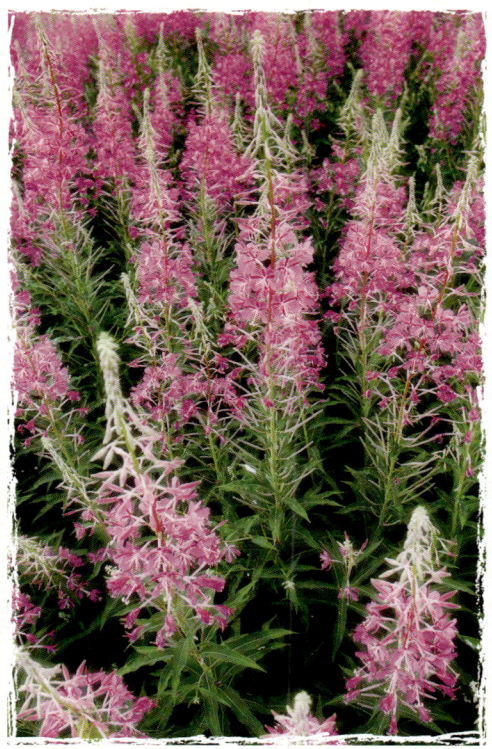

Oben: Kaum zu glauben, dass das zarte Weidenröschen die Pflanze der Wahl bei Männerleiden ist.

zeln im Frühjahr (März), Blätter und Blütenknospen von Mai bis Juli, knospige Blüten und Blütenstände von Juli bis August, Blätter und junge Triebspitzen von April bis Juli. Die Triebe können wie Spargel gekocht und zubereitet werden, ein Salat aus den frisch gepflückten Blättern ist ebenfalls empfehlenswert. Am besten werden die Blätter nur ganz kurz mit etwas Fett angedünstet und mit einem Schuss Sahne verfeinert. Beide, Gemüse und Salat, stärken die Abwehrkräfte.

Weißdorn – gut fürs Herz

»Von den Blüten glaubte man, sie lockten die Feen ins Haus und brächten Glück. Diese Blüten durfte man nicht vor der ersten Maiwoche pflücken.«

Elisabeth Brooke

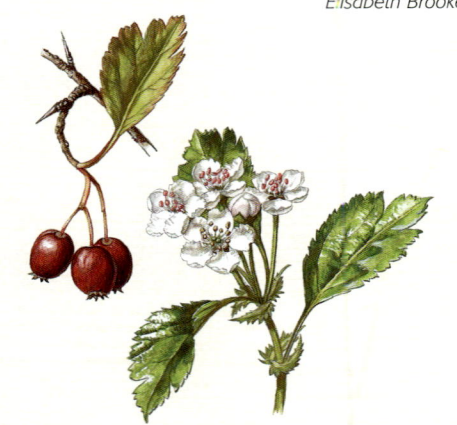

Weißdorn (Crataegus monogyna)

Sommergrüner Strauch oder Baum, Wuchshöhe bis zu 10 m. Die fünfblättrigen Blüten sind weiß, mit einem Griffel (Eingriffeliger Weißdorn). Die roten Früchte sind apfelförmig, mit einem Kern. Beim Zweigriffeligen Weißdorn (*C. laevigata*) haben die Blüten 2–3 Griffel und die Früchte 2–3 Kerne.

Wo zu finden: an Waldrändern, in Gebüschen, in Hecken, an sonnigen Hängen

Wann zu ernten:

Blüten und Blätter: im Mai/Juni nachmittags; **Beeren:** vollreif im September/Oktober

Das steckt drin: Flavonoide, Procyanidine, Cholin, Acetylcholin, Phenolcarbonsäuren, Sterole, Gerbstoffe, Vitamin C.

Der Weißdorn war einer der wichtigsten Bäume der Kelten. Er war der wehrhafte Schutzbaum, der alles Böse vom Hof, den dort lebenden Menschen und Tieren fernhielt. Zusammen mit Brombeeren, Wildrosen und anderen Sträuchern bildete der Weißdorn am Rande der Felder eine natürliche Hecke, den Hag. Die Hagedornhecke schützte vor dem Eindringen wilder Tiere und vor Unholden. Man glaubte auch, dass Krankheitsgeister am Weißdorn hängen bleiben würden, wenn man durch eine Weißdornhecke kriecht. Dadurch wurde der Weißdorn zum Inbegriff für Schutz und Sicherheit.

An einem durch Weißdorn geschützten Ort lässt es sich auch gut schlafen. »Schlafdorn« wird er daher in Island genannt. In vielen Mythen spielt der Weißdorn für Schlafzauber, das »Schlafdornstechen«, eine Rolle. So fiel z. B. Dornröschen nach einem Stich mit der Spindel aus Weißdornholz in einen hundertjährigen, tiefen und unerschütterlichen Schlaf.

Zwar soll der Weißdorn schon im alten China zur Stärkung des Herzens angewendet worden sein, aber zu seiner großen Bedeutung als Herzpflanze kam er erst im 19. Jahrhundert durch den irischen Arzt Thomas Green. Nachdem Stress, Unruhe und Hektik in unserer Zeit vermehrt zu Herzerkrankungen und Herzrhythmusstörungen führen, ist eine (im übertragenen Sinn) schützende »Weißdornhecke« für uns heute mindestens so wichtig wie zur Zeit der Kelten.

Stark in der Prophylaxe

Die stärkende und kräftigende Wirkung des Weißdorns auf Herz und Kreislauf wurde in zahlreichen Studien untersucht. Der Weißdorn wirkt nicht schnell, aber nachhaltig. Dafür muss er langfristig eingenommen werden, mindestens sechs bis acht Wochen lang, bedenkenlos auch sechs Monate oder mehrere Jahre. Dabei ist er vollkommen nebenwirkungsfrei.

Der Weißdorn verbessert die Durchblutung der Herzkranzgefäße und damit auch die Durchblutung des Herzmuskels. Die bessere Sauerstoffversorgung lindert arteriosklerotische Verengungen, vermindert krampfartige Beklemmungsgefühle, Herzdruck und Anfälle von Herzjagen.

Darüber hinaus steigert der Weißdorn die Kraft und Leistung des Herzmuskels. Auch der Herzrhythmus wird gestärkt und stabilisiert. Er ist nicht nur fürs Altersherz geeignet, sondern auch zur Nachbehandlung von Herzinfarkten sowie für alle, die ihre Leistungsfähigkeit erhalten und verbessern wollen. Deshalb sollte in einer guten Grippeteemischung zur Unterstützung des Herzens immer auch der schützende Hagedorn enthalten sein.

Nicht vergessen werden darf auch die entspannende Wirkung des Weißdorns auf die Blutgefäße: Der Gefäßwiderstand wird gesenkt und der Blutdruck reguliert. Er wirkt über das körperliche Befinden hinaus außerdem auf das seelische Gleichgewicht: Weißdorn stabilisiert, beruhigt, entkrampft und harmonisiert.

❧ Weißdorntee

1 TL Blüten und Blätter mit 150 ml kochendem Wasser überbrühen, zugedeckt 15 Minuten ziehen lassen, abgießen. 3–4-mal täglich 1 Tasse trinken, eventuell mit Honig süßen.

❧ Weißdorn-Erkältungstee

30 g Hagebutten, je 20 g Weißdornblätter und -blüten, Holunderblüten, Lindenblüten, Thymian vermischen und in ein Schraubglas abfüllen. Bei ersten Anzeichen einer Erkältung 2 TL auf 150 ml heißes Wasser geben, 10 Minuten ziehen lassen, 3–4 Tassen täglich trinken.

Kräftigende Weißdornbeeren

Zur Teezubereitung werden die Früchte kaum verwendet. Das Mus eignet sich aber gut als Stärkungsmittel. Alkoholauszüge sind sehr beliebt, als Tinktur oder in Wein werden Weißdornbeeren zur Stärkung und Kräftigung von Herz und Kreislauffunktion oft eingesetzt. In der Volksmedizin wurden junge rote Beeren aufgefädelt und getrocknet als schützende Halskette getragen.

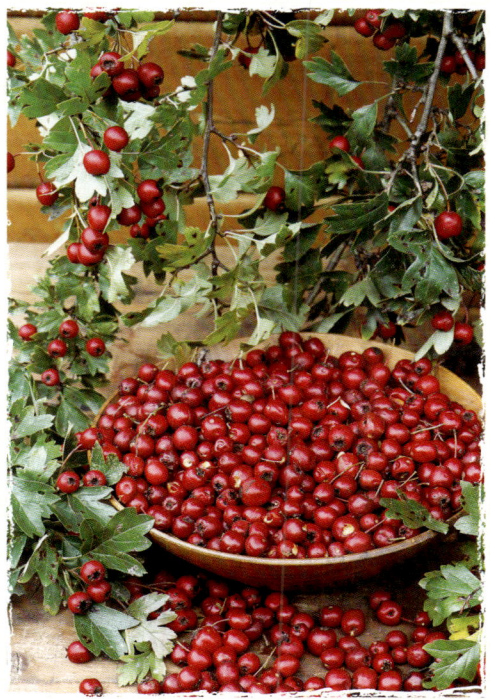

Oben: Blüten, Blätter, Beeren – alle Bestandteile des Weißdorns sind gut für das Herz-Kreislauf-System und stärken das Herz.

Weißlikör

200 g frische, angequetschte Weißdornbeeren, ¼ TL Vanille, 1 Scheibe einer unbehandelten Zitrone, 100 g Rohrohrzucker und 700 ml Weinbrand nach Anleitung auf Seite 144 ansetzen.

Weißdorntinktur

15 g getrocknete Weißdornblätter und -blüten und 30 g frische, angequetschte Weißdornbeeren mit 350 ml Wodka nach Anleitung auf Seite 143 ansetzen.

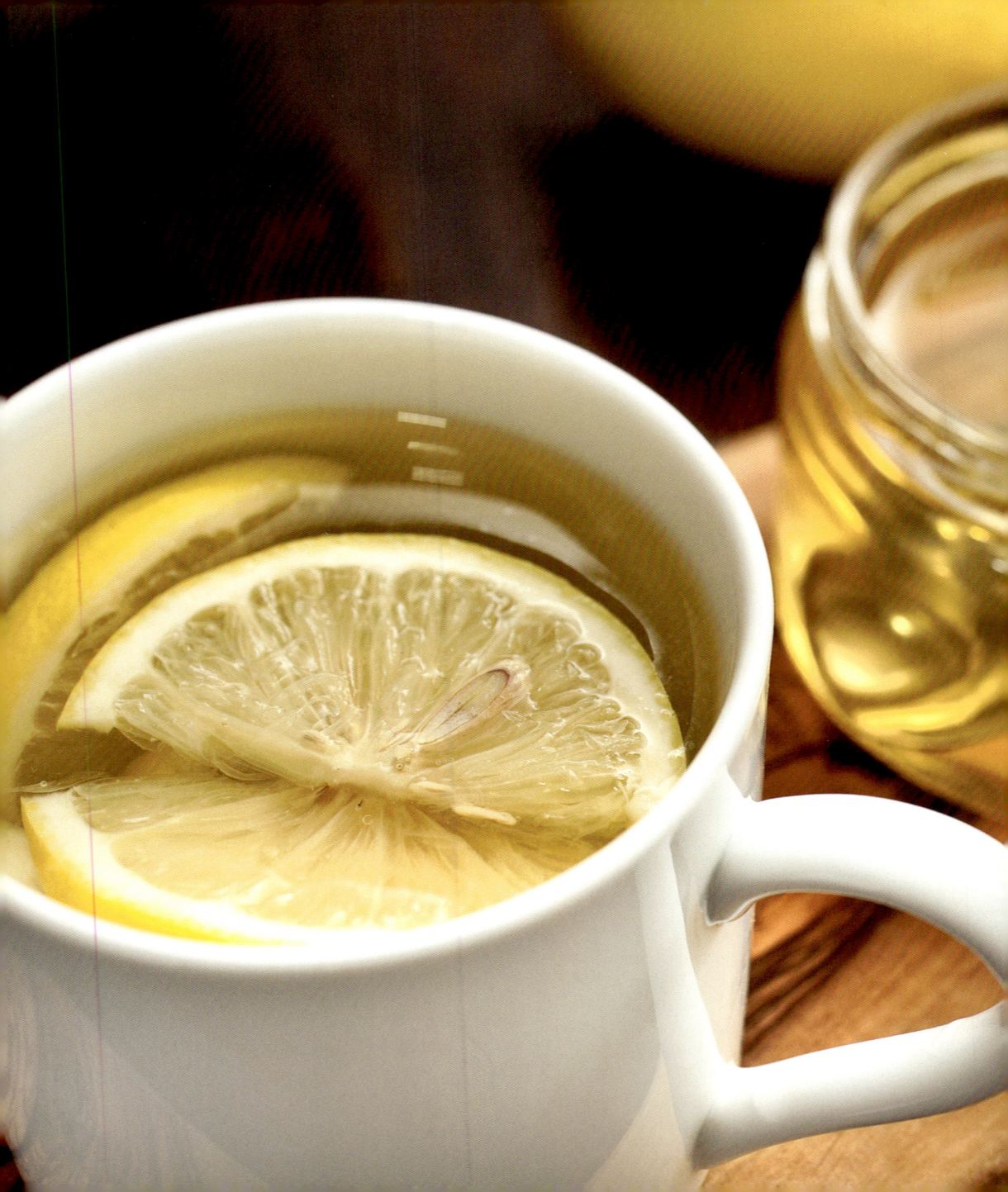

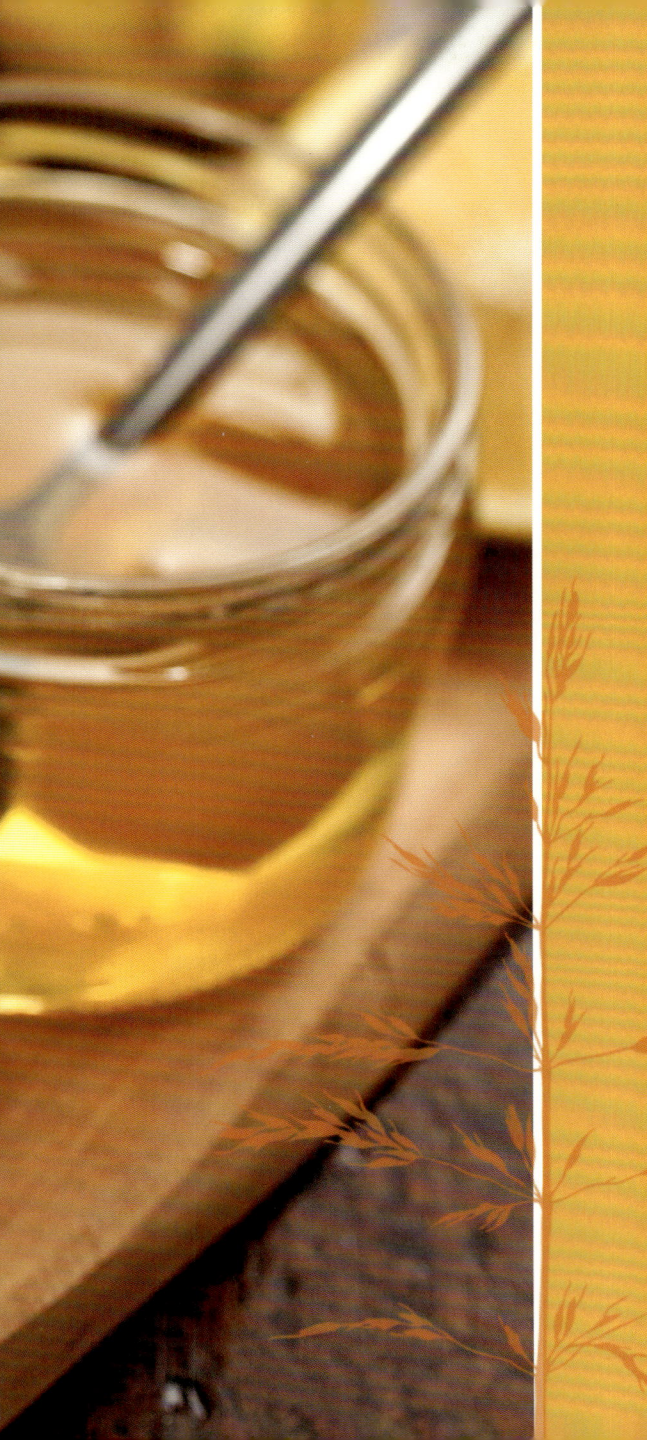

Alte Hausmittel

Sie wurden von Generation zu Generation weitergegeben und sind heute beliebter denn je – alte Hausmittel helfen auf sanfte Weise, Körper und Seele wieder ins Gleichgewicht zu bringen. Und das Schöne daran ist: Die Zutaten sind einfach und fast immer zur Hand.

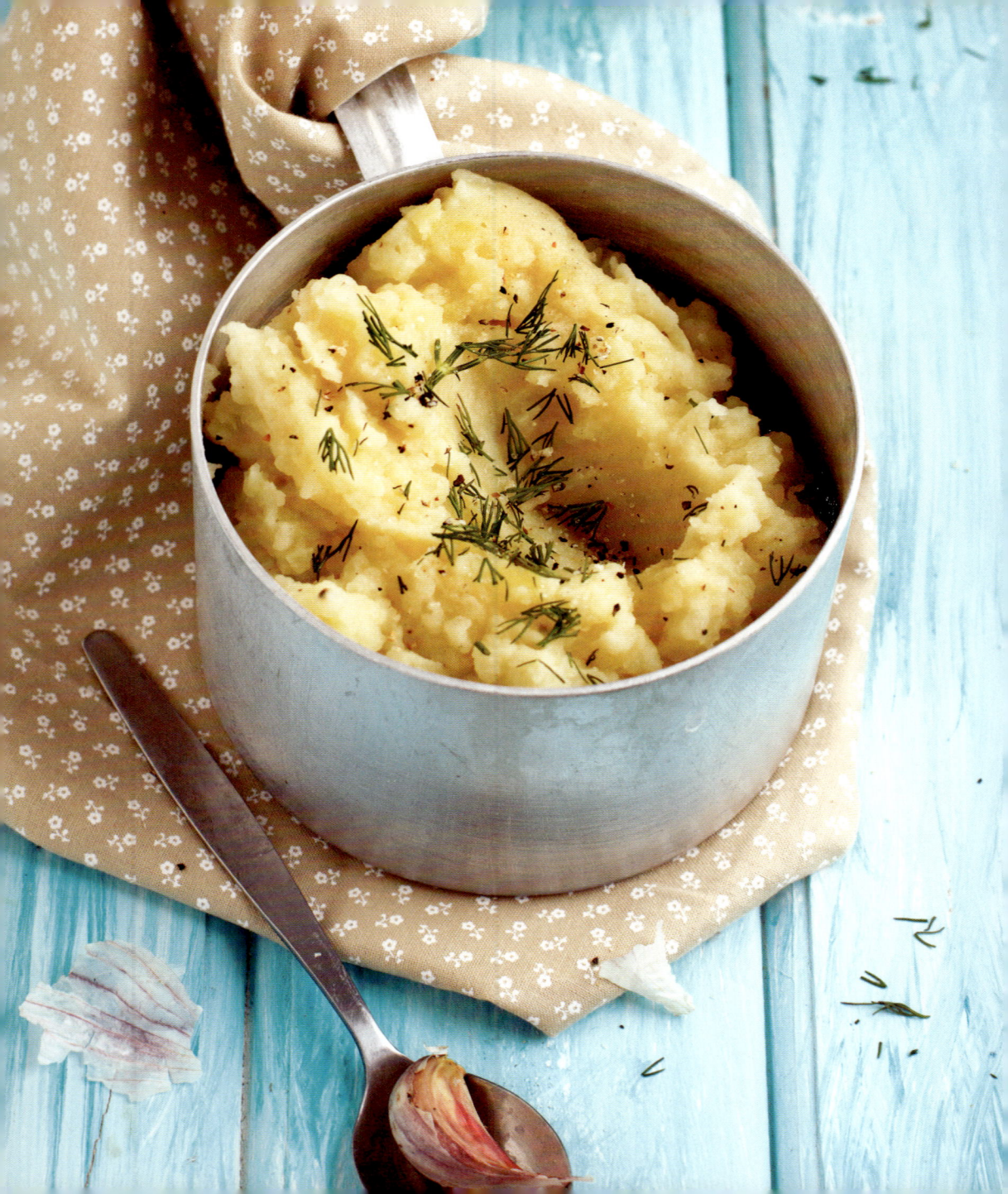

Hausmittel einst und jetzt

Unsere Mütter und Großmütter hielten sich und ihre Familien mit Hausmitteln gesund.
Sie konnten aus einem reichhaltigen Erfahrungsschatz schöpfen und wussten,
was gegen hohes Fieber hilft und wie man mit Quarkauflagen gegen Halsschmerzen vorgeht.
Heute lernen wir wieder, das alte Wissen zu nutzen.

Von den Großmüttern lernen

In früheren Zeiten war ein Arzt oft nicht so schnell zur Hand, geschweige denn eine Apotheke. Oft dauerte es Stunden, bis man den nächsten Doktor erreichte – zu Fuß oder mit dem Fahrrad ging das eben nicht so schnell. Unsere Großmütter vertrauten deshalb Hausmitteln und auch den Erfahrungen im Umgang mit verschiedenen Leiden, die von Generation zu Generation überliefert wurden. Dabei handelt es sich bei den Hausmitteln nicht nur um Mittel, die man einnehmen kann und die überwiegend aus Heilpflanzen bestehen, sondern auch um Methoden, wie die bekannten Wadenwickel. Und auch zu einer ganzen Reihe von Lebensmitteln griffen unsere Vorfahren, um so manche Beschwerden zu lindern. Und dabei war klar, dass alles seine Zeit braucht, und bei einer Erkältung blieb man eben im Bett, trank heiße Milch mit Honig und behalf sich mit Quarkwickeln. Der Körper hatte Zeit, sich zu erholen.

Sanfte Heilung

Heute ist das oftmals nicht der Fall. Wir haben schnell das passende Medikament oder die schmerzlindernde Salbe zur Hand und gehen dann weiter unserer Arbeit nach. Wir haben keine Zeit!
Doch es ist ein Umdenken spürbar, denn von vielen Medikamenten weiß man, dass sie auch unangenehme Nebenwirkungen haben können. Natürlich brauchen wir bei schweren Erkrankungen diese Medizin, doch in vielen Fällen muss der Körper nicht unnötig damit belastet werden.

Wir besinnen uns wieder darauf, dass viele natürliche Hausmittel gute Dienste leisten und dabei nur selten schaden. So mancher Gang zum Arzt bleibt erspart. Hinzu kommt aber noch etwas anderes: Mit der Verwendung von natürlichen Hausmitteln schenken wir uns und auch unseren Lieben, die wir versorgen, mehr Aufmerksamkeit. Wir kümmern uns, wenn wir Quarkwickel auflegen und Tee zubereiten. Wir nehmen uns Zeit – und das ist ein wichtiger Aspekt, wenn es um Heilung geht.

Unten: Zwiebel ist ein nützliches Hausmittel: Sie ist immer zur Hand und hilft auf vielfache Weise bei Erkältungen.

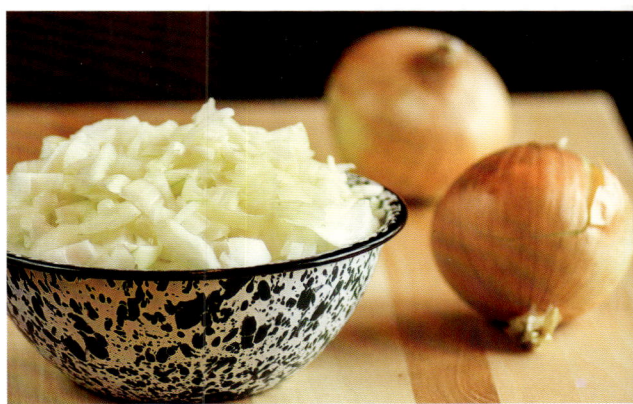

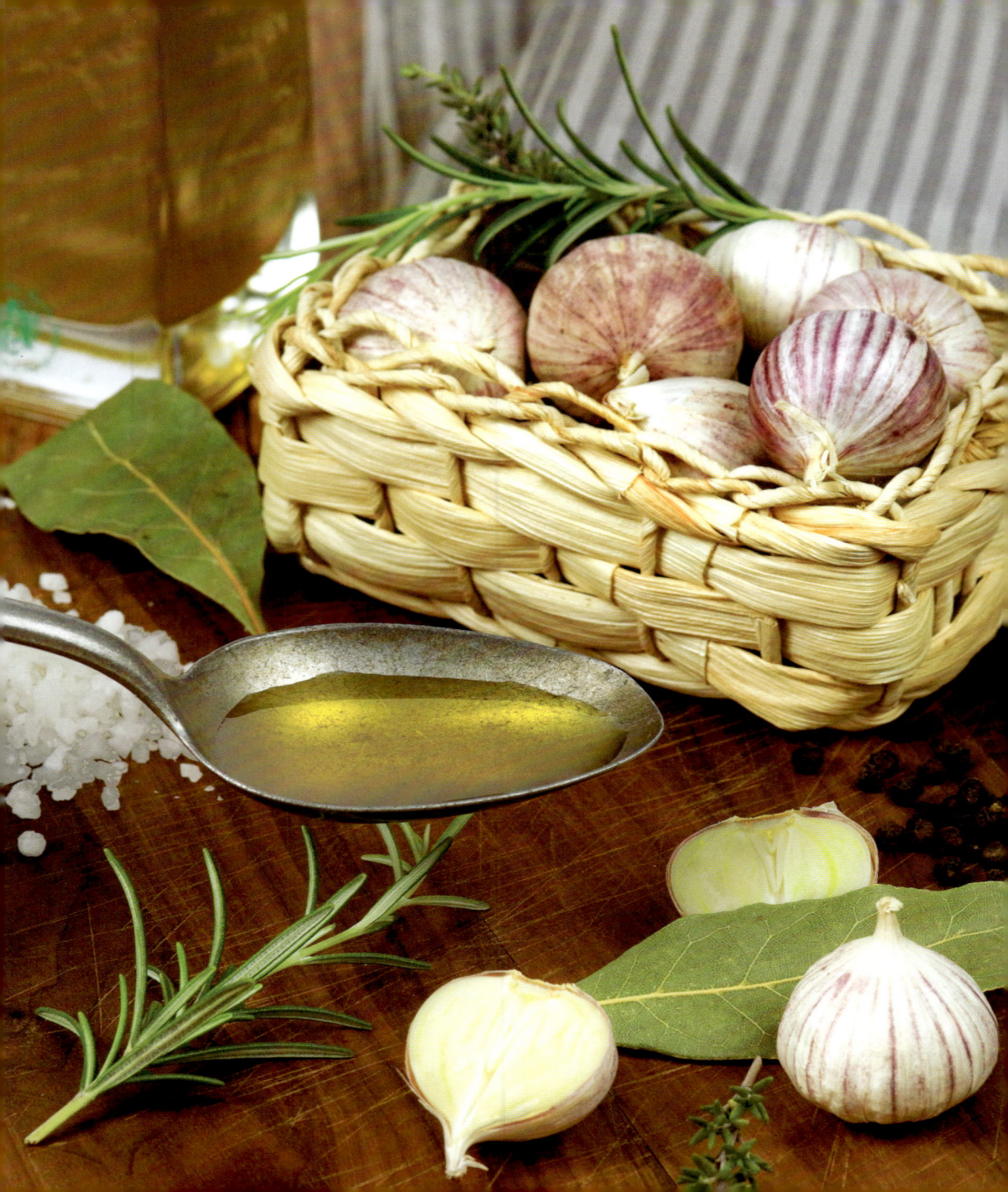

Die wichtigsten Hausmittel

Die meisten Hausmittel sind immer verfügbar – Äpfel, Honig, Quark & Co. sind im Ernährungsplan fest integriert.
Dass wir diese Nahrungsmittel auch für unsere natürliche Hausapotheke verwenden können,
ist uns viel zu selten bewusst. Immer verfügbar ist auch das Wasser,
ein unerschöpfliches Hilfsmittel bei der Linderung verschiedener Beschwerden.

Die Speisekammer als Hausapotheke

Wer kennt sie nicht? Die verschiedenen Beschwerden, die das Leben so mit sich bringt, angefangen von den Kinderkrankheiten, die Groß und Klein den Schlaf rauben, über Erkältungen, Magen- und Darmproblemen bis zu Gelenkschmerzen. Unser Medikamentenschrank ist meist gut gefüllt mit den wichtigsten Tabletten, Tropfen und Pflastern.

Doch es lohnt sich, auch einen Blick in die Speisekammer und den Kühlschrank zu werfen. Dort befinden sich ganz alltägliche, natürliche Lebensmittel, die heilende Wirkung haben, uns guttun und fast immer vorrätig sind. Zu den bekanntesten Hausmitteln zählen übrigens der Honig und die Zwiebel. Heiße Milch mit Honig ist ein probates Mittel für guten Schlaf und die klassischen Zwiebelsäckchen, die bei Ohrenschmerzen aufgelegt werden, sind entzündungshemmend und sehr wirksam.

Von Pfarrer Sebastian Kneipp kennen wir außerdem die überaus nützliche Hydrotherapie. Wasser ist ein traditionelles Hausmittel der besonderen Art: Güsse, Wickel und Bäder helfen zum Beispiel bei Erkältungen, Schlaflosigkeit, Durchblutungsstörungen.

Was wir heute wissen

Nicht alles, was früher als Hausmittel verwendet wurde, ist allerdings auch wirklich gut. Heute weiß man zum Beispiel, dass fetthaltige Salben bei Brandwunden auf kei-

nen Fall verwendet werden dürfen, und auch abgelagerter Kuhmist, der, in ein Tuch gebunden, auf schmerzende Gelenke gelegt wurde, ist nicht empfehlenswert. Und natürlich sollte man bei starken, länger anhaltenden Schmerzen und Beschwerden, bei Allergien und nicht genau definierbaren Symptomen unbedingt einen Arzt aufsuchen.

Was unserem Wohlbefinden guttut, wissen wir jedoch oft selbst am besten. Bei richtiger Anwendung und Dosierung können natürliche Hausmittel auf sanfte Weise unsere Lebensqualität und Gesundheit verbessern.

Unten: Zitronen sind exzellente Vitaminspender und stärken dadurch die Abwehrkräfte.

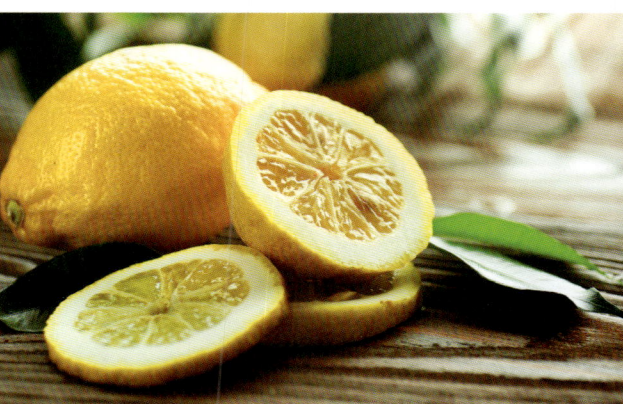

Apfel – der Vielseitige

»An apple a day keeps the doctor away.«

Englisches Sprichwort

Früher, als es noch kein Obst im Supermarkt zu kaufen gab und die Früchte des Gartens und Feldes den Speiseplan bestimmten, gehörte der Apfel zu den wichtigsten Nahrungsmitteln. Der guten Lagerfähigkeit mancher Sorten ist es zu verdanken, dass damals wie heute regionales frisches Obst auch im Winter zur Verfügung stand.

Unten: Die vielen Vitamine und Mineralstoffe und das reichlich enthaltene Pektin machen Äpfel zu einem Multitalent in der Hausapotheke.

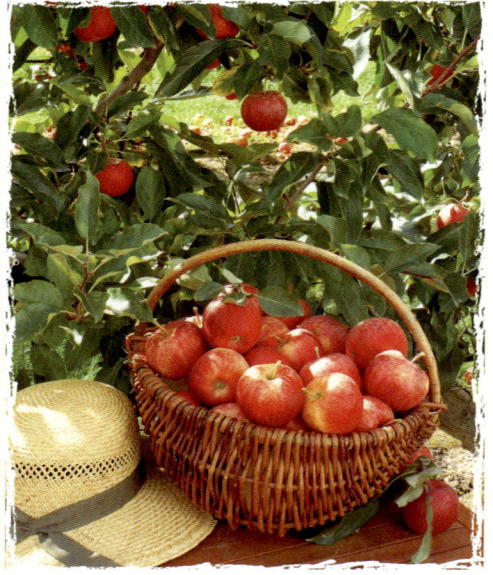

Auch heutzutage zählt die süßsaure Frucht zu den beliebtesten Obstarten. Und das ist gut so, denn sie enthält viele Vitamine, vor allem Vitamin C, etwa 85 Prozent Wasser und 12 Prozent Kohlenhydrate. Diese Kombination macht ihn gleichzeitig zum Durstlöscher und Energiespender. Vitamine, Pektine und viele Mineralstoffe stecken direkt in und unter der Schale. Jeden Tag einen Apfel zu essen ist deshalb schon eine gesunde Vorbeugung gegen mancherlei Krankheiten.

Vom Sündenfall zum Glücksfall

Unsere heutigen Apfelsorten stammen wahrscheinlich von westasiatischen Sorten ab. Die Wildform ist der Holzapfel *(Malus sylvestris)*, der ursprünglich schon eine außerordentliche Vielfalt in Form, Größe, Geschmack und Reifezeit besaß. Schon um 1000 v. Chr. gelangten die ersten Kultursorten über Griechenland nach ganz Europa. Sein lateinischer Name verheißt allerdings nichts Gutes. »Malus« bedeutet »schlecht, böse, niederträchtig« und diese Namensgebung ist auf den Sündenfall der Bibel zurückzuführen. Verdient hat der Apfel diesen Namen jedoch nicht, im Gegenteil: Er ist vielseitig, lecker und gesund und ein Multitalent in der Hausapotheke.

Gut für die Verdauung

Geriebener Apfel gegen Durchfall – dieses alte Hausmittel ist vielen noch bekannt. Die im Apfel enthaltenen Pektine werden beim Reiben oder Stampfen freigesetzt. Sie quellen im Darm auf und dicken den Stuhl ein. Pektine sind Ballaststoffe, die vor allem einen günstigen Einfluss auf die Darmpassage haben. Sie senken aber auch den Cholesterin- und Blutfettspiegel.

Ein roher ungeriebener Apfel auf nüchternen Magen verzehrt, regt dagegen die Verdauung an. Wichtig ist in beiden Fällen, dass die gewaschene Schale mitgegessen wird. Vor dem Verzehr sollten Äpfel aber gründlich gewaschen werden, um eventuelle Rückstände auf der Schale zu entfernen.

Getrocknete Apfelringe

Äpfel lassen sich außerdem gut trocknen und wirken sich dann besonders positiv auf die Blutfettwerte aus; das hat sogar eine amerikanische Studie unlängst bewiesen. Das Trocknen von Apfelscheiben ist ganz einfach und kann auf Vorrat gemacht werden.

Einen Apfel waschen, das Kerngehäuse mit einem Ausstecher entfernen und den Apfel in dünne Scheiben schneiden. Werden die Scheiben für kurze Zeit in Zitronenwasser gelegt, verfärben sie sich nicht. Einfach und schnell funkioniert die Trocknung in einem Dörrapparat, aber auch die Trocknung im Backofen gelingt bei 60 bis 70 Grad. Damit die Feuchtigkeit abziehen kann, muss die Backofentür aber etwas aufgelassen werden.

Die älteste Trockenmethode ist das Trocknen an der Luft. Dazu werden die Apfelringe auf eine Schnur aufgereiht und in einem luftigen Raum aufgehängt. Dachböden oder Heizungsräume eignen sich gut. Ist die Luftfeuchtigkeit zu hoch, schimmeln die Apfelringe schnell, bei starker Sonneneinstrahlung gehen viele Vitamine verloren.

Bei Halsschmerzen und Nervosität

Häufiges Abfallprodukt beim Verzehr von Äpfeln ist trotz besseren Wissens die Schale. Dabei kann aus ihr ein Tee bereitet werden, der entspannend und beruhigend wirkt. Sehr bekannt als traditionelles Hausmittel ist außerdem der Apfelessig (siehe Seite 80). Werden ein Teelöffel Apfelessig und ein Teelöffel Honig in einem Glas heißem Wasser gelöst und schluckweise getrunken, verschwinden Hals- und Rachenschmerzen bald wieder.

Apfelschalentee

Die Schale eines Apfels wird mit einem Becher kochendem Wasser überschüttet. Das Ganze lässt man vor dem Trinken eine Stunde ziehen. Bei Belieben kann mit Honig gesüßt werden. Ein Tee aus Apfelschalen ist gut gegen Nervosität und innere Unruhe.

Apfelbrei mit Salbei gegen Durchfall

Die Pektine im Apfel binden den weichen Stuhl, neben geriebenem Apfel ist deshalb auch Apfelbrei bei Durchfall wirksam. Wird Salbei dazugegeben, beruhigen die Inhaltsstoffe der Heilpflanze die gereizten Darmmuskeln. Außerdem enthält Salbei Gerbstoffe, die sich schützend an die Darmschleimhaut legen.

Zwei Äpfel waschen, das Kerngehäuse entfernen und grob zerkleinern. Wenig Wasser zugeben und zu Apfelmus kochen. 1 TL Honig, 1 EL Butter und 1 TL getrockneten, zerkleinerten Salbei zugeben und etwa 15 Minuten ziehen lassen.

Unten: Getrocknete Apfelringe sind schnell zubereitet und eine leckere und gesunde Nascherei.

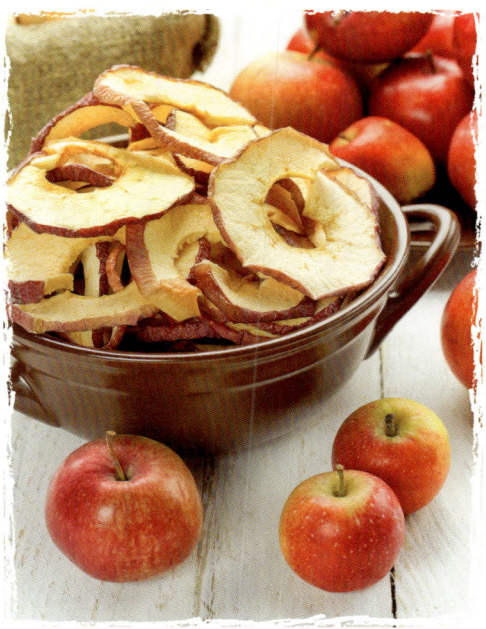

Bier – für Gesundheit und Schönheit

»Bier ist eine wahrhaft göttliche Medizin.«

Paracelsus

»Bier ist gesund, solange man's trinkt und nicht säuft« – so könnte man die Wirkung von Bier zusammenfassen. Bereits viele Jahrhunderte vor Christi Geburt wurde Bier gebraut; auch bei den alten Ägyptern. In der frühneuzeitlichen Medizin sprach man dem Bier kühlende Eigenschaften zu, es wurde als durchweg gesund bezeichnet.

Der Inhalt macht's

Bier besteht aus Hopfen, Wasser und Malz, zumindest in Deutschland. Das ist nicht viel, könnte man denken, doch

Unten: Der Hopfen im Bier macht das alkoholische Getränk gesund. Es kann sogar als Hausmittel eingesetzt werden.

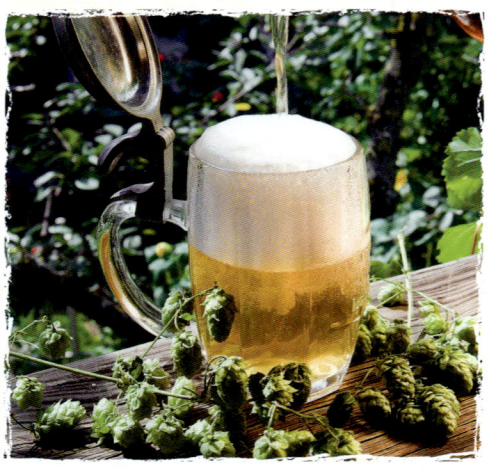

allein der Hopfen hat es in sich. Die Inhaltsstoffe von *Humulus lupus* wirken mild beruhigend und appetitanregend. Er enthält vor allem phenolische Substanzen, die vorbeugend gegen Krebserkrankungen wirken und gut für das Herz-Kreislauf-System sind. Im Zusammenhang mit Hopfen gibt es zahlreiche Rezepte, die von seiner Heilwirkung zeugen. Und Malz kann mit Kohlenhydraten, Vitaminen, Aminosäuren und Spurenelemente aufwarten. Insgesamt werden dem Bier mehr als 1000 Inhaltsstoffe zugesprochen.

Gegen Erkältungen

Das alte Hausmittel »warmes Bier gegen Erkältungen« ist etwas in Vergessenheit geraten. Tatsächlich ist es aber durchaus wirksam und lindert vor allem den Schnupfen. Das Bier darf nicht über 40 Grad erwärmt werden, ansonsten gehen wertvolle Inhaltsstoffe verloren. In kleinen Schlucken genossen, beginnt der Körper nach einer Weile zu schwitzen und scheidet dadurch Schlacken und Giftstoffe schneller aus. Die enthaltenen ätherischen Öle und Bitterstoffe, zu denen auch die Phenole des Hopfens zählen, machen müde, die Bitterstoffe wirken antibakteriell. Warmes Bier ist nicht wirklich lecker, aber Medizin schmeckt ja meistens nicht. Und wem es schmeckt, der kann das Getränk noch mit Zucker oder Honig süßen, denn das soll die Aufnahme der Substanzen ins Blut verbessern.

Für Kinder ist dieses Hausmittel selbstverständlich tabu und darf auch von Menschen mit Alkoholproblemen nicht eingenommen werden.

Bierkur für glänzendes Haar

Bier ist ein natürliches Haarpflegemittel und erspart die teure Haarkur aus der Drogerie. Nach dem Waschen wird etwas Bier über die Haare geschüttet und in kreisenden Bewegungen einmassiert. Das Ausspülen entfällt, es wird nur noch leicht getrocknet und frisiert. Glänzende geschmeidige Haare sind das Resultat der Anwendung.

Ei –
der Muntermacher

»Das weiß ein jeder, wer's auch sei,
gesund und stärkend ist das Ei.«

Wilhelm Busch

Eier sind aus unserer Ernährung kaum wegzudenken. Wir haben sie immer vorrätig, denn für viele Zubereitungen und Gerichte werden sie benötigt. Denken Sie nur an Kuchen backen und Soßen binden. Für den Kaiserschmarrn werden sie gebraucht, für die Grüne Soße, Eierlikör und, und, und …
Obwohl das Hühnerei aufgrund des enthaltenen Cholesterins etwas in Verruf geraten ist, kann man es doch als sehr gesund ansehen. Im Ei kommt wertvolles Eiweiß vor, das sehr gut verdaulich ist, Mineralstoffe und eine ganze Reihe von Vitaminen. Vor allem Vitamin A ist reichlich vorhanden, und das ist gut für die Augen.
Damit unser Cholesterinwert nicht zu hoch steigt, werden von der deutschen Gesellschaft für Ernährung zwei bis drei Eier pro Woche empfohlen.

Muntermacher Ei

Eiweiß, Vitamine und all die anderen Inhaltsstoffe machen das Ei zu einem Hausmittel gegen Müdigkeit und Abgeschlagenheit, das in der Hausapotheke nicht fehlen sollte. Werden rohe Eier verwendet, sollte man unbedingt auf frische biologische Ware Wert legen.

Fitmacher-Mix

Ein rohes Ei verquirlen und mit etwas Wasser mischen. Nach Belieben süßen.

Energie-Drink

Einen Esslöffel Bienenhonig mit einem Eigelb, einem halben Becher Buttermilch, einer zerdrückten Banane, einem Teelöffel Propolis (aus dem Reformhaus), und dem Saft einer Zitrone und einer Apfelsine vermischen.

Schöne Haare

Eigelb ist gut für die Haare: Shampoos und Kuren mit Ei gibt es deshalb zuhauf, aber eine Kur für trockene Haare lässt sich mit einem Ei auch schnell selbst herstellen:
Ein Eigelb, ein Teelöffel Honig und zwei Teelöffel Olivenöl werden vermischt und ins gewaschene Haar einmassiert. Nach 30 Minuten wird die Kur wieder ausgewaschen.
(Weitere Rezepte zur Haarpflege finden Sie auf Seite 134)

Unten: Eier sind am besten frisch vom Bauern. In der Hausapotheke und im Haushalt dürfen sie nicht fehlen.

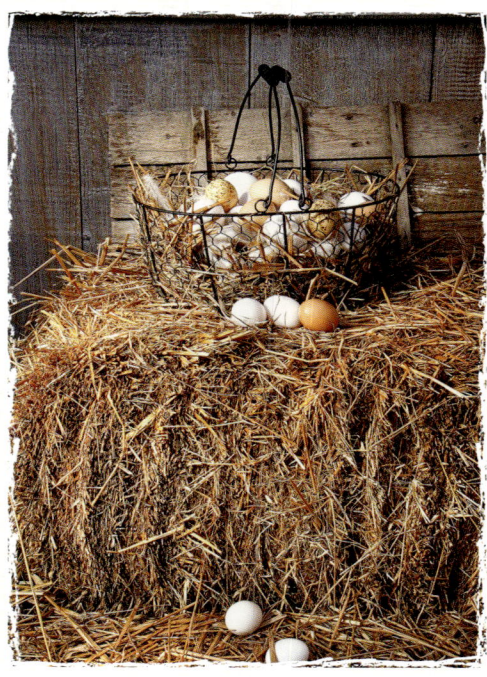

Essig –
der Heilsame

»Essig macht schön, lustig und gesund.«

Unbekannt

Schätzungen zufolge wurde Essig bereits in vorbiblischer Zeit, vor etwa 4000 Jahren, verwendet. Vor allem Apfelessig gilt als uraltes Hausmittel. Damals wie heute wird Essig als fiebersenkendes, kühlendes und abschwellendes sowie infektionshemmendes Heilmittel eingesetzt.

Vielfältige Wirkungen

Die äußere Anwendung und Verwendung von Essigumschlägen, für die Haar- und Schönheitspflege oder als Badezusatz ist unumstritten und auch als Konservierungs- und Desinfektionsmittel können wir Essig im Haushalt gut gebrauchen.

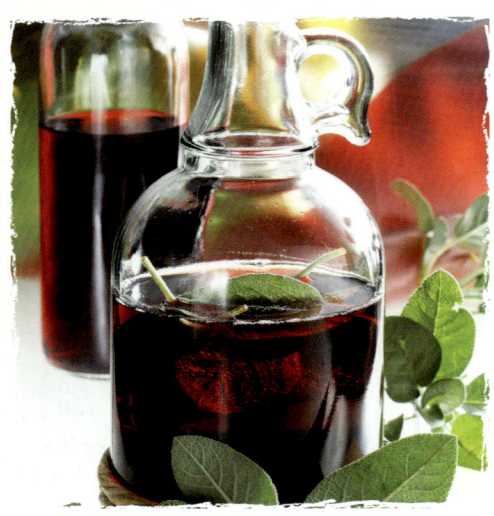

Über die regelmäßige Einnahme von Essig zur Selbstmedikation, zum Beispiel bei Sodbrennen oder Magen-Darm-Problemen, scheiden sich aber »die Geister«. Wer mit derlei Problemen zu kämpfen hat, spricht sich am besten vor einer Behandlung mit Essig mit dem Arzt ab. Essig soll außerdem durch das enthaltene Eisen blutdrucksenkend wirken und für eine bessere Sauerstoffversorgung des Herzens verantwortlich sein. Der Eisengehalt ist auch bei Eisenmangel von Bedeutung. Zwei Esslöffel Obstessig, mit einem Esslöffel Honig und stillem Wasser vermischt, nimmt man bei Eisenmangel dreimal täglich vor den Mahlzeiten ein. Die Dauer der Maßnahme sollte mit dem Arzt abgesprochen werden.

Stärkend für das Bindegewebe ist übrigens auch ein Essigbad. Dem warmen Badewasser wird dabei lediglich etwas Essig zugesetzt.

Essig zum Gurgeln

Essigwasser lässt sich einfach herstellen, indem man in ein halbes Glas Wasser einige Esslöffel Essig gibt. Mit dem Wasser gurgelt man bei Halsschmerzen. Die desinfizierende Wirkung der Essigsäure bessert die Beschwerden schnell.

Haarspülung

Eine Essigspülung macht die Haare geschmeidig und glänzend. Dazu wird einfach etwas Apfelessig mit warmem Wasser verdünnt und nach dem Spülen in die Haare massiert.

Die Essigmutter

Essig entsteht durch alkoholische Gärung. Beim Apfelessig wird Apfelsaft vollständig vergoren und dem so ent-

Links: Kräuteressig lässt sich leicht selbst herstellen. Er ist für die innere und äußere Anwendung zu gebrauchen.
Rechts: Wadenwickel können mit Wasser oder Essigwasser angewendet werden.

standenen Apfelwein dann Essigsäurebakterien zugesetzt. Mithilfe von Luftsauerstoff wird daraus Apfelessig. Weinessig erhält man auf dieselbe Weise mit Rot- oder Weißwein. Sogar Bieressig wird so gewonnen. Mitunter schwimmt in Wein- oder Apfelweinflaschen eine weiße schlierige Masse. Das ist die sogenannte Essigmutter, eine Ansammlung von Essigsäurebakterien, die sich bildet, wenn leicht alkoholische Flüssigkeiten längere Zeit offen stehen. Die Essigmutter kann zum Impfen weiterer Flüssigkeiten genommen werden, sie hat aber auch heilende Wirkung. Filtert man die Schlieren ab und reibt die Masse auf arthritische Gelenke, soll sie zur Linderung der Schmerzen beitragen.

Altbewährt gegen Körperhitze

Pfarrer Sebastian Kneipp war von der heilenden Wirkung des Essigs überzeugt. Er empfahl Wadenwickel zur Fiebersenkung, und um die Wirkung des Wassers noch zu verstärken, den Essigwickel. Von Kneipp stammt auch der Essigstrumpf, denn der Pfarrer wusste, dass Essig die Durchblutung fördert und bei Einschlafstörungen und

Nervosität hilft. Für den Strumpf werden vier Teile lauwarmes Wasser mit einem Teil Essig gemischt. Nun taucht man Baumwollkniestrümpfe in die Flüssigkeit und drückt die Strümpfe leicht aus. Eine Stunde lang muss der Essigstrumpf, im Liegen und gut zugedeckt, anbehalten werden.

Essigwickel gegen Fieber

Apfelessig und nicht zu kaltes Wasser werden zu gleichen Teilen gemischt. Nun taucht man ein baumwollenes Innentuch in die Flüssigkeit und wringt das Tuch nur ganz leicht aus. Es soll gut nass sein, aber nicht tropfen. Beide Waden des Fiebernden werden vom Knöchel bis zur Kniekehle erst mit dem nassen Essigtuch und dann mit zwei trockenen Tüchern umwickelt. Zugedeckt werden darf der Kranke nicht, denn das behindert die Verdunstung und reduziert dadurch die Wirkung des Wickels.

Gute Dienste leistet das alte Hausmittel auch bei Sonnenbrand. Rote schmerzende Stellen können vorsichtig mit Essig eingerieben werden oder man legt ein in Essig getränktes Tuch auf die Haut. Durch die desinfizierende Wirkung wird Entzündungen vorgebeugt.

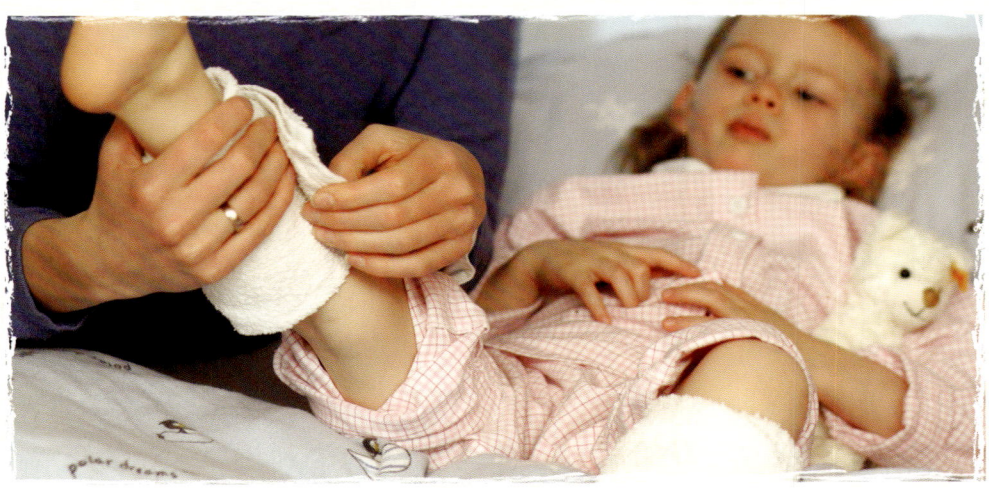

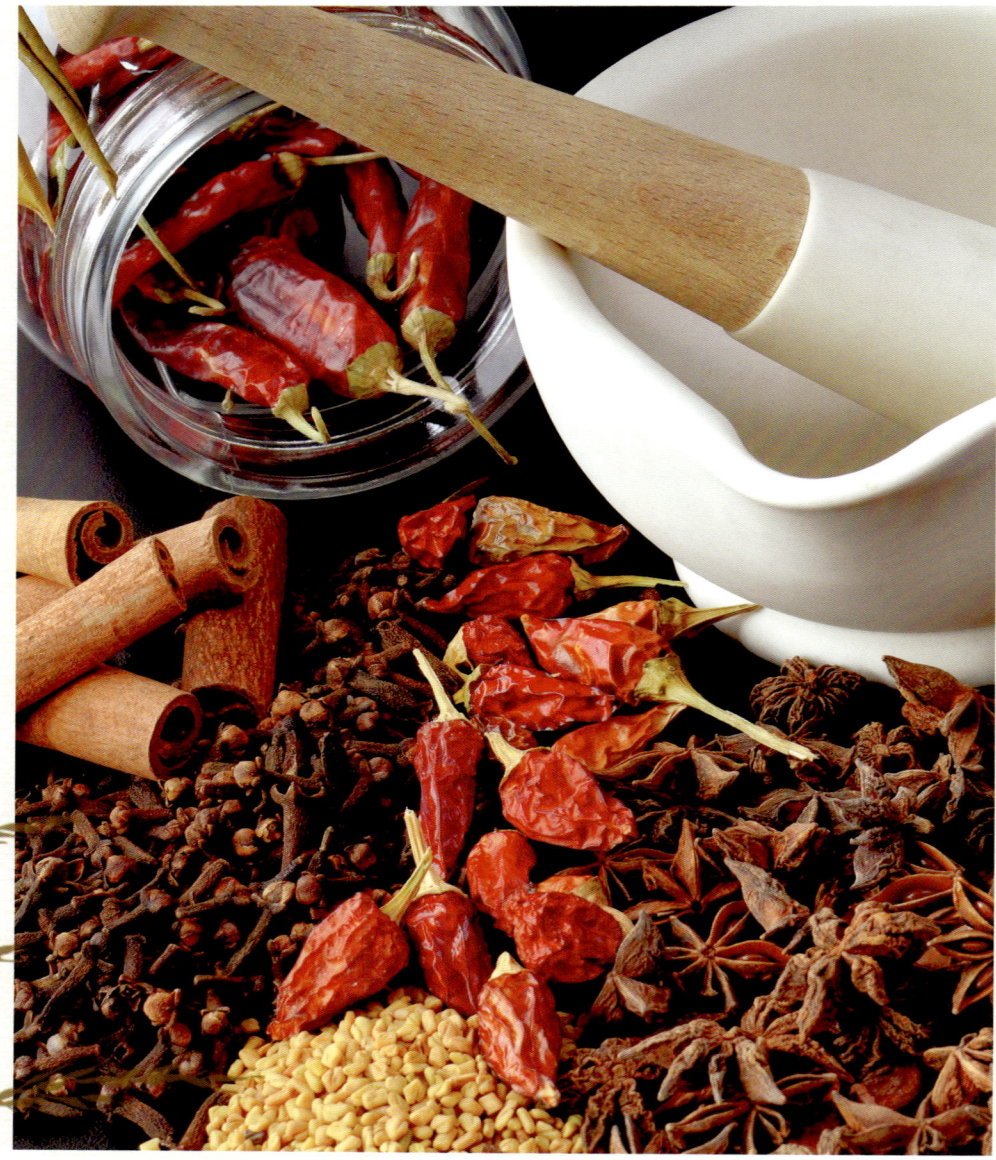

Gewürze – exotische Heilkünstler

»... Muskat und Ingwer, Zimt und Nelken,
sie gaben mir diese lustige rote Nase.«

Francis Beaumont

Gewürze sind aus unserer Küche nicht mehr wegzudenken. In jedem Supermarkt gibt es Pfeffer, Zimt, Curry und all die anderen geschmacklichen Wunderwerke – fast alle aus fernen Ländern.

Die Verwendung von Gewürzen und vor allem der Handel mit Gewürzen hat eine überaus lange Tradition. Gewürze zählen immerhin zu den ältesten und begehrtesten Handelsgütern, die von hohem Wert waren und bis ins 5. Jahrhundert hinein vor allem auch als Heilmittel verwendet wurden. Heute steht fast nur noch der würzende Aspekt im Vordergrund. Leider – könnte man da sagen, denn es steckt enorm viel Heilkraft in Gewürzen.

Nicht nur für den Magen

Viele unserer Gewürze stimulieren die Verdauung, wirken keim- und entzündungshemmend oder verbessern Herz-Kreislauf- oder Nierentätigkeit. Anis hilft bei Darm- und Magenschwäche, Koriander wirkt Magenverstimmungen entgegen, Fenchel ist gut gegen Blähungen und Ingwer regt nicht nur den Appetit an, sondern ist auch überaus wirksam bei Erkältungen. Und Scharfmacher wie Chili, Paprika, Senf oder Pfeffer stärken die Abwehrkräfte, indem sie das Immunsystem »anfeuern«.

Hildegard von Bingen (1098–1179) war besonders von der Wirkkraft der Muskatnuss überzeugt. In einer ihrer Schriften schreibt sie über ein Gemisch aus Muskatnuss, gemahlenen Zimt und zerstoßene Gewürznelken: Es »dämpft die Bitterkeit des Herzens und deines Sinnes, und es öffnet dein Herz und deine stumpfen Sinne, und es macht deinen Geist fröhlich«.

◝ Hildegard-Gewürzkekse – als Nervennahrung

500 g Dinkelmehl, 3C0 g Butter (in Stückchen), 160 g brauner Zucker, 200 g gemahlene Mandeln, 2 Eier, 20 g gemahlener Zimt, 20 g gemahlene Muskatnuss, 10 g gemahlene Nelken, 1 Prise Salz

Aus den Zutaten einen Mürbeteig herstellen und für 30 Minuten im Kühlschrank ruhen lassen. Anschließend den Teig als längliche Rolle formen und mit dem Messer etwa 3 cm dicke Stücke abschneiden. Diese auf ein mit Backpapier ausgelegtes Backblech legen und im vorgeheizten Backofen bei 180 °C etwa 10 Minuten backen. Abkühlen lassen und in einer Dose aufbewahren.

Anis – krampf- und schleimlösend

Das häufig in der Weihnachtsbäckerei verwendete Anis wurde bereits 1500 v. Chr. in einem Pharaonengrab gefunden und wird auch in der Bibel schon erwähnt. Anis enthält neben ätherischen Ölen auch Isoanethol, Anisaldehyd, Kalzium, Eisen und Magnesium.

Unten: Orangen, gespickt mit Nelken verströmen einen herrlichen Duft.

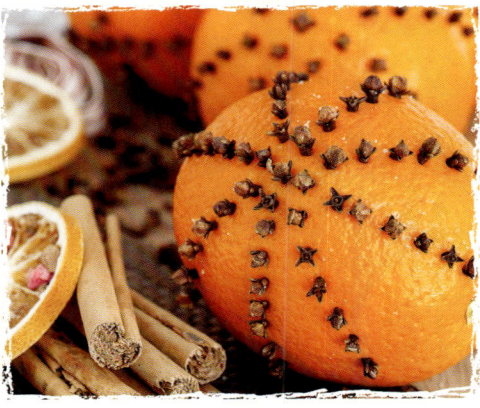

In der Küche verwenden wir vor allem die kleinen gerippten Samenkörner. Zerstoßen oder auch als Tee zubereitet (siehe Seite 139), wirkt Anis krampf- und schleimlösend. Die meisten Inhaltsstoffe werden erhalten, wenn man ganze Körner kauft und aufbewahrt und bei Bedarf mahlt oder einfach nur im Mörser zerstößt.

～ Schnelle Hilfe bei Mundgeruch

2–3 EL Aniskörner bei mäßiger Hitze in einer Pfanne leicht anrösten und auskühlen lassen. Bei Bedarf einige Körner zerkauen und gut einspeicheln.

Fenchel – gut für die Verdauung

Der mit dem Kümmel verwandte Fenchel ist ein typisches Gewürz südeuropäischer Länder. Die wirksamsten Inhaltsstoffe befinden sich in den Samenkörnern, die reichlich ätherische Öle enthalten. Ein Tee aus Fenchelsamen ist verdauungsfördernd und krampflösend und hilft bei Blähungen, Völlegefühl und auch bei Menstruationsbeschwerden. Bei diesen Beschwerden kann Fenchel auch mit Anis und Kümmel gemischt werden.

Nicht die erste Wahl aber durchaus wirksam ist Fenchel auch bei Husten. Die Inhaltsstoffe sorgen dafür, dass fest

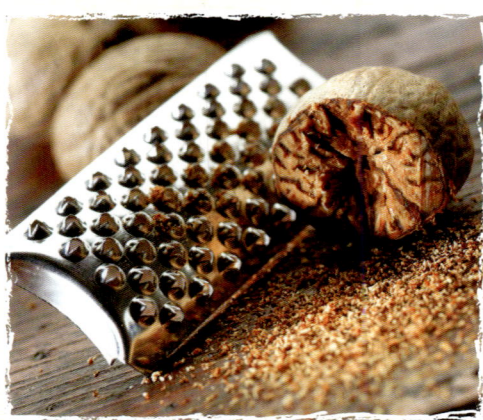

sitzender Schleim in den Bronchien gelöst und abtransportiert wird.

～ Fencheltee

2 TL Fenchelsamen im Mörser zerstoßen, in eine Tasse geben und mit 250 ml kochendem Wasser übergießen. Den Tee 6–8 Minuten ziehen lassen, dann abgießen und nach Belieben süßen.

Gewürznelken – gegen Zahnschmerz

Neben Anis und Piment sind Gewürznelken wohl die bekannteste Zutat für weihnachtliches Gebäck. Mit unseren heimischen Nelken haben sie rein gar nichts zu tun, es handelt sich vielmehr um die Blütenknospen eines immergrünen Baumes.

Der Duft von Gewürznelken verrät schon den relativ hohen Gehalt an ätherischen Ölen; außerdem sind Gerbstoffe und Flavonoide enthalten. Wie bei vielen anderen Gewürzen sind krampflösende und antibakterielle Wirkungen bekannt, Gewürznelken haben aber auch gewisse antibiotische und schmerzstillende Eigenschaften. Man sollte deshalb immer einige Gewürznelken zur Hand haben, denn sie wirken gut bei Zahnschmerzen. Dazu zerkaut man ein bis zwei Gewürznelken oder legt eine direkt an die schmerzende Stelle. Man kann das ätherische Öl aber auch mithilfe eines Wattestäbchens rund um den Zahn auftragen.

Ingwer – wärmend und desinfizierend

Die Ingwerpflanze stammt aus dem südostasiatischen Raum. Als Gewürz werden die bis zu 20 cm langen fleischigen und eigenartig verzweigten Rhizome verwendet.

Links: Geriebene Muskatnuss in kleinen Mengen ist das beste Gewürz, um die Nerven zu beruhigen.

Rechts: Der exotische Sternanis ist nicht nur hübsch anzusehen – er wirkt wie Anis schleimlösend und entkrampfend.

In China und Indien wurde die Wurzel jahrtausendelang zu Heilzwecken eingesetzt, denn ätherische Öle und ein hoher Vitamin-C-Gehalt verleihen Ingwer hustenlösende, verdauungsfördernde und antibakterielle Eigenschaften. Seine Schärfe tut nicht nur im Tee seine Wirkung und macht schön warm, sondern auch bei einem Bad.

◞ Ingwertee mit Honig

Bei Erkältung mit Atemwegsinfekt wirkt ein Ingwertee mit Honig Wunder. Dazu wird ein etwa 3 cm langes Stück Ingwer klein geschnitten und mit einer Tasse kochend heißem Wasser übergossen. Nach zehn Minuten werden die Ingwerstückchen abgeseiht und der Tee nach Belieben mit Honig gesüßt.

Kümmel – tut dem Magen gut

Neben Salz und Pfeffer haben wir sicher als Gewürz vor allem Kümmel vorrätig, der vielen blähenden Speisen, vor allem Kohlgerichten, zugesetzt wird, um dem Völlegefühl vorzubeugen. Die typisch geformten Kümmelkörner sind reich an ätherischen Ölen, Kohlenhydraten und Flavonoiden. Kümmel ist krampflösend und verdauungsfördernd.

◞ Bauchschmerz-Ade-Tee

Je 1 EL Kümmel und Anis mischen, in 500 ml Wasser aufkochen lassen und fünf Minuten ziehen lassen. Die Körner abseihen und in die Flüssigkeit je einen Teebeutel Kamille und Pfefferminze geben. Weitere fünf Minuten ziehen lassen. Dann die Teebeutel entfernen und den Tee noch warm in kleinen Schlucken trinken.

Muskatnuss – gegen Durchfall

Schon 2000 v. Chr. soll Muskatnuss bekannt gewesen sein. Das Gewürz wurde im Mittelalter dann von arabischen Händlern nach Zentraleuropa gebracht. Die in der »Nuss« enthaltenen ätherischen Öle wirken vor allem beruhigend und stimmungsaufhellend, helfen bei Übelkeit, Durchfall und Blähungen. Muskat kann gut bei Durchfallerkrankungen eingesetzt werden. Dazu werden lediglich zwei Teelöffel frisch geriebener Muskat mit etwas heißem Wasser oder Tee eingenommen.

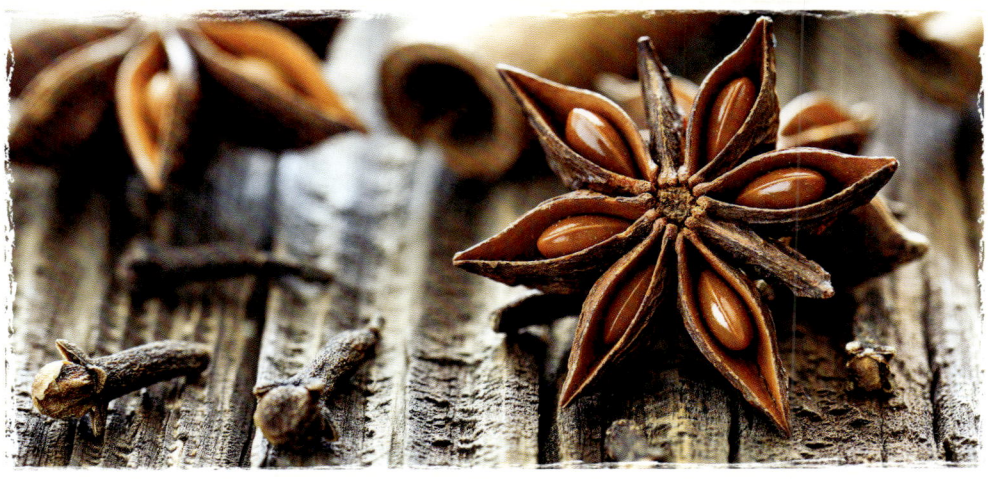

Honig – flüssiges Gold

»Iss, mein Sohn, Honig, denn es ist gut, und Honigseim ist süß in deinem Halse.«

Sprüche Salomos 24, 13

Es ist historisch nicht abgesichert, wie lange Honig schon von Menschen genutzt wird, allerdings soll es bereits vor 6000 Jahren erste Imkereien gegeben haben. Die süße Masse war Nahrungsmittel und Heilmittel zugleich.

Honig ist als altes Hausmittel auch heute noch sehr beliebt und vor allem bei Halsschmerzen, Erkältungen und Magen-Darm-Beschwerden wirksam. Und das, obwohl er nachgewiesenermaßen in erster Linie aus Zucker und Wasser besteht. Der Hauptwirkstoff im Honig ist allerdings Wasserstoffperoxid, der Bakterien und anderen Keimen die Nahrungsgrundlage entzieht, also antiseptisch wirkt.

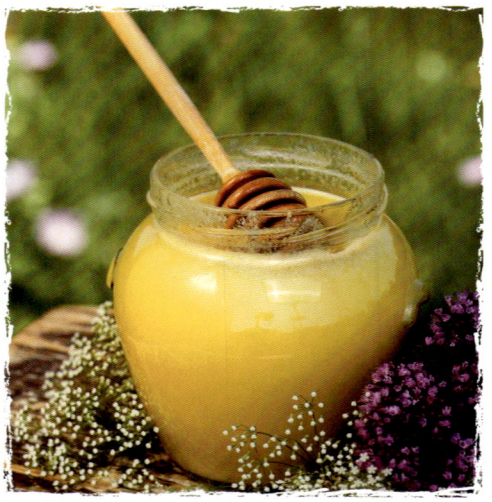

Sanfte Wundbehandlung

Heutzutage kennt nicht nur die Naturheilkunde, sondern auch die Medizin die antibiotischen Wirkstoffe im Honig. Er ist in Wundsalben und Wundpflastern enthalten und bewirkt eine besonders schnelle Heilung. Leider muss von einer Anwendung zur Wundversorgung und -behandlung zu Hause aber dringend abgeraten werden, denn Honig aus dem Glas kann mit Keimen verunreinigt sein, und die können den Heilungsprozess sehr verzögern.

Lippenbalsam

Honig tut rauen und aufgerissenen Lippen gut und macht sie wieder zart und geschmeidig. Er kann aber auch bei Aphthen helfen. Die entzündeten Stellen im Mund schmerzen und brennen stark und sind sehr lästig. Und auch Herpesbläschen an der Lippe sind unangenehm. In beiden Fällen betupft man die betroffenen Stellen mit Honig, und zwar am besten mehrmals täglich vor dem Essen und Trinken.

Gegen Erkältungen und Schlafstörungen

Am bekanntesten unter allen Honigrezepten ist sicher die heiße Milch mit Honig. Die Mischung hilft vor allem bei Husten und Heiserkeit. Dazu wird lediglich ein Esslöffel Honig in einer Tasse warmer Milch aufgelöst und noch warm getrunken. Allerdings sollte die Milch nicht zu heiß sein, damit die Wirkstoffe des Honigs und der Milch nicht zerstört werden. Der Mix hilft außerdem sehr gut, wenn man nicht schlafen kann. Für die eintretende Müdigkeit sind auch Inhaltsstoffe der Milch verantwortlich.

Nicht alle Menschen können sich für die Mischung »heiße Milch mit Honig« begeistern. Auf die heilenden Kräfte

Links: Honig-Kräuter-Auszüge vereinen die Kraft der Kräuter mit der heilenden Wirkung des Honigs.

Rechts: Honigbienen bestäuben sehr viele Nutzpflanzen. Ohne sie würde es kaum Früchte geben.

von Honig muss man dann aber nicht verzichten. Es ist mindestens genauso wirksam, sich einen Löffel der süßen Speise langsam auf der Zunge zergehen zu lassen wie den Honig im Kräutertee aufzulösen.

Vor allem für erkältete Kinder hat sich eine Wärmeauflage mit Bienenwachsplatten bewährt, die das Abhusten erleichtert und beruhigend auf die Bronchien wirkt. Dazu werden eine oder mehrere Bienenwachsplatten mit dem Föhn erwärmt, in ein Baumwolltuch gewickelt und für zwei bis drei Stunden auf die Brust gelegt. Passen Sie auf, dass der Wickel nicht zu heiß wird.

Honig und Kräuter – eine heilende Kombination

Mit speziellen Honigauszügen lassen sich feine Aromen und heilsame Wirkstoffe von Kräutern konservieren. Auf diese Weise können wir die Wirkung des Honigs mit der von Kräutern kombinieren und haben bei bestimmten

Beschwerden vorzügliche Hausmittel rasch zur Hand. Ein Honigauszug mit Lavendel wirkt beispielsweise gut gegen Nervosität, Lindenblütenhonig hilft bei Kopfschmerzen und Tannenhonig bei Harnwegsinfekten.

Mithilfe eines Spitzwegerich-Honigauszugs wird das Immunsystem gestärkt und Husten gelindert. Ingwer, Sonnenhut und Engelwurz stärken ebenfalls das Immunsystem, ein Honigauszug mit Wiesenschaumkraut hilft bei festsitzendem Husten.

◟ Spitzwegerich-Honigauszug

Bei trockenem Wetter eine Handvoll gesunde, saubere Spitzwegerichblätter sammeln (möglichst vor der Blüte von März bis Mai) und in feine Streifen quer zu den Längsstreifen schneiden. Die Blätter sollten möglichst nicht gewaschen werden, denn ansonsten leidet die Haltbarkeit des Honigs. Ein verschließbares Glas (etwa 350 ml) zur Hälfte mit dem Spitzwegerich füllen und mit 250 g Bio-Honig übergießen. Das Glas verschließen und

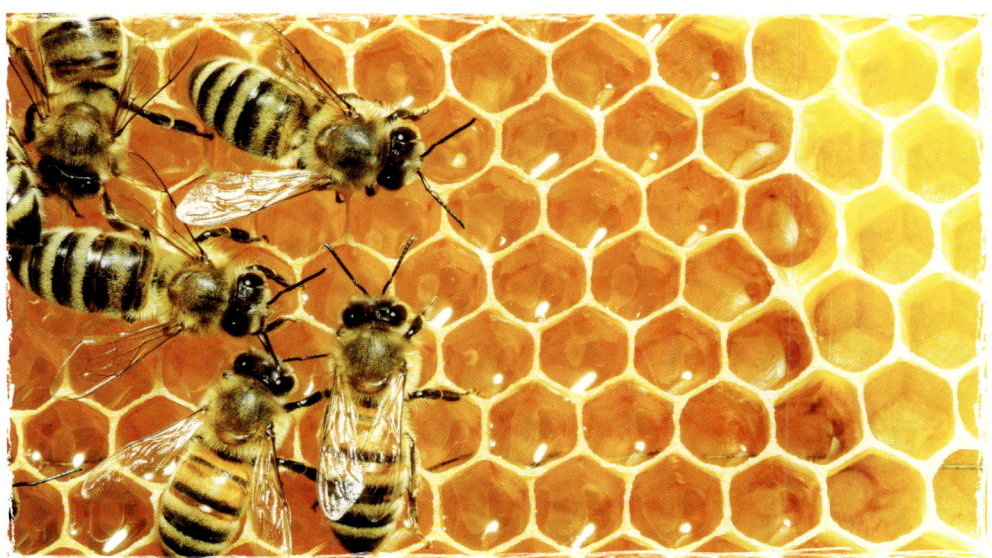

zehn Tage an einen hellen warmen Platz stellen. Am besten dreht man das Glas ab und zu, damit sich alles gut vermischt. Den Honig anschließend durch ein Sieb abseihen und in ein sauberes, verschließbares Glas umfüllen. Bei Bedarf täglich zwei bis drei Esslöffel einnehmen.

Ingwer-Melissen-Honig

Ein 10 cm großes Stück frischen Ingwer (kleingeschnitten), die abgeriebene Schale einer viertel Zitrone, 1 EL kleingeschnittene Melissenblätter in ein 250 g Glas mit Schraubdeckel füllen und mit etwa 250 ml flüssigem Bio-Honig übergießen. Das Ganze zwei Wochen ziehen lassen, dabei das Glas täglich drehen. In ein geeignetes Vorratsglas abfiltern. Bei Bedarf teelöffelweise pur oder in einem Tee aufgelöst einnehmen.

Wer Honig meiden sollte

Honig ist ein gutes Hausmittel – aber nicht für jedermann. Bei Pollenallergikern kann es zu Überempfindlichkeitsstörungen kommen, wenn sie Honig zu sich nehmen und auch Diabetiker sollten beim Genuss von Honig zurückhaltend sein, denn er enthält fast ebenso viele Zuckerstoffe wie Kristallzucker. Außerdem sollten Kinder im ersten Lebensjahr auf gar keinen Fall Honig verabreicht bekommen.

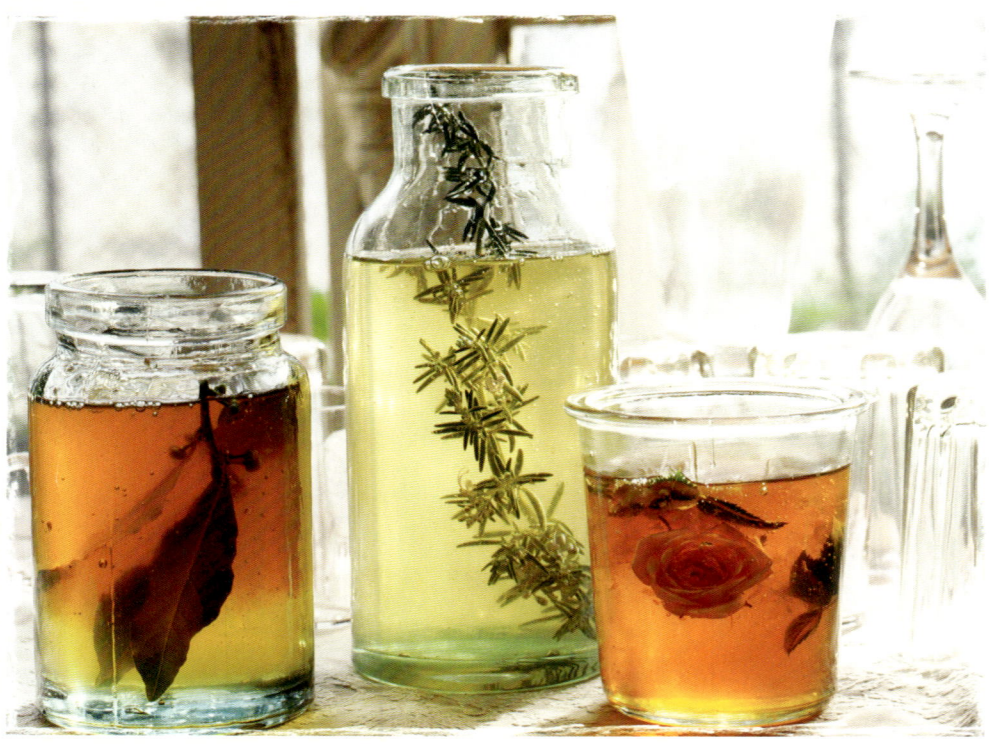

Joghurt – der Vorbeugende

»Im Joghurt gibt es mehr Kultur als in Hollywood.«
Alan Rudolph

Joghurt ist ein Sauermilchprodukt und an sich schon bekömmlich und leicht verdaulich. Er enthält wertvolle Eiweißbausteine und Milchfett sowie reichlich Kalzium und ist deshalb gut für Knochen und Zähne. Im Gegensatz zur Milch enthält Joghurt außerdem Sauermilchbakterien, die eine gesunde Darmflora schaffen. Zusammen mit frischen Früchten, wie Erdbeeren, Heidelbeeren oder Kirschen, ist Joghurt nicht nur ein Gaumenschmaus, sondern kurbelt das Immunsystem an und ist stärkend.
Neben dem hohen Kalziumgehalt ist Joghurt auch reich an Kalium und Magnesium. Beide Mineralstoffe sind für das gute Funktionieren von Muskelkontraktionen und Nervenreizleitung zuständig. Kalium reguliert darüber hinaus auch den Säure-Basen-Haushalt.

Zur Normalisierung der Darmflora

Nach einer Antibiotikabehandlung ist die Darmflora oft angegriffen und es kann zu Durchfällen, Übelkeit und Unwohlsein kommen. Eine mehrwöchige Kur mit unbehandeltem Joghurt kann helfen, den Darm wieder ins Lot zu bringen, da die Milchsäurebakterien beruhigend auf den Darm wirken. Joghurt hilft deshalb auch bei einer Magenschleimhautentzündung. Allerdings sollte der verwendete Joghurt nicht hitzebehandelt sein und lebende Kulturen enthalten.

Links: Honigauszüge (z. B. aus Salbei, Rosmarin oder Rose) sind nicht nur ein Geschmackshighlight – sie sind auch gesund.
Rechts: Blaubeeren und Joghurt sind eine ideale Kombination – lecker und gesund.

Gegen schlechten Atem

Naturjogurt ist ein gutes Mittel gegen Mundgeruch, denn die Milchsäurebakterien mindern den Schwefelwasserstoffgehalt im Mund. Die Bakterien im Joghurt sollen übrigens auch bei Zahnfleischerkrankungen helfen.

Gut zur Haut

Milchprodukte sind gut für die Haut und können zur Reinigung und Pflege eingesetzt werden, helfen aber auch bei einer Reihe von Hautproblemen, zum Beispiel bei Sonnenbrand. Eine Auflage mit Joghurt beruhigt und kühlt die Haut und gibt ihr Feuchtigkeit zurück.

Joghurtauflage

Naturjogurt (Magerstufe) wird auf ein Baumwolltuch verteilt. Dann schlägt man das Tuch ein und legt es auf die zu behandelnde Stelle. Nach etwa zehn Minuten ist das Tuch wahrscheinlich durch die heißen Hautpartien erwärmt worden. Dann wiederholt man das Ganze.

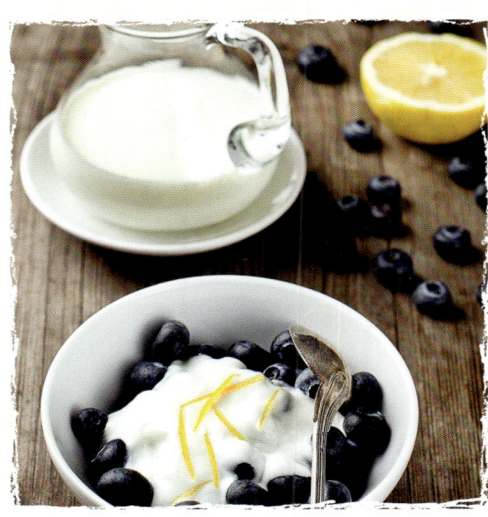

Kartoffel – die Nährende

»Luther erschütterte Deutschland – aber Francis Drake beruhigte es wieder: Er gab uns die Kartoffel.«

Heinrich Heine

Als Grundnahrungsmittel ist die Kartoffel aus unserem Speiseplan gar nicht wegzudenken. Sie ist nahrhaft und lecker und hat in ärmeren Zeiten viele Menschen satt gemacht. Vielleicht ist das der Grund, warum wir uns über die Kartoffel als altes und bewährtes Hausmittel kaum Gedanken machen. Dabei hat die leckere Knolle in der Volksmedizin ihren festen Platz und kann so manches Leiden mindern und heilen.

Unten: Vor allem schonend gegarte Pellkartoffeln enthalten die vielen Wirkstoffe.

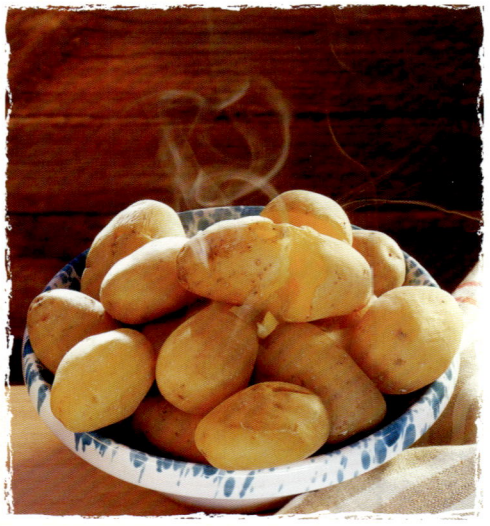

Die Kartoffel wurde im 16. Jahrhundert aus Südamerika eingeführt und hat regional ganz verschiedene Namen: In Österreich ist es der »Erdapfel«, im Spessart die »Grumper«, anderswo sagt man »Grundbirne«, »Kardiffel« oder »Schucken«. Gemeint sind immer die unterirdisch wachsenden Knollen, die wichtige Mineralstoff- und Vitaminlieferanten in unserer Ernährung sind, denn immerhin decken bereits drei mittelgroße Kartoffeln den halben Tagesbedarf an Vitamin C. Außerdem punktet die Kartoffel mit Eisen, Kalium, Magnesium, mit anderen Vitaminen und auch einem gewissen Prozentsatz an Eiweißen.

Ran an die Kartoffel

In unserer Hausapotheke können wir Kartoffeln bei verschiedenen Beschwerden einsetzen. Bei Magenleiden hilft beispielsweise der Saft frischer Kartoffelknollen. Die Inhaltsstoffe der Kartoffel binden Magensäure und helfen so auch bei Sodbrennen: als Saft, Brei oder gekocht.

Kaum bekannt ist auch die pflegende und heilende Wirkung der Knollen, denn das enthaltene Vitamin Niacin regeneriert Hautzellen. Aufgerissene und spröde Hände werden mit Kartoffelwasser zart und weich. Man muss nur die Hände in das noch warme Kartoffelwasser tauchen, das nach dem Kochen normalerweise einfach weggeschüttet wird. Und geriebene rohe Kartoffeln, die auf Gesicht und Dekolleté aufgetragen werden, versorgen die Haut mit Feuchtigkeit. Die Kartoffelmasse muss etwa 20 Minuten auf der Haut bleiben, dann nimmt man das Ganze mit einem feuchten Tuch ab.

∽ Kartoffel-Gesichtsdampfbad

Auch bei Stirnhöhlenvereiterung können Kartoffeln Abhilfe schaffen. Hierzu werden Kartoffelschalen etwa 15 Minuten gekocht und das etwas abgekühlte Kartoffelwasser als Gesichtsdampfbad verwendet.

∽ Gegen müde Augen

Wer häufig mit Augenschwellungen und -entzündungen zu tun hat, kann sich mit Kartoffeln behelfen. Rohe Kartoffelscheiben, die auf die Augen gelegt werden, mildern die Beschwerden. Das hilft übrigens auch bei Kopfschmerzen. Hier werden die Kartoffelscheiben auf die Schläfen gelegt. Damit sich die Wirkung entfaltet, sollte man sich etwa fünfzehn Minuten hinlegen.

Gut gewickelt

Der klassische Kartoffelwickel hat sich in der Naturheilkunde sehr bewährt. Warme Wickel und Auflagen helfen bei Muskelverspannungen, Halsschmerzen und festsitzendem Husten, bei rheumatischen Beschwerden und Bauchschmerzen. Sie wirken durchblutungsfördernd und wärmend und können überall eingesetzt werden, wo Wärme benötigt wird.

Für Kinder mit Ohrenschmerzen ist eine ganz einfach herzustellende Kartoffelauflage hilfreich. Dazu wird einfach eine heiße Pellkartoffel angedrückt und in einen trockenen Waschlappen gegeben, der dann bis zum Erkalten auf das Ohr gelegt wird.

Kartoffelwickel

Für einen Kartoffelwickel oder eine -auflage werden etwa fünf ungeschälte, gesäuberte Kartoffeln weich gekocht und sofort nach dem Abschütten des Kartoffelwassers in die Mitte eines baumwollenen oder leinenen Geschirrtuchs gelegt. Die Seiten schlägt man nun übereinander und zerdrückt die Kartoffelstück zu einem Brei. Die Seiten können mit Pflaster oder Klebeband fixiert werden, damit die Kartoffelmasse nicht herausfällt. Der Wickel bleibt so lange auf der betroffenen Stelle liegen, bis das Tuch abgekühlt ist.

Eigene Kartoffeln

Es ist eigentlich ganz einfach, selbst einige Kartoffelpflanzen im Garten oder sogar auf dem Balkon zu ziehen. Die vorgekeimten Knollen kommen nach den Eisheiligen in den Garten, müssen nach dem Erscheinen der ersten Blätter angehäufelt werden und bleiben dann bis zur Ernte im September und Oktober im Garten. Sie sind pflegeleicht und außerdem noch gut für den Boden. In einem kühlen, trockenen Raum gelagert, halten sie bis zum nächsten Jahr und können entweder verzehrt oder als Hausmittel verwendet werden. Und wer keinen Garten hat, kann die Knollen in einen hohen Topf legen oder einen speziellen Kartoffelsack zur Anzucht nehmen.

Wenn Sie Frühkartoffelsorten anbauen, können diese nur für kurze Zeit gelagert werden. Sie müssen also möglichst bald verbraucht werden. Vorteilhaft an den Sorten ist ihre kürzere Reifezeit. Spätkartoffeln halten sich dagegen den ganzen Winter über.

Bei fettarmer Verarbeitung sind Kartoffeln übrigens ausgesprochen kalorienarm und können durchaus als Grundnahrungsmittel im Rahmen einer Diät eingesetzt werden.

Vorsicht grüne Kartoffeln!

Beim Verzehr und bei der Anwendung von Kartoffeln als natürliches Hausmittel gegen verschiedene Leiden dürfen keine grünen Kartoffeln verwendet werden, selbst vereinzelte grüne Stellen werden großzügig weggeschnitten. Die grünen Stellen oder die grüne Oberfläche entstehen, wenn die Knollen während ihres Wachstums zu nah an der Erdoberfläche liegen und dem Licht ausgesetzt sind. Dabei wird giftiges Solanin gebildet, das unserem Organismus schadet. Dieses Gift wird auch beim Kochen nicht zerstört!

Knoblauch –
der Wundersame

*»Isst du Knoblauch im März und Bärlauch im Mai,
dann haben deine Ärzte das ganze Jahr frei.«*

Redensart

Wundersame Kräfte werden dem Knoblauch seit je zugesprochen, nicht zuletzt im Kampf gegen Vampire! Die gibt es zwar nicht, aber für viele Völker galt Knoblauch bereits in vorchristlichen Zeiten als Allheilmittel, das nicht nur Pest und Cholera überstehen ließ, sondern auch gegen das Böse schlechthin und jegliche Art von Dämonen schützte. Und so wundert es nicht, dass Knoblauch heute

Unten: Regelmäßiger Genuss von Knoblauch soll lebensverlängernd sein – eine wahrhaft gesunde Knolle.

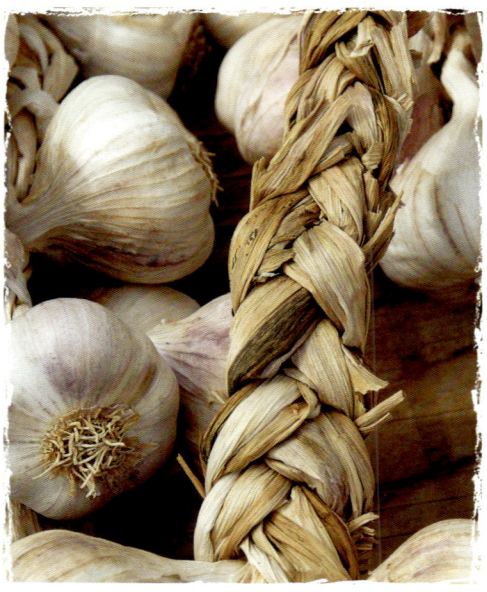

als Antibiotikum des Altertums beschrieben wird. Bereits in der Bibel wird die Knolle, zusammen mit ihren nahen Verwandten, der Zwiebel und dem Lauch, erwähnt.

Nicht jedes Hausmittel ist so gut wissenschaftlich untersucht worden wie der Knoblauch und man weiß heute, dass Knoblauch tatsächlich vor Infektionen schützt, das Immunsystem stärkt, Blutfettwerte senkt und gute Dienste leistet bei Arterienverkalkung. Es ist deshalb auf jeden Fall gut, Knoblauch in den täglichen Speiseplan aufzunehmen.

Wertvolle Inhaltsstoffe

Knoblauch enthält eine Vielzahl an heilenden Wirkstoffen, wie Wasser, Proteine, Fette, Asche, ätherische Öle, Mineralstoffe und Vitamine. Von besonderer Bedeutung sind jedoch eine schwefelhaltige Aminosäure, das Alliin, und die Abbauprodukte, allen voran Allicin, das den typischen Knoblauchgeruch verursacht. Diese beiden Substanzen hemmen Bakterien- und Pilzwachstum und sollen sogar antiviral wirken.

Wissenschaftliche Studien haben außerdem ergeben, dass das Risiko, eine Erkältung zu bekommen, um die Hälfte gesenkt wird, wenn man täglich Knoblauch zu sich nimmt. Und wenn man während einer Erkältung Knoblauch isst, wird sie schneller vorübergehen. Das liegt einfach daran, dass Knoblauch die Abwehrkräfte stärkt.

Basisanwendung von Knoblauch

Bei verschiedenen Beschwerden, wie Arteriosklerose, Bindegewebsschwäche, oder zur Blutzuckerregulierung ist es gut, Knoblauch regelmäßig zu verzehren. Natürlich können Sie drei Knoblauchzehen täglich essen, das jedenfalls wird häufig empfohlen, um gesund und fit zu bleiben, aber das ist nicht jedermanns Sache. Weniger geruchsintensiv ist die Einnahme von Knoblauchessig, von dem man dreimal täglich einen Teelöffel mit derselben Menge Honig mischt, in einem Glas lauwarmen Wasser auflöst und trinkt. Mit dieser Maßnahme wird der

Blutzucker gesenkt, dass Bindegewebe gekräftigt und werden Fettablagerungen und Verkalkungen der Gefäße reduziert.

Knoblauchessig

Etwa 130 g frisch zerdrückter Knoblauch werden in 1 l Apfelessig gegeben und gut vermischt (am besten mit einem Mixstab). Diese Mischung bleibt zwei Wochen an einem dunklen warmen Platz stehen. Erst danach kann der Essig verzehrt werden. Der Essig hält sich im Kühlschrank einige Wochen.

Universeller Einsatz

Es gibt kaum eine Krankheit, die nicht mit Knoblauch zu behandeln ist. Knoblauchessig ist schnell hergestellt – und allemal besser als der gekaufte Essig – und ganz unterschiedlich einsetzbar. Festsitzender Husten und Bronchitis lassen sich mit einem Brustwickel aus Knoblauchessig behandeln und bei Halsschmerzen hilft Gurgeln mit dem Essig. Er kann auch bei Muskelschmerzen als Einreibung dienen, und bei einer Nasennebenhöhlenentzündung sollte man den Knoblauchessig mehrmals täglich wie bei einer Nasendusche einziehen.

Auch selbst hergestelltes Knoblauchöl gehört in die Hausapotheke. Es ist als Massageöl nützlich und lässt sich ebenso schnell und einfach zubereiten wie der Essig. Bei Muskelschmerzen werden durch die im Öl gelösten Wirkstoffe des Knoblauchs Verspannungen gelockert. Das Öl nimmt allerdings viel stärker den typischen Knoblauchgeruch an als der Essig. Deshalb sollte man bei der Zubereitung nicht ganz so viel Knoblauch verwenden.

Knoblauchöl

In 1 l gutes Olivenöl kommt 100 g frisch gequetschter Knoblauch, der gut untergerührt wird. Die Mischung lässt man drei Wochen an einem warmen Ort stehen und seiht den Knoblauch anschließend ab. Nun ist das Öl fertig zur Anwendung und wird bis zum Gebrauch im Kühlschrank aufbewahrt.

Hilfe bei Insektenstichen

Die Schnittfläche einer halbierten Knoblauchzehe wird bei Insektenstichen direkt auf den Stich gelegt. Die Wirkstoffe des Knoblauchs wirken desinfizierend und verhindern eine stärkere Schwellung.

Aber der Geruch …

Dass Knoblauch gesund ist, lässt sich nicht bestreiten. Aber wir genießen ihn meist mit Vorsicht, weil der spätere Geruch recht unangenehm sein kann. Aber das muss nicht sein. Durch das Kauen von einigen Koriandersamen kann der Knoblauchgeruch beispielsweise eingedämmt werden. Es hilft auch, wenn die Knoblauchzehe mit Honig gegessen wird. Und manche Knoblauchliebhaber schwören darauf, dass Kaffeebohnen, die nach dem Knoblauchverzehr zerkaut werden, den Geruch beseitigen. Probieren Sie's aus!

Unten: Knoblauch kann am besten in Essig und Öl konserviert werden.

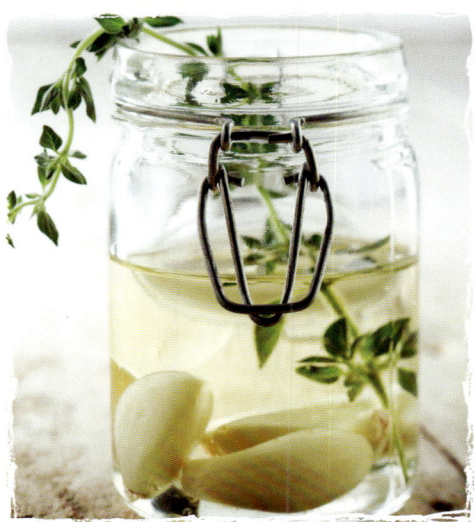

Kohl – gesunder Kopf

»Erziehung ist alles. Der Pfirsich war einst eine Bittermandel, und der Blumenkohl ist nichts als ein Kohlkopf mit akademischer Bildung.«

Mark Twain

In den letzten Jahren ist der Kohl mit allen seinen Verwandten wieder populär geworden, nachdem man entdeckt hat, wie viele gesunde Wirkstoffe in ihm stecken. Das wusste man zwar früher auch schon, denn immerhin wird Kohl seit über 3000 Jahren als Nahrungspflanze genutzt, aber eine Zeitlang war alles rund um Kohl als Arme-Leute-Gemüse verpönt.

In der Naturheilkunde wird das in jeder Hinsicht ebenso leckere wie gesunde Gemüse aber schon lange eingesetzt. Sogar Captain James Cook (1728–1779) kannte die stärkende und gesunderhaltende Wirkung vor allem

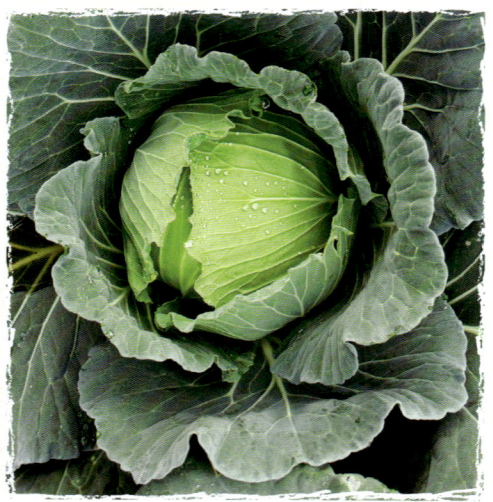

von Sauerkraut, denn damit versorgte er seine Mannschaft auf hoher See. Und Sauerkraut hat es wirklich in sich. Es ist nicht nur lange haltbar, sondern voller lebenswichtiger Mikroorganismen, die das Immunsystem stärken und unseren gesamten Organismus schützen.

Wahre Kraftpakete

Die Bezeichnung »Kohl« ist ein Überbegriff für verschiedene Gemüse aus der Familie der Kreuzblütler. Neben Weiß- und Rotkohl gibt es ja auch noch Wirsing, Rosenkohl, Blumenkohl, Kohlrabi, Brokkoli und Grünkohl. Mit Abweichungen in den einzelnen Gemüsearten ist insgesamt die Kohlfamilie aber reich an den Vitaminen C und A, an Mineralstoffen, vor allem Eisen, Kalium, Kalzium und Magnesium und auch an Folsäure. Alle Wirkstoffe zusammengenommen können Erkältungen vorbeugen und auch heilen, indem sie das Immunsystem stärken. Kalium ist gut fürs Herz und für die Verdauung. Außerdem enthalten Kohlarten jede Menge Senföle, die vor Erkrankungen der Atemwege schützen.

Heilsame Familie

In der Volksheilkunde sind vor allem Kohlumschläge und -wickel bekannt, die auf Wunden gelegt werden, damit sie besser heilen. Neben ihrer entzündungshemmenden Wirkung fördern sie die Durchblutung und entziehen dem Körper Giftstoffe. Kohlauflagen wirken auch, wenn Ohren- oder Halsschmerzen plagen. Häufig werden die Wickel auch bei schmerzenden Gelenken angewendet und das schon seit Jahrhunderten.

Im Mittelalter hatte der Kohl sogar den Ruf, als »Arzt der Armen« wahre Wunder zu wirken.

Links: Weißkraut wird im Garten bei Bedarf geerntet und hält sich im kühlen Keller mehrere Wochen.
Rechts: Sauerkraut ist eine hervorragende und, durch die Milchsäurebakterien, auch gesunde Konservierungsart.

Für die Hausapotheke ist außerdem Kohlsaft interessant, der bei Entzündungen des Magen-Darm-Traktes eingesetzt wird und sogar bei Magengeschwüren hilft.

✒ Kohlwickel und Kohlauflagen

Von einigen Kohlblättern entfernt man die Mittelrippen und walzt sie dann mit einem Nudelholz so lange, bis die Blätter schön weich und ein wenig glasig sind, und Saft austritt. Diese Blätter werden auf die betroffenen Stellen gelegt und mit einem Tuch bedeckt. Bei Wunden sind Wirsingblätter übrigens am wirkungsvollsten. Bei Ohrenschmerzen wird ebenso verfahren. Bei Krampfadern legt man zwei bis drei Lagen von Kohlblättern übereinander auf und umwickelt das Ganze mit Tüchern. Die Behandlung sollte drei bis vier Stunden dauern.

✒ Kohlsaft

Mithilfe eines Entsafters kann Kohlsaft einfach selbst hergestellt werden. Bei Magengeschwüren soll man täglich 1 l Saft trinken. Zur Vorbeugung gegen Blähungen fügt man dem Saft einige Kümmelkörner zu.

Wirsingblätter bei Brustentzündungen

Entzündungen der Brust während der Stillphase sind äußerst schmerzhaft und schlagen dazu noch aufs Gemüt. In der oft schwierigen und anstrengenden Phase nach der Geburt können Brustentzündungen auch durch Stress entstehen. Allzu oft wird dann zum Abstillen geraten. Als gutes und wirksames Hausmittel kann aber auch eine Therapie mit Kohlwickeln ausprobiert werden, die den Milchfluss fördert und die Entzündung abbaut. Hierzu verwendet man Wirsingblätter, die wie oben beschrieben von der Mittelrippe befreit und mit einem Nudelholz bearbeitet werden, bis etwas Saft austritt. Die Blätter werden nun in ein Baumwolltuch gelegt und die Seiten locker eingeschlagen. Nun wird der Wickel mit einem Bügeleisen erwärmt und dann für etwa eine Stunde auf die Brust gelegt. Bei einer unangenehmen Geruchsentwicklung oder wenn die Blätter sich braun färben, entfernt man den Wickel früher und wiederholt das Ganze mit frischen Blättern.

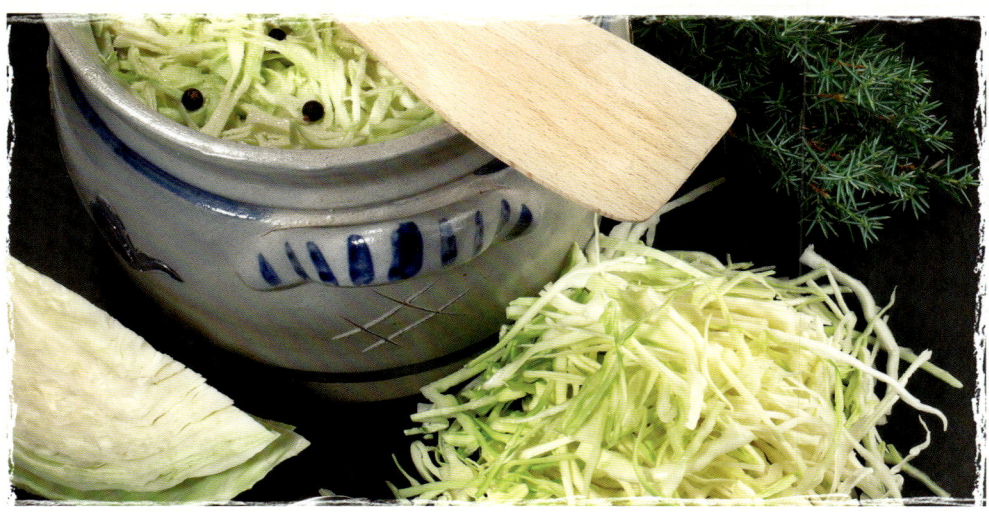

Milch – für starke Knochen

»Die Milch macht's.«

Werbespruch

Das Nahrungsmittel Milch begleitet die meisten von uns ein ganzes Leben lang. Wir werden mit Milch großgezogen, Milch kommt in den Kaffee und Tee, in den Kuchen und die Nachspeise. Milch ist in beinahe jedem Haushalt vorhanden und das schon, seitdem Menschen Kühe, Ziegen und Schafe halten.

Unten: Milch kann äußerlich und innerlich zu Heilzwecken eingesetzt werden.

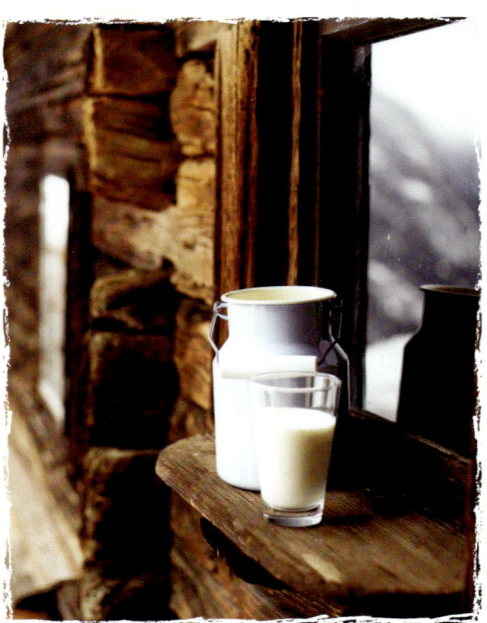

Kuhmilch und viele Milchprodukte sind vor allem aufgrund des hohen Kalziumgehaltes gesund, denn Kalzium ist gut für unsere Knochen und Zähne. Zu 86 Prozent besteht Kuhmilch allerdings aus Wasser. Neben Kalzium sind außerdem noch Milchzucker, Fett und Eiweiß enthalten sowie Mineralien, Vitamine und Aminosäuren. Beim Verzehr, aber auch bei der Verwendung der Milch als Heilmittel ist es wichtig, zumindest Vollmilch zu verwenden, am besten unbehandelte.

Milch für die Haut

Als Schönheitsmittel ist Milch schon lange bekannt. Immerhin badete bereits Kleopatra in einem Milch-Honig-Bad. Die pflegenden und heilenden Eigenschaften von Milch beruhen auf dem enthaltenen Milchfett, das die Haut beruhigt und glättet. Außerdem schützt Milchsäure vor ungünstigen Umwelteinflüssen und stärkt den Säureschutzmantel der Haut. Vitamine und Mineralstoffe kurbeln den Stoffwechsel an.

～ Zarte Hände

Bei trockenen rissigen Händen vermischt man 0,5 l Vollmilch mit 125 ml heißem Wasser und badet die Hände etwa zehn Minuten darin. Die Haut regeneriert sich durch die Milch und wird zart und glatt.

～ Milch-Honig-Bad

Für ein Vollbad werden 4 l Milch erwärmt und vier Esslöffel Honig darin aufgelöst. Die Flüssigkeit gibt man dem Badewasser zu. Ein Milchbad wirkt nicht nur positiv auf die Haut, sondern hat auch insgesamt einen entspannenden und beruhigenden Einfluss.

Gut für den Schlaf

Warme Milch mit Honig (siehe Seite 86) wird gerne als Hausmittel gegen schlechtes Einschlafen empfohlen. Für einen guten Schlaf soll das in Milch enthaltene Hormon Melatonin sorgen. Ähnlich wie die Honigmilch kann auch eine Kamillenmilch bei Schlafstörungen helfen. Da Kamille an sich schon eine beruhigende Wirkung hat (siehe Seite 42) ergänzen ihre Wirkstoffe noch das Schlaf fördernde Melatonin. Zur Herstellung einer Kamillenmilch gibt man eine Handvoll Kamillenblüten für zehn Minuten in gut erhitzte Milch. Nach dem Abseihen der Blüten wird diese noch warm getrunken.

Milchunverträglichkeit

Es gibt viele Menschen, die Milch nicht vertragen können. Grund dafür ist eine Laktose-Unverträglichkeit. Beim Verzehr von Milch und Milchprodukten kommt es zu Unwohlsein, Magenkrämpfen und Durchfall. Trotzdem muss man nicht auf Milch verzichten. Es gibt mittlerweile laktosefreie Milch und Milchprodukte zu kaufen oder auch Enzympräparate, die beim Spalten des Milchzuckers behilflich sind. Manchmal beschränkt sich die Unverträglichkeit auch auf Kuhmilch, dann lohnt sich ein Versuch mit Schafs- oder Ziegenmilch.

Ziegen- und Schafsmilch

Die Milch von Ziegen, Schafen und Kühen unterscheidet sich in ihren Inhaltsstoffen zum Teil erheblich. Nachdem Ziegenmilch lange als Milch der armen Leute angesehen wurde, liegt sie heute wieder sehr im Trend und kann als Hausmittel bei verschiedenen Beschwerden helfen. Die Gehalte der Ziegenmilch an Vitaminen und Mineralstoffen überschreiten die der Kuhmilch teilweise deutlich.

Bei Neurodermitis soll Ziegenmilch ganz besonders wirksam sein und schnell Erfolge zeigen. Selbst Kleinkinder können schon davon profitieren. Bei der Therapie wird lediglich vom Kuhmilch auf Ziegenmilch umgestellt und diese mehrmals täglich getrunken.

Schafsmilch ist noch gehaltvoller als Kuh- und Ziegenmilch und schmeckt durch das leichte Mandelaroma weniger intensiv als Ziegenmilch. In besonders hohen Konzentrationen kommt Ortosäure vor, die bei Arteriosklerose hilfreich ist, weil sie die Einlagerung von Fetten in den Blutgefäßen verhindert. Außerdem ist Schafsmilch ein besonders gutes Hautpflegeprodukt, das besonders bei trockener Haut eingesetzt werden kann. Viele Naturkosmetikprodukte auf Schafsmilchbasis tragen dem Rechnung.

Reinigung und Pflege mit Milch

Milch tut nicht nur bei Erkältung gut, sondern ist auch zur Reinigung und Pflege der Haut empfehlenswert.

Zur Reinigung verwenden Sie eine Mischung aus Milch und einem Schuss Traubensaft, die wie eine Reinigungsmilch angewendet wird. Gegen Falten vermischt man ein Eigelb mit Milch, Zitronensaft, Sahne und Mandelöl. Tragen Sie die Flüssigkeit sparsam auf das Gesicht auf und entspannen Sie sich 20 Minuten. Dann wird das Ganze mit lauwarmem Wasser abgenommen.

Bei Gesichtsröte kann es hilfreich sein, das Gesicht zweimal täglich mit Milch zu waschen

Unten: Schafsmilch schmeckt nicht jedem gut, ist aber sehr gesund.

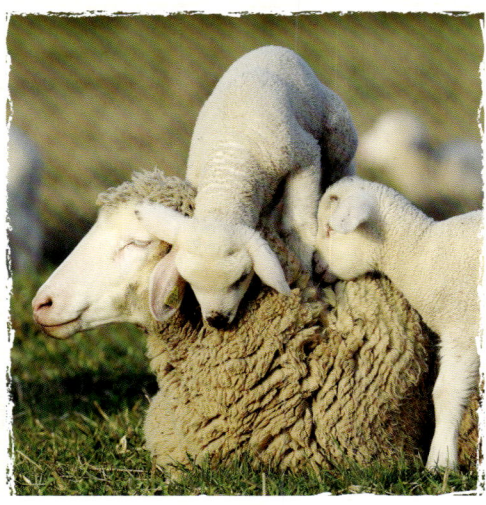

Meerrettich – der Scharfe

»Meerrettich ist dem Magen ein Pflaster, den Augen ein Laster.«

Redensart

Seine Schärfe ist legendär – Senfölglykoside sind die Ursache dafür. Sie reizen, wärmen und durchbluten die Schleimhäute und das ist gut bei festsitzendem Husten und Schnupfen. Meerrettich hilft deshalb bei Infekten der oberen Atemwege ebenso gut wie bei Blasenentzündungen. Senfölglykoside töten Bakterien, Pilze und Viren ab und sollen antibiotische Eigenschaften haben. Durch seine Inhaltsstoffe – auch hohe Mengen an Vitamin C sind dabei – senkt Meerrettich die Anfälligkeit für Infekte.

Bei Erkältungen und Harnwegsinfekten tut Meerrettichsaft gut, der mithilfe einer Saftpresse selbst hergestellt werden kann. Presst man gleichzeitig einen Apfel mit, wird der Geschmack besser und das Getränk enthält noch mehr gesunde Wirkstoffe. Man trinkt mehrmals täglich ein Glas davon. Meerrettichsaft gibt es auch im Reformhaus zu kaufen.

∾ Schnupfenauflage

Cremen Sie die Augen des Kranken mit einer fettreichen Creme ein und decken Sie dann je einen Wattepad darüber. Nun wird frischer, fein geriebener Meerrettich auf die Stirn aufgetragen; etwa zehn Minuten einwirken lassen.

Heilende Wickel

Bei Muskelverspannungen, Kopfschmerzen, Schnupfen, Bronchitis und Hexenschuss kann ein Meerrettichwickel gute Dienste leisten. Die Senföle lockern die Muskulatur und lösen Verspannungen, weil sie die Haut erwärmen und durchbluten.

Vorsicht: Bei Magen- oder Darmgeschwüren, entzündlichen Darmerkrankungen und allen Entzündungen der Nieren darf Meerrettich nicht angewendet werden. Das gilt auch für Kleinkinder unter vier Jahren.

∾ Meerrettichwickel

Frischer, fein geriebener Meerrettich wird auf ein Baumwolltuch gestrichen. Die Enden schlägt man ein und platziert den Wickel auf der betroffenen Stelle. Bei Nasennebenhöhlenentzündungen ist ein Taschentuch besser. Eine andere Möglichkeit besteht darin, sechs Esslöffel frisch geriebenen Meerrettich mit drei Esslöffeln Weizenvollkornmehl zu vermischen und die Masse vorsichtig zu erwärmen. Die warme Mischung gibt man auf ein Baumwolltuch und legt es auf die betroffene Stelle auf. Der Meerrettichwickel sollte etwa 15 Minuten einwirken.

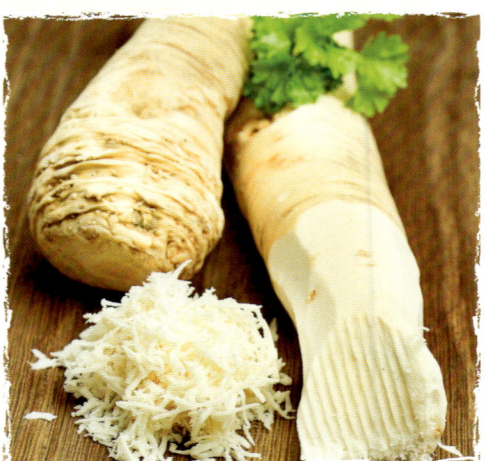

Links: Geriebener Meerrettich kann für Wickel oder als Schnupfenauflage verwendet werden.

Rechts: Kräuteröle kann man selbst herstellen. Sie gehören in die Hausapotheke, sind aber auch ein schönes Geschenk.

Öle –
die Salbungsvollen

»Wenn du für ein Jahr planst, säe Korn –
planst du fürs Leben, trinke Olivenöl.«

Lebensweisheit

Dass Südeuropäer oft sehr alt werden, soll unter anderem am Olivenöl liegen, das im Speiseplan der Menschen dort einen festen Platz innehat.

Öl besteht hauptsächlich aus Fetten und die sind unser Hauptenergielieferant. Fette an sich sind in unserer Gesellschaft allerdings weitgehend verpönt, weil sie dick machen und für Herz-Kreislauf-Erkrankungen und vieles mehr mitverantwortlich sind. Doch zum einen kommt es natürlich immer auf die Menge an, die man zu sich nimmt, und zum anderen muss beim Begriff Fett zwischen pflanzlichen und tierischen Fetten deutlich unterschieden werden. Tierische Fette enthalten nämlich viele gesättigte Fettsäuren, die nicht so gesund sind, während in Ölen, also pflanzlichen Fetten, überwiegend ungesättigte Fettsäuren vorkommen, und die sind lebensnotwendig für uns, denn wir können sie selbst nicht im Körper bilden. Als weitere Inhaltsstoffe können vor allem Vitamine, sekundäre Pflanzenstoffe und Pflanzenhormone genannt werden. Je nach Art des Öles, ob Oliven-, Raps-, Kürbiskernöl oder anderen, variiert die Zusammensetzung der Wirkstoffe im Öl natürlich. Alle Inhaltsstoffe zusammengenommen wirken entzündungshemmend, blutdrucksenkend und schützen die Gefäße.

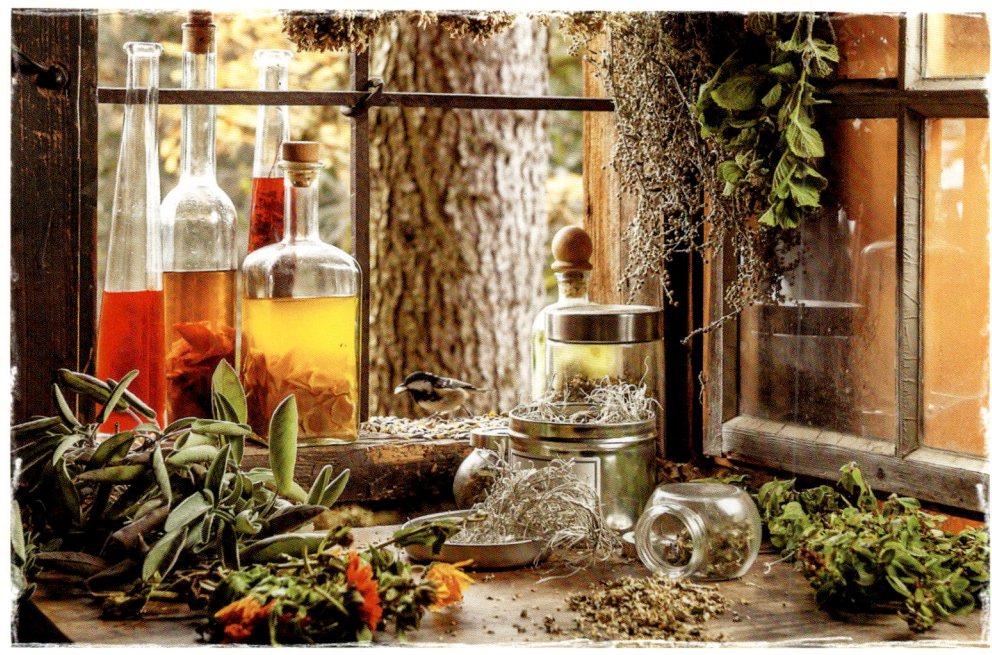

Gesundheit von innen und außen

Zur Gesunderhaltung und Prophylaxe sind Öle sehr empfehlenswert. Sie verbessern die Durchblutung, senken
Blutfettwerte und auch den Blutdruck. Achten Sie aber
darauf, nur kalt gepresste und schonend behandelte Öle
einzusetzen, in denen die Wirkstoffe noch enthalten sind.
Für die tägliche Ernährung sind pflanzliche Öle unerläss-
lich und sollten zu Hause immer vorrätig sein. Als natürliche Heilmittel werden sie außerdem bei verschiedenen
Beschwerden für die äußere Anwendung eingesetzt. Pli-
nius der Ältere, ein römischer Gelehrter, empfahl bereits
vor etwa 2000 Jahren, Wein zur inneren Anwendung und
Öl zur äußeren Anwendung zu gebrauchen.

Neben Ölmassagen ist vor allem der Stirnguss mit Öl
eine wirksame äußere Anwendung, um tiefe Entspannung zu bewirken. In der traditionellen indischen Heil-
kunst Ayurveda wird die Methode, einen warmen Ölstrahl

Unten: Verwenden Sie zur Herstellung von Kräuterölen nur
hochwertiges, kalt gepresstes Öl.

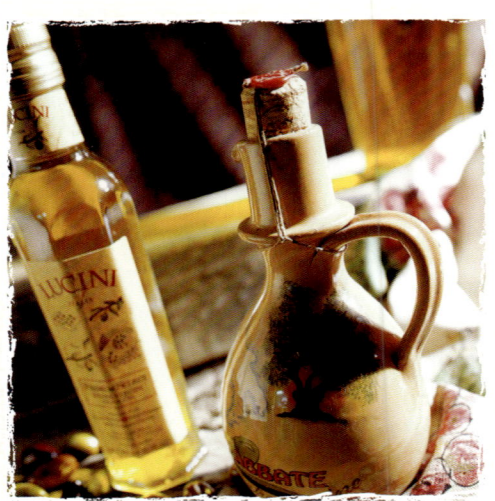

langsam pendelnd über die Stirn zu gießen, schon seit
Hunderten von Jahren praktiziert. Das warme, langsam
fließende Öl löst Verspannungen im Kopf- und Nackenbereich und baut Stress und Nervosität ab.

Ölauszüge

Öle sind für die Hausapotheke besonders dann wirkungsvoll, wenn es sich um Ölauszüge handelt (siehe Seite
141), denn die Wirkstoffe verschiedener Heilpflanzen
können durch einen Auszug in das Öl gelangen und so
bei verschiedenen Indikationen ihre Wirkung entfalten.

❧ Gute Konzentration

Geben Sie einige Tropfen Zitronenöl in Ihre Handflächen,
verreiben Sie das Öl etwas und legen Sie dann die Hände gewölbt über Nase und Mund und atmen Sie tief ein.
Der Zitronenduft belebt die Sinne und steigert die Konzentration.

Bei schmerzenden Muskeln und Gelenken

Öle eignen sich besonders gut zur Massage. Sie ziehen
gut in die Haut ein und machen sie weich und geschmeidig. Außerdem dient das Öl als Transportmittel für die
Inhaltsstoffe der Heilpflanzen, die in die Haut eindringen
und ihre Wirkung tun. Durch die Massage werden vor
allem Muskeln gelockert, und das ist bei Verspannungen
besonders angenehm. Sollen Öle bei Rheumatismus
oder Zerrungen eingesetzt werden, empfiehlt es sich, die
Flüssigkeit leicht einzureiben, aber nicht zu massieren.
Die verschiedenen Auszugsöle eignen sich unter anderem bei entzündeter Haut, Verbrennungen, Verspannungen, Zerrungen und Verstauchungen.

❧ Ölmassage bei Verspannungen

10 TL Labkraut- oder Rosmarinöl werden mit 100 ml
Sonnenblumenöl vermischt. Vor der Massage sollten kalte Hände leicht erwärmt werden. Zum Massieren träufelt

man auf die Hautpartien etwas von dem Öl, massiert und klopft das Öl ein, sodass die Haut schön warm wird. Nach der Massage warm zudecken, damit sich die Muskeln nicht gleich wieder verspannen.

Erkältungen bekämpfen

Gegen Erkältungskrankheiten gibt es eine Vielzahl wirksamer Hausmittel. Neben Honig und verschiedenen Wickeln können Öl in Form von Balsam und auch eine Honig-Öl-Ei-Mischung gute Dienste tun. Um während der Erkältung einen ruhigen Schlaf zu fördern, kann außerdem etwas kochendes Wasser mit 10 Tropfen Eukalyptusöl angereichert und ins Schlafzimmer gestellt werden. Die warmen Dämpfe erhöhen die Luftfeuchtigkeit, lindern den Hustenreiz und beruhigen.

Honig-Öl-Ei-Mischung

Bei Heiserkeit hilft eine Mischung aus Honig, Öl und Eigelb. Dazu werden zwei Esslöffel flüssiger Honig, zwei Esslöffel Öl und ein Eigelb so lange verrührt, bis ein einheitlicher Brei entsteht. Von der Mischung nimmt man täglich mehrmals einen Teelöffel. Bereiten Sie die Masse täglich frisch zu und verwenden Sie unbedingt frische Eier.

Schneller Erkältungsbalsam

40 g Engelwurz-Thymian-Balsamöl (stellen Sie hierzu ein fertiges Auszugsöl aus Bio-Sonnenblumenöl, Bio-Rapsöl, Engelwurz, Thymian, Anis, Majoran, Pfefferminze und Salbei her; Auszugsöle siehe Seite 141) und 9 g Bienenwachs werden in ein hitzebeständiges Glas gefüllt und im Wasserbad sanft erhitzt (max. 70 °C), bis das Bienenwachs geschmolzen ist. Währenddessen immer wieder umrühren. Hat sich eine einheitliche Flüssigkeit gebildet, das Glas aus dem Wasserbad nehmen, in ein bis zwei saubere Kosmetikdosen füllen und mit einem Tuch abdecken. Erst nach dem Erkalten sollen die Dosen verschlossen werden. Der Balsam hält bei kühler und trockener Lagerung bis zu einem Jahr.

Rizinusöl

Rizinusöl ist bekannt als probates Mittel gegen Verstopfung. Man bekommt es in der Apotheke und im Reformhaus, sollte bei der Dosierung aber vorsichtig vorgehen. Am besten spricht man die Einnahme mit dem Arzt ab. Das aus dem Wunderbaum gewonnene Öl kann aber auch bei gereizter Haut, Ekzemen und Gerstenkörnern verwendet werden.

Rizinusöl bei Gerstenkörnern

Die betroffene Stelle wird mehrmals täglich mit Rizinusöl betupft. Am besten geht das mit einem Wattestäbchen. Die Reizung lässt sehr schnell nach, das Gerstenkorn selbst muss einige Tage behandelt werden, bevor es verschwindet.

Unten: Ein Stirnguss mit warmem Öl verschafft optimale Tiefenentspannung und löst Verkrampfungen im Nackenbereich.

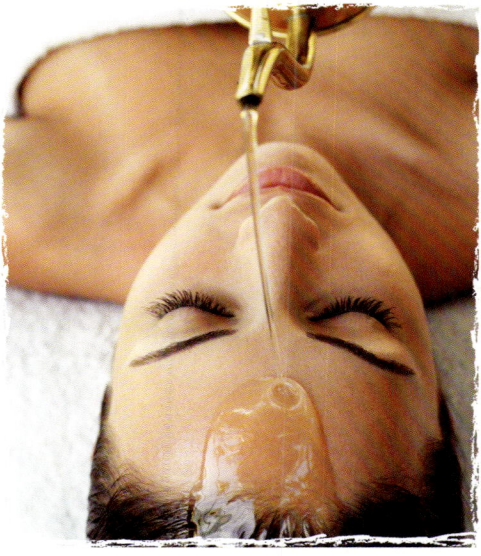

Quark – weißes Wunder

»Quark macht stark.«

Redensart

Milchprodukte haben wir eigentlich immer im Haus und so zählen Milch, Joghurt und Quark zu den beliebtesten und ältesten Hausmitteln überhaupt. Vor allem Magerquark enthält viel Kasein (Milchprotein), Molkeprotein und Mineralstoffe. Aufgrund seines hohen Eiweißgehaltes ist Quark an sich sehr gesund.

Als Hausmittel sind vor allem Quarkwickel und -auflagen bekannt, die typischerweise bei schmerzenden Gelenken und Prellungen, Hautrötungen und Sonnenbrand, Halsschmerzen und Bronchitis eingesetzt werden.

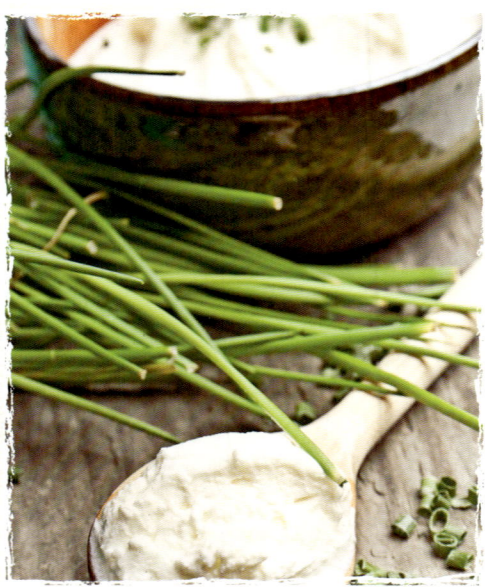

Quark selbst herstellen

Es ist gar nicht so schwer, Quark selbst herzustellen und für die Hausapotheke natürlich von ganz besonderem Wert. Am besten wird frische Vollmilch vom Bauern verwendet, die die meisten Inhaltsstoffe hat. Außerdem benötigen Sie noch Buttermilch und einige Tage Zeit. Ganz wichtig ist bei der Quarkherstellung sauberes Arbeiten, denn sonst verhindern Keime den Prozess.

∾ Selbst gemachter Quark

1 l frische Milch und 6 El Buttermilch (lebende Kulturen) in einer Plastikschüssel verrühren und zwei Tage bei Zimmertemperatur abgedeckt ruhen lassen. Die angedickte Mischung noch abgedeckt im vorgeheizten Ofen bei 35 °C zwei Stunden erwärmen. In dieser Zeit trennt sich die Molke vom sogenannten Bruch. Nun ein sauberes Geschirrtuch in ein grobmaschiges Sieb legen und die Milchmasse hineinfüllen. Das Ganze an einen kühlen Platz stellen, bis die Molke sich vom Quark getrennt hat. Man kann das Tuch auch noch ausdrücken – bitte achten Sie auf saubere Hände –, dann wird der Quark fester. Der so gewonnene Quark hält sich etwa eine Woche im Kühlschrank. Die Molke müssen Sie übrigens nicht wegschütten. Sie ist sehr gesund für die Darmflora und schmeckt, mit Fruchtsäften gemischt, ausgesprochen lecker.

Kalte Wickel

Es kommt auf die Beschwerden an, ob die Wickel kalt oder warm aufgelegt werden. Bei Brust-, Gelenks- oder Venenentzündungen, Fieber und Sonnenbrand sind kalte Wickel nützlich, denn hierbei macht man sich die

Links: Schnittlauchquark ist nicht nur ein bekömmlicher, sondern auch ein gesunder Brotaufstrich.
Rechts: Beim Quarkwickel wird der kalte oder warme Quark gleichmäßig auf ein Baumwoll- oder Leinentuch gestrichen.

Wirkung von Quark zunutze, der überschüssige Wärme aus dem Körper zieht, entzündungshemmend, schmerzlindernd und kühlend wirkt. Aus diesem Grund wird er auch gerne bei Sportverletzungen als Sofortmaßnahme eingesetzt.

Quark sollte zwar immer kühl gelagert werden, bei der Anwendung ist es aber wichtig, dass die Quarkauflage nicht zu kalt ist, damit keine Muskelkrämpfe auftreten.

⌇ Quarkwickel

Für einen Quarkwickel wird auf ein Baumwolltuch eine fingerdicke Quarkschicht aufgetragen. Das Tuch wird dann an den Seiten eingeklappt, und dann auf die betroffene Stelle gelegt. Bei den oben beschriebenen Beschwerden sollten Quarkwickel nur etwa 15 Minuten aufliegen. Bei Schürfwunden und offenen Verletzungen dürfen keine Quarkwickel angewendet werden.

Warme Wickel

Bei Erkältungskrankheiten, Bronchitis, Reizhusten und festsitzendem Husten hilft ein warmer Quarkwickel gut. Kinder sollten bei einer Anwendung nicht jünger als drei Jahre sein.

⌇ Brust-Quarkwickel

Auf ein dünnes Baumwolltuch (es gehen auch Küchentücher) wird fingerdick Quark aufgetragen. Die Quarkfläche sollte so groß sein, dass sie den Brustkorb bedeckt. Darauf wird ein weiteres dünnes Tuch gelegt und die Ränder eingeschlagen. Die Quarkpackung wird nun mit einer Wärmflasche vorgewärmt und dann auf den Brustkorb gelegt. Decken Sie das Ganze noch mit einem weiteren Tuch ab. Der Wickel bleibt etwa drei Stunden liegen, während dieser Zeit sollten Sie gut zugedeckt im Bett ruhen.

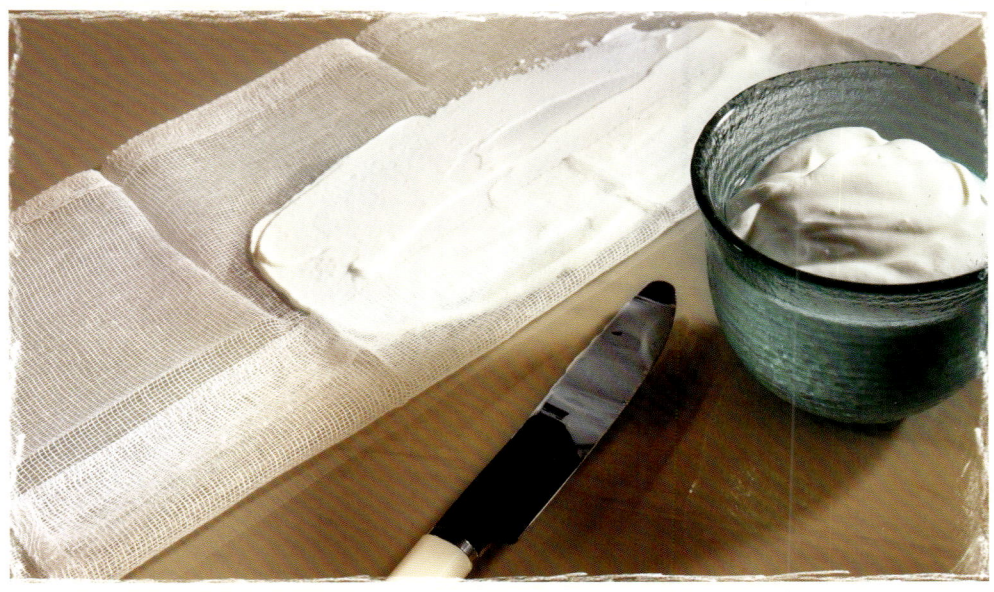

Rettich – der Säubernde

»So wie der Wirt die Lumpen herauswirft, wirkt der Rettich auf den Magen. Er ist ein echter Kaminputzer für den Unterleib.«

Sebastian Kneipp

Den Rettich gibt es bei uns schon so lange, dass man fast meinen könnte, er sei ein heimisches Gemüse. Dabei stammt er wahrscheinlich aus Nordchina und soll schon beim Pyramidenbau die Arbeiter ernährt haben. In Bayern wird er noch immer als Radi bezeichnet, in Ostfriesland als Bölkwurtel und andernorts als Rummelnase.

Es gibt schwarzen und weißen Rettich, runde und längliche Wurzeln; in der Volksheilkunde wird aber vor allem der seit langem bewährte Schwarze oder Winterrettich eingesetzt. Dieser lässt sich nämlich bis in den späten Herbst hinein ernten und darüber hinaus gut lagern, sodass er früher wie heute hilft, den Winter bei guter Gesundheit zu überstehen.

Rettich enthält viel Vitamin C und andere Vitamine, Kalium, Phosphor und Spurenelemente. Die Schärfe des Rettichs verrät das Vorhandensein von vielen Senfölglykosiden, die antibakterielle und pilzhemmende Wirkung haben und deshalb Erkältungskrankheiten vorbeugen und sie heilen.

Auf unserem Speiseplan sollte Rettich häufiger vorkommen, denn er kurbelt die Verdauung und den Stoffwechsel an und liefert Vitamin C.

Rettich – früher und heute

Rettich war früher eines der wichtigsten Hausmittel. Der Saft diente als Haarwuchsmittel und Rettichscheiben legte man bei abnehmendem Mond auf Hühneraugen, um sie zu entfernen. Vor allem wurde Rettichsaft aber bei Gallen-, Nieren- und Blasensteinen eingesetzt.

Heute steht vor allem die heilende Wirkung bei Erkältungskrankheiten im Vordergrund. Das heißt aber nicht, dass Rettich nicht als unterstützende Therapie bei »Steinen« eingesetzt werden kann, denn fest steht, dass er Leber- und Gallefunktion anregt und die Darmflora verbessert. Wer anfällig für Gallen-, Nieren- oder Blasensteine ist, tut gut daran, hin und wieder eine mehrwöchige Trinkkur mit Rettichsaft zu machen.

Bester Hustenlöser

Festsitzender Schleim kann sehr unangenehm sein. Nicht selten wird mit starken Medikamenten versucht, den Schleim auf den Bronchien zu lösen. Ein überaus wirksa-

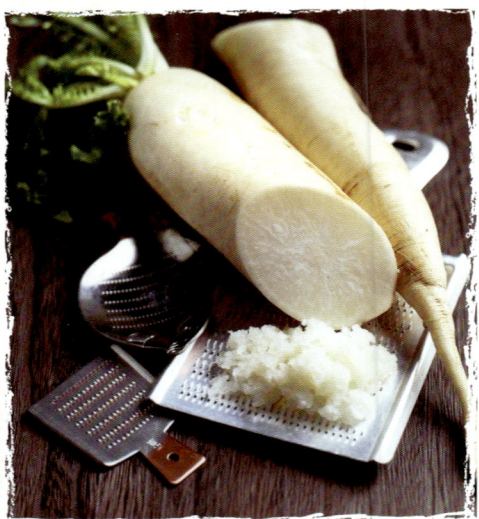

Links: Seit alters her hilft geriebener Rettich bei Nieren- und Blasenbeschwerden.

Rechts: In den ausgehöhlten schwarzen Rettich kommt Honig oder Kandiszucker. Rettichsaft hilft bei festsitzendem Husten.

mes und natürliches Hausmittel ist selbst hergestellter Rettichsaft. Es gibt verschiedene Zubereitungsmöglichkeiten, die aber allesamt ganz einfach sind. Die beiden besten Rezepte werden hier vorgestellt.

Rettichsaft mit Honig oder Kandiszucker

Ein großer schwarzer Rettich wird so gut wie möglich ausgehöhlt und anschließend mit einer sauberen Stricknadel an mehreren Stellen ganz durchstochen. In die Höhlung hinein gibt man Honig oder füllt sie mit braunem Kandis. Nun wird der Rettich in ein Glas gestellt. Nach mehreren Stunden hat sich der Honig oder Kandiszucker aufgelöst und der austretende Saft sammelt sich im Glas. Zwei- oder mehrmals täglich nimmt man einen Teelöffel.

Saft aus geriebenem Rettich

Legen Sie ein feinmaschiges Sieb über eine Plastikschüssel. Ein gesäuberter schwarzer Rettich wird nun in das Sieb gerieben und mit etwa acht Esslöffeln Honig vermischt. Nach einigen Stunden hat sich in der Schüssel

Honig-Rettich-Saft gesammelt, der wie oben beschrieben eingenommen werden soll.

Rettich selbst ziehen

Wer einen Garten hat, kann Rettich problemlos anbauen. Das Gemüse ist pflegeleicht, und Winterrettich verträgt auch tiefere Temperaturen. Er wird im Juli ausgesät, damit man vor dem ersten Frost ernten kann. Sommerrettich können Sie schon ab März aussäen. Um eine frühe Ernte zu beschleunigen, legt man bei noch kühlen Frühjahrstemperaturen ein Vlies über die Aussaat. Im Garten kann man zwischen runden und länglichen Wurzeln je nach Vorliebe auswählen, soll Rettich jedoch im Topf auf Balkon und Terrasse wachsen, sollten Sie die runden Formen bevorzugen. Stehen die Töpfe oder Kästen geschützt oder vielleicht sogar frostfrei, kann den ganzen Winter über nach Bedarf geerntet werden. Ansonsten nimmt man die Wurzeln im Spätherbst aus der Erde und lagert sie in leicht feuchtem Sand in einem kühlen Raum.

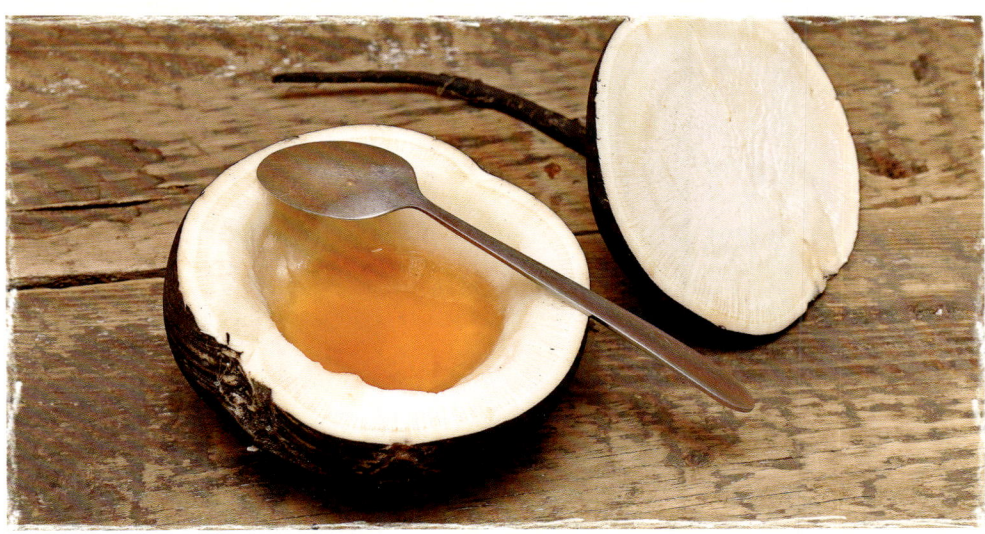

Salz – weißer Edelstein

»Salz ist unter allen Edelsteinen, die uns die Erde schenkt, der Kostbarste.«

Justus von Liebig

Salz ist für den menschlichen Körper lebensnotwendig und für den Nährstofftransport, den Knochenaufbau und vieles mehr mitverantwortlich. Natürliches Salz ist voller essenzieller Mineralstoffe und Spurenelemente. In der Hausapotheke darf Salz nicht fehlen, denn sehr viele Therapien basieren auf Salzanwendungen.

Häufig ist Speisesalz gemeint, wenn man von Salz spricht. Dabei gibt es Meersalz, Steinsalz, Fleur de Sel, Sel gris, Jodsalz, Fluorsalz, Himalajasalz und Diätsalz. Das hauptsächlich verwendete Speisesalz ist qualitativ allerdings eher minderwertig, besser ist Meersalz und am hochwertigsten Fleur de Sel. Dem Himalajasalz wird eine besondere Heilkraft zugesprochen.

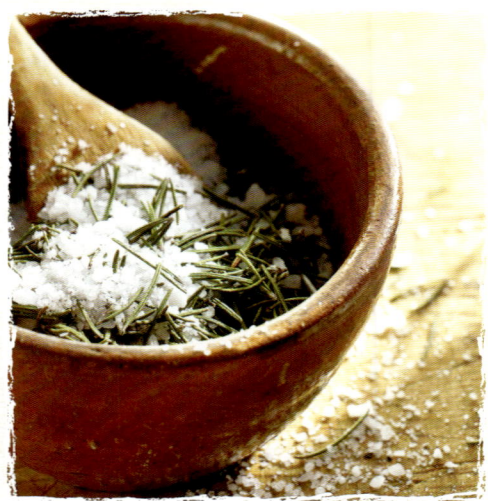

Multitalent Salz

»Alles Leben kommt aus dem Meer«, soll Hippokrates einmal gesagt haben und bezog sich dabei auf die Heilwirkung des weißen Goldes. Sehr viele Beschwerden können mit Salzanwendungen gebessert oder geheilt werden. Vor allem der Haut tut Salz sehr gut, bei Husten, Schnupfen, Heiserkeit können Inhalieren, Gurgeln und Salzduschen helfen, bei schmerzenden Gelenken wirken Salzwickel und bei Zahnfleischbluten wird am besten Salz gekaut. Dazu nimmt man etwas Meersalz und Wasser in den Mund und kaut so lange, bis die Salzkörner nicht mehr zu spüren sind; und ganz nebenbei macht das auch noch weiße Zähne.

Einreibung bei Hautirritationen und Sonnenbrand

Lösen Sie 1 TL Salz in einem Glas Leitungswasser auf. Nun wird ein Baumwoll- oder Leinentuch in das Salzwasser getaucht, gut ausgedrückt und damit werden die betroffenen Stellen betupft und eingerieben. Die Prozedur kann zweimal täglich je nach Beschwerden durchgeführt werden.

Salzsocken

Etwa 5 TL Meersalz werden in 1 l körperwarmen Leitungswasser vollständig aufgelöst. Anschließend taucht man Baumwollsocken in die Salzlösung und wringt die Socken vor dem Anziehen gut aus. Am besten zieht man über die feuchten Socken noch ein Paar trockene Socken. Die Anwendung dauert etwa eine halbe Stunde. Währenddessen sollte man sich hinlegen und ausruhen.

Salzsocken fördern die Durchblutung und kurbeln den Stoffwechsel an. Sie helfen vor allem bei chronisch kalten Füßen, Gicht und Entzündungen der Zehen.

Links: Rosmarin-Kräutersalz kann auch in der Küche eingesetzt werden.

Rechts: Salz tut vor allem der Haut gut. Ein Bad mit Meersalz und Kräutern ist schnell hergestellt.

Gurgeln gegen Halsschmerzen

In einem Glas warmem Wasser wird ein Esslöffel Salz aufgelöst. Mit dieser Flüssigkeit wird mehrmals täglich gegurgelt. Die Salzlauge wird nicht geschluckt, sondern ausgespuckt. Sie tötet die Bakterien im Rachenraum ab und stoppt außerdem Mundgeruch.

Salz-Nasenspülung

1 g Meersalz und 100 ml Wasser werden vermischt und die Salzlösung dann in die Nase hochgezogen. Sehr praktisch sind Nasenduschen, die man in der Apotheke bekommt. Hier gibt es auch spezielle isotonische Kochsalzlösungen, die bei Schnupfen gut helfen.

Salzwickel

Sehr gut ist für einen Salzwickel ein längliches Baumwollsäckchen geeignet, das man sich gut selbst nähen kann. Saubere, leinene Brotbeutel sind auch praktisch, denn sie lassen sich gut um schmerzende Stellen legen. Wichtig ist, dass man die Säckchen oder Beutel gut verschließen kann, damit das Salz nicht herausrieselt.

Das Salz wird im Beutel im Backofen bei 75 Grad etwa 15 Minuten erwärmt und dann der warme Beutel um schmerzende Gelenke gelegt. Der Salzwickel hat einen abschwellenden, entzündungshemmenden Effekt.

Salz auf unserer Haut

Für die Haut ist Salz eine Wohltat. Es fördert die Durchblutung, löst Giftstoffe und wirkt leicht antibakteriell. Nicht nur bei Halsschmerzen oder Nasenspülung kommt es allerdings auf ein hochwertiges Salz an, sondern auch in der Körperpflege. In Apotheken und dem Fachhandel gibt es Badesalze aus dem Toten Meer, die besonders reich an Mineralien sind und die Haut weich und geschmeidig machen. Der entstehende salzhaltige Wasserdampf gelangt außerdem in die Atemwegsorgane und wirkt wie eine Inhalation.

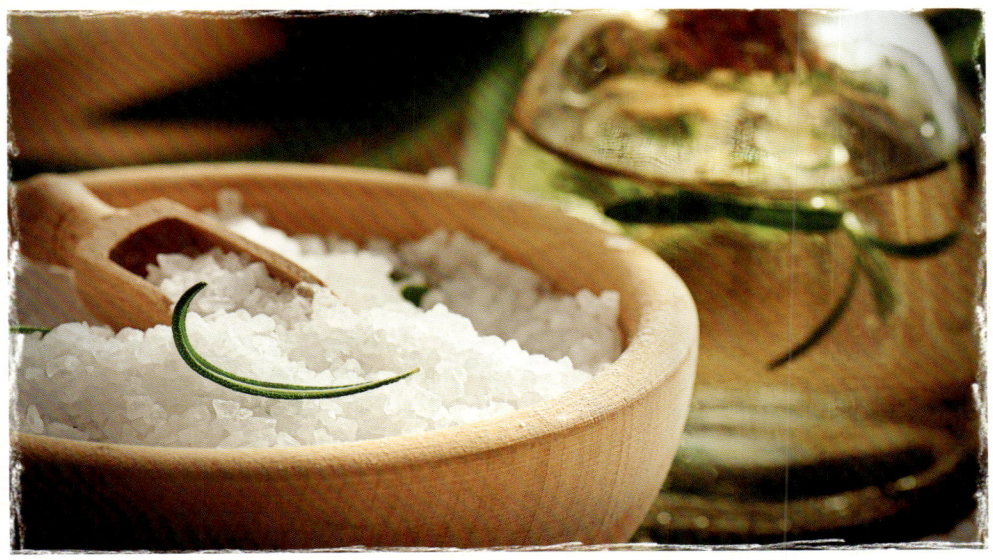

Wasser – das Lebendige

»Im Wasser ist Heil.«

Sebastian Kneipp

Ohne Wasser kein Leben. Das gilt für alles Lebendige. Und von der besonderen Heilkraft des Wassers waren bereits die alten Römer überzeugt, die schon früh eine Bäderkultur pflegten. Das Modewort »Spa« bedeutet übrigens nichts anderes als »sanus per aquam« also »Gesundheit durch Wasser«.

Im 19. Jahrhundert war es vor allem Pfarrer Sebastian Kneipp, der die Hydrotherapie praktizierte und bis heute populär gemacht hat. Kneipp begann seine Forschungen zur Heilkraft des Wassers, nachdem er seine als unheilbar

Unten: Wasser ist für Menschen, Tiere und Pflanzen lebensnotwendig und innerlich wie äußerlich angewendet eine Wohltat.

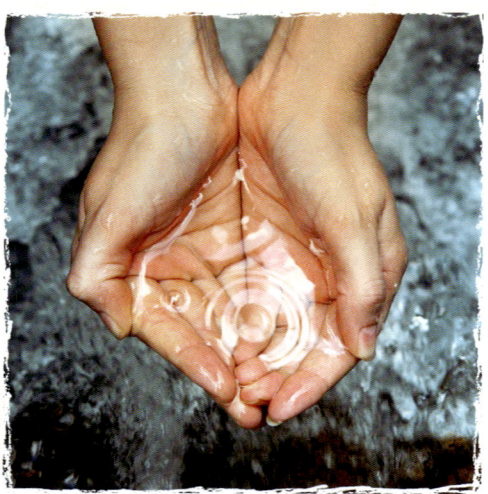

diagnostizierte Tuberkulose durch kurze Bäder in der Donau selbst heilte.

Kneipp'sche Wasseranwendungen stärken durch milde bis kräftige Reize die Selbstheilungskräfte des Körpers. Sie verbessern die Durchblutung, trainieren die Venenfunktionen und stimulieren innere Organe. Durch die stärke Durchblutung wird außerdem der Körper gleichzeitig entgiftet. Von Sebastian Kneipp sind etwa 120 Anwendungen bekannt, darunter Wickel, Waschungen, Güsse und Kräuterbäder.

Wasseranwendungen sind aber auch bei Erkältungskrankheiten und Fieber nützlich; als klassisches Beispiel gilt der Wadenwickel zur Fiebersenkung.

∾ Kneipp'sches Armbad

Bereiten Sie eine ausreichende große Schale mit kaltem Wasser vor, in das hinein Sie für kurze Zeit die angewinkelten und miteinander verschränkten Arme legen. Die schnelle und kurze Abkühlung steigert die Konzentrationsfähigkeit und wirkt wie ein Espresso!

Kaltes Wasser – vitalisierend und beruhigend

Kaltes Wasser stärkt die Abwehrkräfte und verbessert die Durchblutung. Diese Wirkung macht man sich beim Kniguss und Wassertreten zunutze – beides ganz einfache Anwendungen, die leicht zu Hause durchgeführt werden können.

Ein kalter Knieguss kann sowohl vorbeugend gegen Krankheiten regelmäßig durchgeführt werden als auch bei Venenerkrankungen zur Kräftigung der Gefäße. Darüber hinaus kann er aber auch als probates Mittel zur Beruhigung und zum besseren Einschlafen angesehen werden. Damit die Haut nicht zu sehr gereizt wird, sollte der Wasserstrahl sanft sein. Wer häufig Wasseranwendungen durchführt, sollte über die Anschaffung eines speziellen sanften Duschkopfes nachdenken.

Ganz ähnlich ist die Wirkung beim Wassertreten. Sie müssen dazu nicht extra ins nächste Heilbad fahren, sondern können wöchentlich mehrmals eine Wassertretkur zu Hause in der Badewanne durchführen. Am Abend wirkt Wassertreten entspannend und fördert einen ruhigen Schlaf, am Morgen durchgeführt, stärkt es die Abwehrkräfte.

Knieguss

Stellen Sie sich für den Knieguss in die Badewanne oder Dusche. Es ist wichtig, dass die Füße warm sind, bevor man mit dem Guss beginnt. Zunächst führt man den kalten Wasserstrahl am rechten Bein außen aufwärts über die Kniekehle, verharrt dort für einen kurzen Moment und lässt das Wasser dann an der Innenseite abwärts laufen. Der zweite Guss führt über die Beinvorderseite nach oben bis zum Knie und dann abwärts. Ebenso wird mit dem linken Bein verfahren. Zum Schluss lässt man erst über die rechte, dann über die linke Fußsohle Wasser laufen. Trocknen Sie sich anschließend gut ab. Die Beine und der ganze Körper sollten sich schnell wieder erwärmen, indem man sich dick anzieht oder sich in eine Decke hüllt.

Wassertreten

Zum Wassertreten lässt man in die Badewanne so viel kaltes Wasser laufen, bis es eine Handbreit unter dem Knie steht. Nun läuft man zwei bis fünf Minuten in der Badewanne auf und ab und hebt dabei den Fuß hoch aus dem Wasser. Eine rutschfeste Matte leistet dabei gute Dienste. Auch beim Wassertreten gilt: Die Füße müssen vor der Therapie warm sein. Nach dem Wassertreten zieht man dicke Wollsocken an und bewegt Füße und Beine so lange, bis sie wieder warm sind.

Gut gegen arthritische Beschwerden

Der kühlende Effekt des Wassers, der beim Knieguss und Wassertreten seine Wirkung zeigt, hilft auch bei akuten arthritischen Schmerzen, denn in diesem Zustand sollten die Gelenke gekühlt werden. Am besten wickelt man dazu Eiswürfel in ein Geschirrhandtuch und legt das Tuch dann auf die betroffene schmerzende Stelle.

Klassische Wickel

Es gibt für verschiedene Beschwerden unterschiedliche Wickel. Die meisten entfalten ihre Wirkung in Verbindung mit Wasser, beispielsweise der Essig- oder Salzwickel. Durch Zusatzstoffe zum Wasser kann das Einsatzspektrum also noch erweitert werden. Ein ganz klassischer Wickel, der auch in Zeiten, in denen Hausmittel in Vergessenheit geraten waren, immer noch angewendet wurde, ist der Wadenwickel zur Fiebersenkung. Er wird vor allem gerne bei Kindern eingesetzt, denen man ungern hoch dosierte Medikamente verabreicht, kann aber bei Menschen jeden Alters angewendet werden.

Unten: **Ein Kniguss kann Venenleiden eindämmen. Er kühlt und dadurch ziehen sich die Gefäße zusammen.**

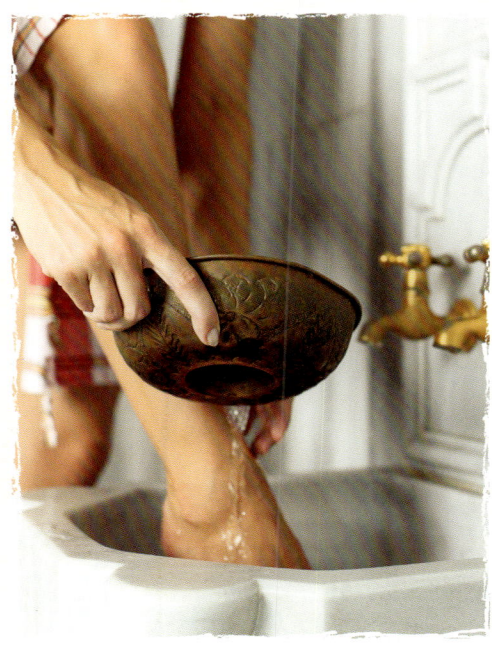

∼ Wadenwickel gegen Fieber

Für einen Wadenwickel benötigt man zwei Leinenhandtücher, die in handwarmes Wasser getaucht und dann ausgewrungen werden. Nun wickelt man die beiden Tücher um je eine Wade und legt ein trockenes Tuch darüber. Nach etwa zehn Minuten ist das Leinentuch warm geworden und wird abgewickelt. Die Prozedur kann so lange wiederholt werden, bis das Fieber sinkt. Es ist ganz wichtig, dass das Wasser nicht zu kalt ist.

∼ Warmer Wickel gegen Muskelprobleme

Bei einem warmen Wickel wird das Leinentuch in warmes Wasser getaucht, ausgewrungen und aufgelegt. Diese Wickel helfen vor allem bei Muskelzerrungen.

∼ Halswickel gegen Halschmerzen

Ein klassischer Wickel bei Halsschmerzen wird in Verbindung mit Salz hergestellt. Hierzu löst man in ¼ l kaltem Wasser einen Teelöffel Meersalz auf, taucht ein Stofftuch in die Lösung, wringt das Tuch aus und legt es auf den

vorderen Hals; die Wirbelsäule bleibt frei. Darüber kommt ein trockenes Tuch. Der Wickel bleibt 15 Minuten liegen, bevor er abgenommen wird.

Wasser und Kräuter – ein gutes Gespann

Vollbäder werden seit je für verschiedene Zwecke genutzt, je nachdem, welche Zusatzstoffe dem Wasser beigefügt werden. Ein Milchbad (siehe Seite 96) beruhigt und verschönert das Hautbild; wird Salz zugegeben, reinigt und belebt das die Haut.
Mit Kräutern, die dem warmen Wasser zugesetzt werden, können unterschiedliche Wirkungen erzielt werden. Melisse und Lavendel wirken beruhigend, Rosmarin anregend. Bei Erkältungskrankheiten ist ein Fichtennadelbad wirkungsvoll.

∼ Melissenbad bei Nervosität

Bei nervösen Unruhezuständen empfiehlt sich ein Vollbad mit Melissenzusatz. Dazu werden 100 g Melissenblätter in 1 l Wasser aufgekocht und 20 Minuten stehen gelassen. Nun seiht man die Blätter ab und gibt den Melissentee dem Badewasser zu. Die Badedauer sollte 15 Minuten nicht überschreiten, die Wassertemperatur nur leicht über Körpertemperatur liegen. Das Bad wirkt beruhigend und schlaffördernd.

Heilende Fußbäder

Fußbäder sind allen von uns gut bekannt und in mancherlei Hinsicht sehr nützlich – nicht nur gegen kalte Füße. Wechselfußbäder helfen bei Migräne und Kopfschmerzen. Das ansteigende Fußbad mildert Bronchitis

Links: Ein Lavendelfußbad kann bei verschiedenen Beschwerden helfen – und der Duft verwöhnt zusätzlich.
Rechts: Ein warmes, nicht zu heißes Bad entspannt, beruhigt und pflegt die Haut.

und Halsentzündungen ebenso wie rheumatische und asthmatische Erkrankungen. Außerdem ist es eine gute vorbeugende Maßnahme bei den ersten Anzeichen einer Erkältung.

➳ Wechselfußbad bei Kopfschmerzen

Dazu stellt man sich je eine Fußwanne mit warmem und kaltem Wasser bereit und wechselt mehrmals die Füße.

➳ Ansteigendes Fußbad bei beginnender Erkältung

Für das Fußbad stellt man beide Beine in eine Fußwanne mit 35 °C warmem Wasser. Dann lässt man heißes Wasser zulaufen, bis eine Wassertemperatur von 40 °C erreicht ist. Die Dauer des Fußbads beträgt etwa 15 Minuten. Bei Venenerkrankungen darf das ansteigende Fußbad nicht gemacht werden.

Wohltuende Inhalationen

Bei Erkältungen hat es sich bewährt, Dampfinhalationen zu machen. Inhaliergeräte gibt es in der Apotheke, mit einem Topf und einem Handtuch können aber genauso gute Ergebnisse erzielt werden. Bei festsitzendem oder schleimigem Husten wird dem etwa 60 °C heißen Wasser eine Handvoll Kamillenblüten zugefügt, bei trockenem Husten empfiehlt sich ein Salzwasserdampfbad.

Vorbeugung ist alles

Wer häufig mit Nasennebenhöhlenerkrankungen zu tun hat, kann ein Lied davon singen, wie langwierig ein Schnupfen sein kann. Zur Vorbeugung und Abhärtung lässt man kaltes Wasser in die Hände laufen und zieht es durch die Nase hoch.

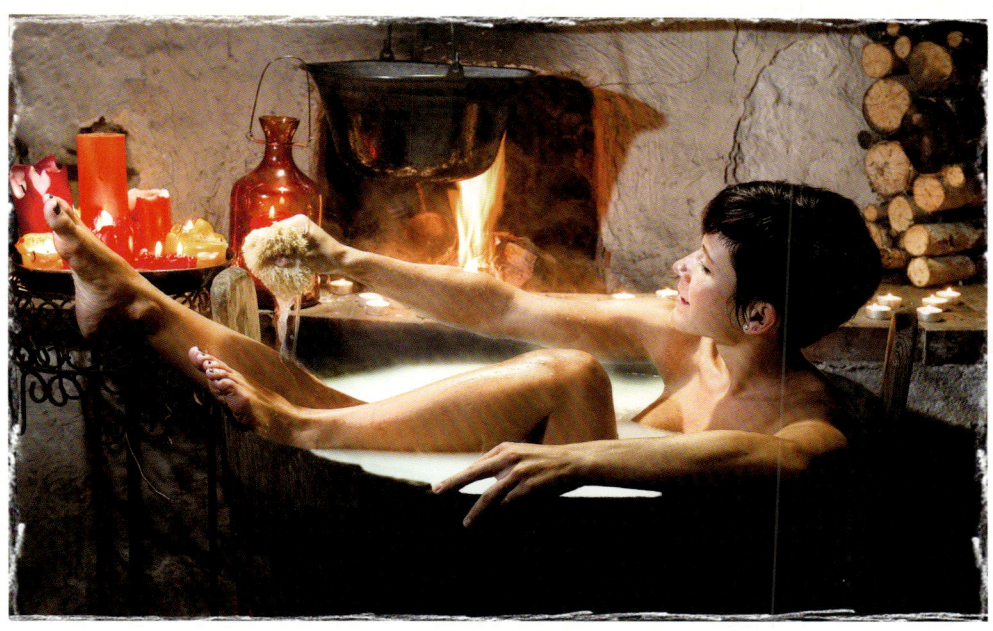

Zitrone – die Duftende

»Wenn dir das Leben Zitronen gibt, mach Limonade draus.«

Lebensweisheit

Bereits im 13. Jahrhundert soll die Zitrone aus Indien nach Südeuropa gekommen sein. Im 16. Jahrhundert fand sie dann den Weg nach Deutschland. Verglichen mit Hausmitteln wie Zwiebel oder Essig, ist die Zitrone zwar noch relativ neu, trotzdem wurde neben der ernährungsphysiologischen Bedeutung schon bald auch die Heilkraft der sauren Frucht in der Volksmedizin wichtig.

Die Zitrone *(Citrus limon)* zählt zu den Zitrusgewächsen und ist aus einer Kreuzung aus Bitterorange und Zitronatzitrone hervorgegangen. Neben vielen anderen gesundheitsfördernden Inhaltsstoffen ist vor allem der hohe Vitamin-C-Gehalt von Bedeutung. Außerdem bestehen Zitronen aus 86 % Wasser, 1,1 % Eiweißen, 0,3 % Fett, 9,3 % Kohlenhydraten und 2,8 % Ballaststoffen. Die Schale ist durchsetzt mit Öldrüsen, die reichlich ätherisches Zitronenöl enthalten.

Werden Zitronen beim Kochen und Backen oder als Hausmittel bei verschiedenen Beschwerdebildern eingesetzt, sollten es unbehandelte Bio-Zitronen sein. Wie viele andere Obstarten werden auch Zitrusfrüchte mit Pestiziden gegen Krankheiten behandelt. Bei Zitrusfrüchten ist das besonders prekär, weil die Schadstoffe sich in der Schale gut festsetzen. Die Schale herkömmlicher Zitronen muss deshalb vor Gebrauch gründlich abgewaschen werden, am besten mit warmem Wasser.

Heilende Vitaminbombe

Zitronen sind als Hausmittel vor allem deshalb bekannt, weil eine »heiße Zitrone«, also heißes Wasser mit Zitronensaft, ein gutes Mittel bei Erkältung ist, um die Abwehrkräfte zu stärken. Die Zitrone ist in der Hausapotheke aber noch vielseitiger einsetzbar. Der Saft wirkt appetitanregend, bakterientötend und fiebersenkend und hilft, bei Blasenentzündungen. Auf leichte Wunden geträufelt, stoppt der Saft von Zitronen den Blutfluss, und als Getränk, in Mineralwasser oder pur, erhöht Zitronensaft die Konzentrationsfähigkeit.

∾ Zitronensaft bei Blasenentzündung

Bei auftretenden Beschwerden trinkt man eine Woche lang alle zwei Tage den Saft von 5 Zitronen. Sie können den Saft mit etwas Wasser oder Tee verdünnen, damit er

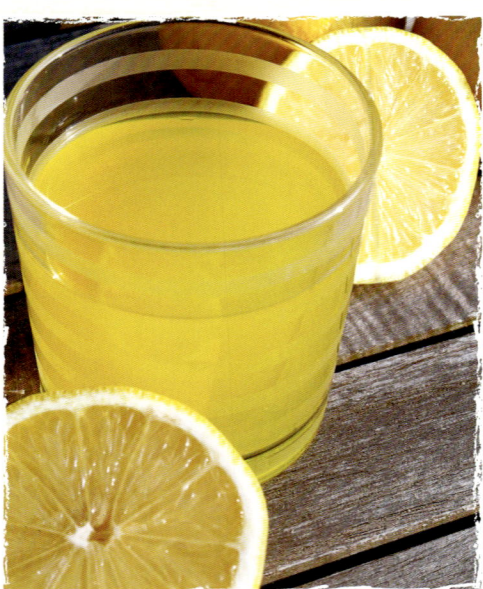

Links: Frisch gepresster Zitronensaft tut, kalt und warm getrunken, gute Dienste.
Rechts: Wenig bekannt ist, dass ein körperwarmer Zitronenwickel wunderbar gegen Halsschmerzen hilft.

nicht zu sauer schmeckt. Die bakterienabtötende Wirkung der Zitronensäure fördert den Heilungsprozess.

∿ Zitronenwickel bei Halsschmerzen

Eine halbe unbehandelte Zitrone wird in Scheiben geschnitten und in eine Schale mit Wasser gegeben. Nach 15 Minuten drückt man die Zitronenscheiben aus, taucht dann ein baumwollenes Tuch in das Wasser, drückt es aus und legt es auf den vorderen Hals. Fixiert wird die Auflage mit einem trockenen Tuch. Der Wickel bleibt 15 Minuten liegen, dann wird er abgenommen und der Hals mit einem Schal gut warm gehalten.

∿ Zitronenschalen bei Kopfschmerzen

Wer häufiger von Kopfschmerzen geplagt wird und nicht immer Medikamente einnehmen möchte, kann folgende Therapie ausprobieren: Mit einem Zitronenschäler wird die Schale einer unbehandelten Zitronen abgeschält und auf Stirn und Schläfen gelegt. Legen Sie sich einige Minuten hin und ruhen Sie sich aus. Nach einer Weile beginnt die Haut leicht zu brennen. Dann nimmt man die Schalen ab und die Kopfschmerzen sind wie weggeblasen.

Therapeutischer Zitronenduft

Der Duft von ätherischem Zitronenöl, das vor allem aus der Schale gewonnen wird, hilft bei Abgespanntheit und Konzentrationsschwäche. In eine Schale mit etwas Wasser kann man dazu einige Tropfen des Öls träufeln. Eine noch bessere Duftentfaltung ist möglich, wenn das Öl in eine Duftlampe träufelt.

Gut für die Haut

Vielfach werden die Wirkstoffe der Zitrone in der Kosmetik eingesetzt, denn die Zitrone hat eine straffende Wirkung auf die Haut.

∿ Hühneraugen und Warzen entfernen

Gegen Hühneraugen und Warzen hilft ein altes Hausrezept: Ein Wattebausch wird in frisch gepressten Zitronensaft getaucht und dann auf das Hühnerauge gedrückt. Am besten fixiert man den Bausch mit einem Pflaster. Die Behandlung wird fortgesetzt, bis das Hühnerauge abgefallen ist. Bei Warzen geht man genauso vor.

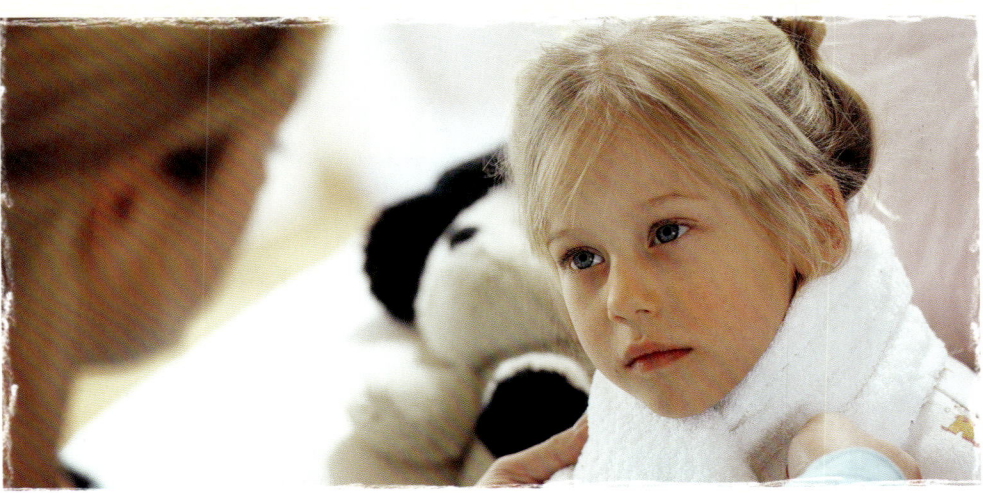

Zwiebel – die Gesundheitsknolle

»Wenn du Zwiebeln im Haus hast,
kann nichts mehr passieren.«

Redensart

Die Zwiebel gilt als eine der ältesten Kulturpflanzen überhaupt, und es gibt Belege, dass sie bereits 3000 Jahre v. Chr. in der Ernährung und als Heilmittel genutzt wurden. Schon damals, aber auch später, während der Kriegsjahre des letzten Jahrhunderts, waren Zwiebeln ein billiges Nahrungsmittel, das vor allem der ärmeren Bevölkerung half, einigermaßen satt zu werden, und gegen vielerlei Beschwerden ein wirkungsvolles Hausmittel zur Verfügung stellte.

Unten: Zwiebeln sind nicht nur in der Küche unentbehrlich, sie sind auch gesund und als Hausmittel vielseitig einsetzbar.

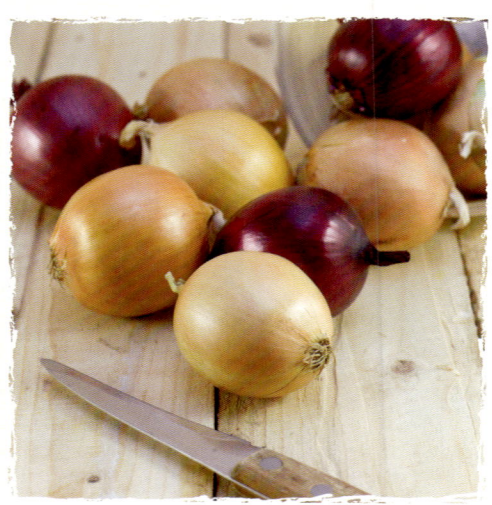

Packungen, Wickel und Säfte aus Zwiebeln oder einfach Zwiebelscheiben – in allem steckt eine geballte Portion Heilkraft und so ist die Liste der Einsatzgebiete wirklich groß: Stirn- und Nasennebenhöhlenentzündung, Ohrenschmerzen und Mittelohrentzündung, Mandelentzündung, Nagelbettbeschwerden, grippale Infekten, rheumatische Beschwerden, Haarausfall und vieles mehr. Verantwortlich dafür sind die Inhaltsstoffe der Zwiebel. Neben Vitaminen, Mineralstoffen und Spurenelementen ist es vor allem die Schwefelverbindung Allicin, die durch ihre antimikrobielle und antivirale Wirkung vielen Krankheiten den Garaus machen kann. Die schwefelhaltigen Verbindungen, die auch im Knoblauch und Lauch vorkommen, schützen Zellwände und beugen Herzinfarkt und Thrombosen vor. Wir sollten deshalb Zwiebel & Co. einen festen Platz im wöchentlichen Speiseplan geben. Heute sind verschiedene Wirkungen der Zwiebel auch wissenschaftlich nachgewiesen. Kräuterpfarrer Johann Künzle (1857–1945) wusste das allerdings schon vor 100 Jahren. Er war davon überzeugt, dass erhitzte Zwiebeln das Gift der Krankheit aus dem Körper ziehen und so der übel riechende Geruch und die Verfärbungen nach einer äußerlichen Anwendung zu erklären sind.

Bei Erkältungskrankheiten

Die schleimlösende, entzündungshemmende und beruhigende Wirkung von Zwiebeln in Hustensaft und Sirup macht man sich bei Erkältungskrankheiten zunutze. Zwiebeltee wirkt besonders gut, wenn die Nase läuft.

⌒ Hustensaft zur Auswurfförderung

4 gehackte Zwiebeln (200–250 g), 5 g Anispulver, 3 g getrockneter Thymian, 3 g getrockneter Salbei, 3 g getrockneter Spitzwegerich, 3 g Gänseblümchen, 500 ml Wasser werden in einem Topf vermischt und bei mittlerer Hitze etwa 15 Minuten geköchelt. Anschließend lässt man die Masse abkühlen, filtert dann den lauwarmen Ansatz ab und fügt 250 ml Bio-Honig zur Flüssigkeit. In verschließbaren Flaschen hält sich der Saft im Kühl-

schrank etwa 3 Monate. Bei Bedarf nimmt man mehrmals täglich einen Esslöffel des Saftes.

ᴖ Zwiebelsirup

Eine große Zwiebel häuten und würfeln, mit zwei bis drei Esslöffeln braunem Zucker oder Kandis vermischen und zugedeckt zwei Stunden ruhen lassen. Es bildet sich ein Saft, der teelöffelweise stündlich eingenommen wird. Zwiebelsirup löst den Husten. Das Vitamin C der Zwiebel stärkt das Immunsystem.

ᴖ Hustentee

Eine große Zwiebel wird in Würfel geschnitten und in 0,5 l Wasser 15 Minuten gekocht. Die Zwiebel abseihen und den Tee nach Belieben mit Honig süßen. Bei Husten trinkt man täglich mehrmals eine kleine Tasse.

ᴖ Zwiebelsäckchen bei Ohrenschmerzen

Eine kleine Zwiebel wird gehackt und in einer beschichteten Pfanne erhitzt (kein Fett verwenden!). Die lauwarmen Zwiebelwürfel gibt man in ein baumwollenes oder leinenes Taschentuch, knotet die Enden zusammen und legt das Säckchen auf das betroffene Ohr. Zwiebelsäckchen werden vor allem auch bei Kindern angewendet.

Gut für die Haut

Eine Auflage aus Zwiebelbrei lässt sich ganz einfach und schnell herstellen und kann zur äußeren Anwendung bei verschiedenen Beschwerden, wie Hautentzündungen und Abszessen, eingesetzt werden. Auch bei Zahnschmerzen soll sie helfen. Bewährt hat sich die Zwiebel außerdem als Soforthilfe bei Insektenstichen. Um einer Entzündung und starken Schwellung vorzubeugen, wird auf den Stich eine rohe angeschnittene Zwiebel gelegt.

ᴖ Zwiebelauflage

Dazu wird eine kleine Zwiebel fein gehackt und mit etwas Wasser vermischt. Nach einer halben Stunde kann der Brei aufgetragen werden. Die Mischung kann aber auch als Wickel auf ein baumwollenes oder leinenes Tuch gegeben werden. Nach dem Einschlagen kann man den Wickel dann auch auf den Hals oder das Knie legen.

ᴖ Hühneraugen-Ex

Um Hühneraugen loszuwerden, nimmt man eine Zwiebelscheibe und fixiert sie auf der betroffenen Stelle mithilfe eines großen Pflasters oder einer Mullbinde. Nach mehrmaliger Anwendung wird sich der Kern des Hühnerauges lösen und kann entfernt werden.

Zwiebeln in der Ernährung

Nach Hildegard von Bingen (1098–1179) ist Ernährung das beste Heilmittel. Auch die Zwiebel kann in Salaten, Säften und anderen Gerichten vielfältig unsere Ernährung bereichern und ganz nebenbei die Gesundheit fördern.

Unten: Zugegeben, Zwiebelsirup ist nicht jedermanns Sache. Aber Medizin muss ja nicht unbedingt gut schmecken, oder?

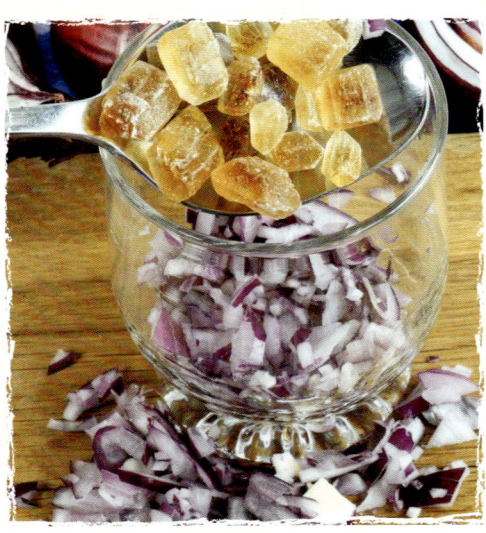

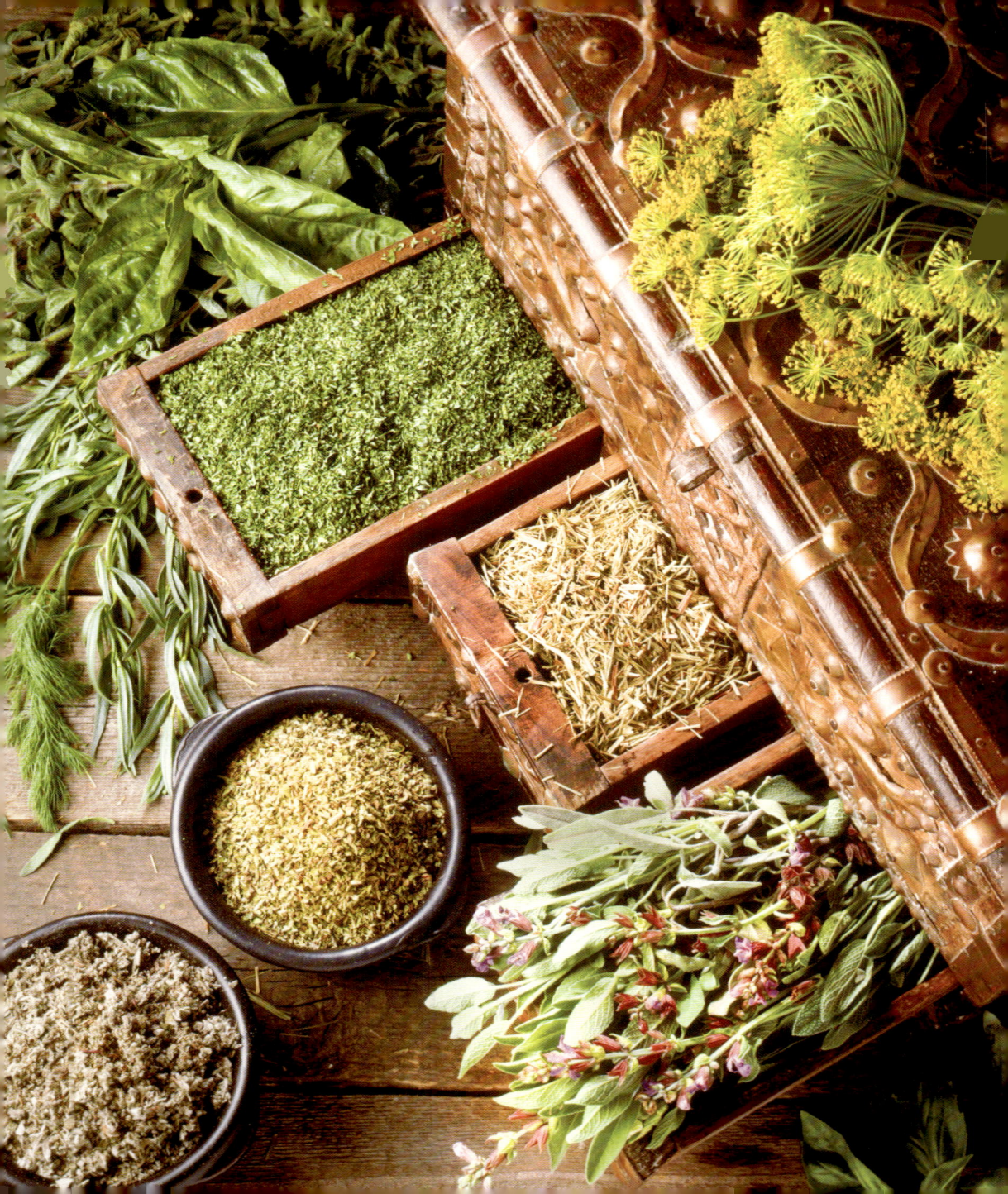

Duftendes für die Seele und mehr

Dass der Duft getrockneter Kräuter eine positive Wirkung auf die Seele und damit direkt und indirekt auch auf die Gesundheit hat, wussten schon die Germanen, die wohlriechende Pflanzenbestandteile über Jahrhunderte hinweg als Hausmittel verwendeten. »Bettstrohkräuter« sorgten für guten Schlaf und schützten Wöchnerinnen und Neugeborene vor Infektionen.

Heilende Düfte einst und jetzt

Bereits vor vielen hundert Jahren wurden beruhigend duftende Kräuter fürs Bettlager verwendet, in Kissen und Säckchen gefüllt, verströmten sie ihre heilenden Düfte. Durch die Bett- und Körperwärme wurden die antibakteriell wirkenden, blutstillenden und entzündungshemmenden Pflanzenstoffe freigesetzt und eingeatmet, so halfen die Kräuter während des Schlafens.

Insbesondere Pflanzen mit ätherischen Ölen, Gerbstoffen und Kumarin gehörten zum mittelalterlichen »Liebfrauenbettstroh«: z.B. Thymian, Schafgarbe, Frauenmantel, Johanniskraut, Kamille, Echtes Labkraut, Steinklee, Melisse, Beifuß, Dost (Wilder Majoran) und Engelwurz.

Duftende Kräutersäckchen

Auch heute noch sind Kräutersäckchen und Kräuterkissen sehr beliebt. Sie werden häufig als Hausmittel eingesetzt und als sanfte Variante der Aromatherapie genutzt. Je nach Duftmischung erfreuen sie die Seele, sorgen für Schutz, Trost oder einen besseren Schlaf, beruhigen die Nerven, steigern die Konzentration, machen einfach nur gute Laune oder verbreiten eine sinnliche Stimmung. Sie helfen auch bei (Reise-)Übelkeit, Erkältungen, Kopfschmerzen oder Bauchschmerzen.

Duftsäckchen bei sich zu tragen ist eine praktische Sache: Die wohltuenden Aromen sind so immer zum Schnuppern in Greifweite, z.B. in der Schule, im Büro oder im Auto. Oder man nimmt sie mit ins Bett und legt sie neben das Kopfkissen, wo sie als natürlicher Duftspender Ruhe und Entspannung schenken. Im Kleiderschrank aufgehängt oder zwischen die Wäsche gelegt, können Duftsäckchen helfen, Motten fernzuhalten. Auch in der Badewanne entfalten sie ihre Wirkung, die je nach Zusammensetzung der Kräutermischung anregend, beruhigend oder heilend sein kann.

Unten: Duftsäckchen kann man nie genug haben. Sie sind ein schönes Geschenk für einen lieben Menschen.

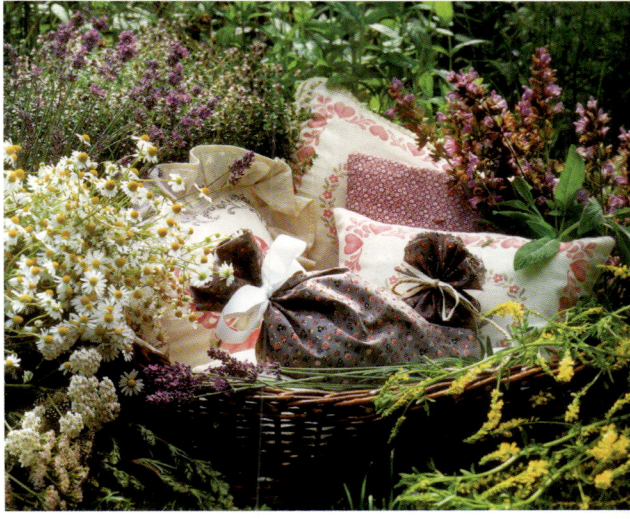

Duftsäckchen selbst gemacht

Über die Beschaffenheit der Hülle für die duftenden Kräuter können Sie ganz nach Ihrem Belieben entscheiden. Der Stoff sollte nicht zu dick und nicht zu dünn sein, damit der Duft gut wahrzunehmen ist, die Pflanzenteile aber nicht durchrieseln. Ob Säckchen oder Kissen, ist Geschmackssache. Der Vorteil von Säckchen ist, dass sich die Füllung schnell und bequem austauschen lässt. Wer nicht in der Lage ist oder die Zeit hat, Säckchen oder Kissenhüllen selbst zu nähen, kann im Handel Baumwollsäckchen mit Zuziehband kaufen. Diese sind aus dünner, aber dichter Naturfaser und es ist sehr praktisch, dass sie nach dem Befüllen einfach durch Zuziehen und Verkno-

Unten: Getrocknete Kräuter für Duftsäckchen sollten von erster Qualität und in jedem Fall unbehandelt sein.

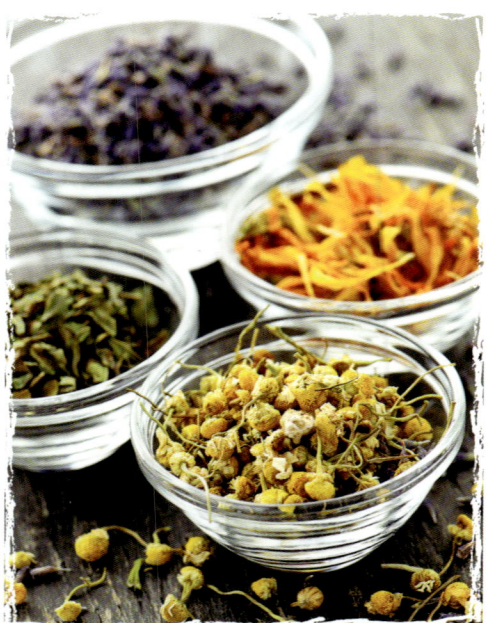

ten zu verschließen sind. Außerdem kann man sie an dem Zuziehband aufhängen, wo immer man möchte. Mit einem schönen Schmuckband und einem Beschriftungskärtchen versehen, ist ein Kräutersäckchen auch ein attraktives Geschenk, das viele erfreuen wird.

Und so geht's

Duftsäckchen sind schnell hergestellt, die Füllung ist mindestens ein Jahr haltbar. Die Duftwirkung verstärkt sich, wenn man das Säckchen etwas knetet. Außer Kräutern können Sie in das Duftsäckchen auch noch Wattebällchen aus Baumwolle geben, denn diese binden den Duft und verhindern, dass sich die Kräuter unangenehm durch das Säckchen drücken.

❧ Basisrezept Duftsäckchen

Für ein Baumwollsäckchen mit Zuziehband
Größe ca. 10 x 19 cm
Das ist drin: 25–150 g duftende Blätter, Blüten, Früchte, Samen, Wurzeln oder Rinden (das Gewicht variiert aufgrund der unterschiedlichen Größe und Beschaffenheit der Pflanzenteile), 3–5 Wattebällchen je nach Belieben
So geht's: Alle Pflanzenteile in einer Schüssel gut miteinander vermischen. Es hat sich als vorteilhaft erwiesen, die Baumwollwatte und die Mischung abwechselnd in das Säckchen zu geben, damit es gleichmäßig gefüllt und weich ist. Ein Wattebällchen obendrauf verhindert das Herausrieseln von Pflanzenteilen. Zum Schluss das Band zuziehen und verknoten.

Die besten Mischungen für Duftsäckchen

Die Kräutermischung für die Füllung selbst herzustellen ist ganz einfach und macht Spaß. Vor allem Kinder lieben es, bunte und duftende Blüten und Blätter zu mischen und abzufüllen. Wichtig ist, dass die Kräuter grob zerkleinert werden. Harte Pflanzenteile im Mörser etwas zerreiben oder mit einem Esslöffelrücken anquetschen.

❧ Seelenfreude-Duftsäckchen

5 g Mariengras

5 g Melisse

5 g Lavendel

5 g Orangenblüten

5 g Lemongras (Zitronengras)

5 g Rosenblüten

5 g Angelikawurzel (Engelwurz), geschnitten

3–5 Wattebällchen

Mariengras duftet süßlich, ein bisschen wie Waldmeister, und wirkt segnend, entspannend und harmonisierend. Orangenblüten haben einen ruhigen, herben, würzig-blumigen Duft. Die Engelwurz duftet kräftig aromatisch und rundet mit Melisse, Lemongras, Lavendel und Rose den Duft ab. Dieses Duftsäckchen ist Labsal für die Seele.

❧ Schützendes Trost-Duftsäckchen

5 g Weißdornblätter und -blüten

5 g Weißdornbeeren, getrocknet

5 g Rosenblüten

5 g Angelikawurzel (Engelwurz), geschnitten

3 g Salbei

3 g Beifuß

3 g Thymian

2 g Zitronenverbene

2 g Jasmin

3–5 Wattebällchen

Zu den wehrhaften, schutzbietenden und stärkenden Pflanzen zählten schon immer Weißdorn, Engelwurz, Rose und Beifuß. Salbei und Jasmin trösten, Thymian gibt Mut und die Zitronenverbene bringt Frische in die Duftmischung.

❧ Ruhe-Duftsäckchen
(für Kinder und Erwachsene)

5 g Dillsamen

5 g Lavendel

5 g Orangenblüten

5 g Kamille

3 g Rosenblüten

2 g Zitronenverbene

3–5 Wattebällchen

Die Dillsamen werden angequetscht, damit sich ihr beruhigend-einlullender Duft entfaltet. Lavendel, Orangenblüten, Kamille und Rose wirken entkrampfend und entspannend. Die Zitronenverbene mit ihrer zitronigen Frische vertreibt alle Sorgen und hilft bei Unruhe, Überspanntheit und Schlafstörungen.

❧ Konzentrations-Duftsäckchen

5 g Rosmarin (ganze Nadeln zerkleinern!)

5 g Thymian

5 g Basilikum

5 g Lavendel

Unten: Kräutersäckchen können je nach Verwendung mit Schafgarbe, Frauenmantel und anderen Kräutern gefüllt werden.

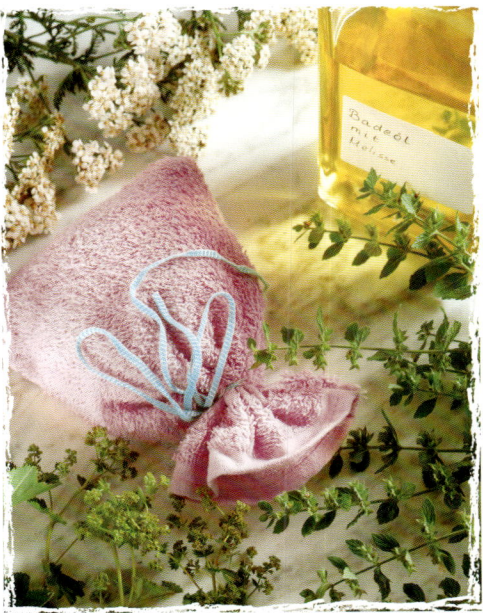

3 g Rosenblüten

2 g Zitronenverbene

2 g Pfefferminze

3–5 Wattebällchen

Rosmarin und Thymian geben Kraft und Mut. Basilikum, Lavendel und Rose nehmen Unruhe und Stress. Zitronenverbene und Pfefferminze sorgen für einen klaren Kopf. Das Duftsäckchen ist gut für die Schule, bei den Hausaufgaben und für alle die einen klaren Kopf brauchen. Auch auf langen Autofahrten leistet es gute Dienste und fördert die Konzentration und Nervenstärke in allen möglichen Lebenslagen.

❧ Gute-Laune-Duftsäckchen

7 g Lemongras (Zitronengras)

7 g Orangenminze

7 g Orangenschale

5 g Waldmeister

4 g Melisse

3 g Zitronenverbene

3–5 Wattebällchen

In eine Gute-Laune-Mischung gehören Waldmeister, ein Hauch von Minze sowie harmonisierende und erfrischende Orangen- und Zitronendüfte.

❧ Liebesnest-Duftsäckchen

5 g Damianablätter

5 g Rosenblüten

5 g Akazienblüten

4 g Mariengras

4 g Bohnenkraut

3 g Patschuli

1 g Vanille, gemahlen

3–5 Wattebällchen

Damiana und Patschuli duften sinnlich, die Rosenblüten, die honigartig duftenden Akazienblüten, das Mariengras und die Vanille verleihen der Mischung eine liebliche und verführerische Note. Bohnenkraut zählt seit je zu den aphrodisierenden Kräutern, sein aromatischer Duft ist ebenfalls für das Liebesnest geeignet.

❧ Gute-Reise-Duftsäckchen

7 g Ingwer, geschnitten

7 g Pfefferminze

7 g Melisse

7 g Orangenschale

7 g Angelikawurzel (Engelwurz), geschnitten

3–5 Wattebällchen

Alle Kräuter bringen Linderung bei Reiseübelkeit und haben sich vor allem bei Kleinkindern bewährt.

❧ Erkältungs-Duftsäckchen

5 g Angelikawurzel (Engelwurz), geschnitten

5 g Holunderblüten

5 g Ysop

5 g Thymian

5 g Lavendel

5 g Salbei

5 g Kamille

5 g Pfefferminze oder Eukalyptus

Das Einatmen der ätherischen Öle in dieser Mischung wirkt lindernd bei Erkältungen und unterstützt das Immunsystem: Thymian gibt Mut, Lavendel hilft gegen Kopfschmerzen und Pfefferminze und Eukalyptus befreien die Atemwege.

❧ Anti-Kopfschmerz-Duftsäckchen

10 g Pfefferminze

10 g Lavendel

5 g Melisse

5 g Orangenblüten

3 g Zitronenverbene

Pfefferminze und Lavendel wirken lindernd bei Kopfschmerzen. Melisse, Orangenblüten und Zitronenverbene wirken entspannend. Das Duftsäckchen mit den Anti-Kopfschmerz-Kräutern kann man immer dabeihaben – einen Versuch ist es wert.

Rechts: Kräutersäckchen sind nicht nur hilfreich gegen allerlei Beschwerden – sie sind auch ein schönes Geschenk.

❧ Bäuchlein-Kräutersäckchen

30 g Kamille
30 g Dost (wilder Majoran)
25 g Gänsefingerkraut
1 Säckchen (ca. 15 x 20 cm)

Entspannende, beruhigende, entkrampfende und schmerzlindernde Kräuter können bei Blähungen oder Menstruationsbeschwerden helfen. Das Säckchen zwischen zwei Wärmflaschen erwärmen und auf den Bauch legen.

❧ Mottenschreck-Duftsäckchen

10 g Steinklee
10 g Lavendel
7 g Zedernholzspäne
7 g Waldmeister
7 g Salbei
7 g Rosmarin (ganze Nadeln zerkleinern)
7 g Pfefferminze
1 Säckchen (ca. 15 x 20 cm)

Steinklee, Lavendel und Zedernholzspäne duften sehr angenehm, aber Motten suchen das Weite. Auch Waldmeister, Salbei, Rosmarin und Pfefferminze schlagen Motten in die Flucht.

Für die bestmögliche Wirkung sollten Sie eine ausreichende Anzahl an Duftsäckchen in Ihren Schrank hängen bzw. legen.

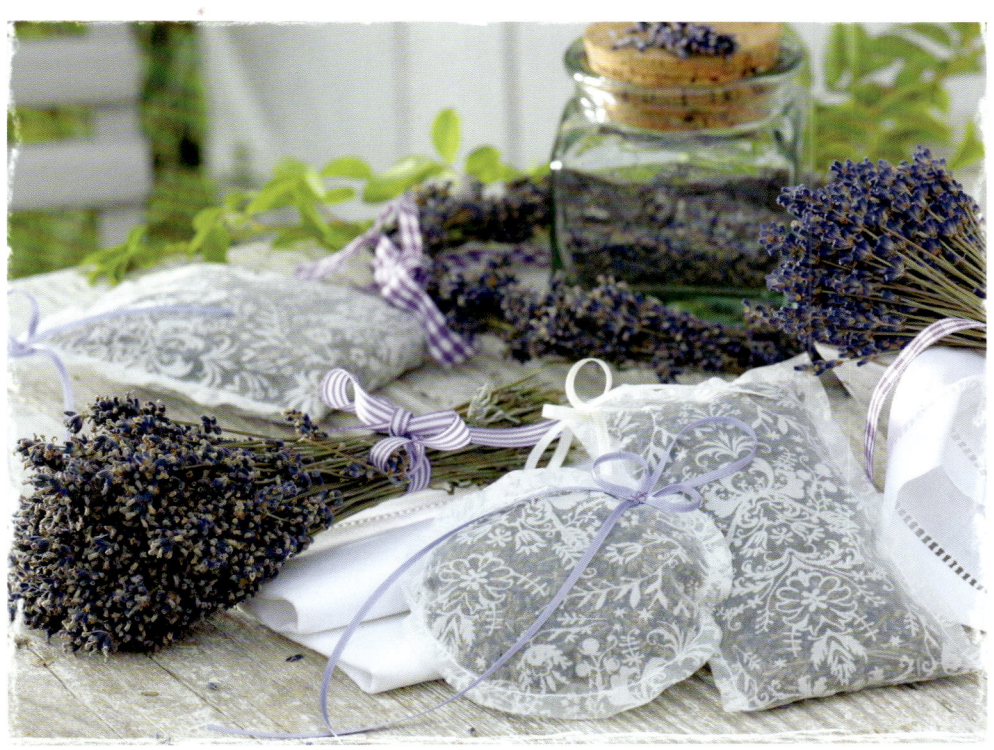

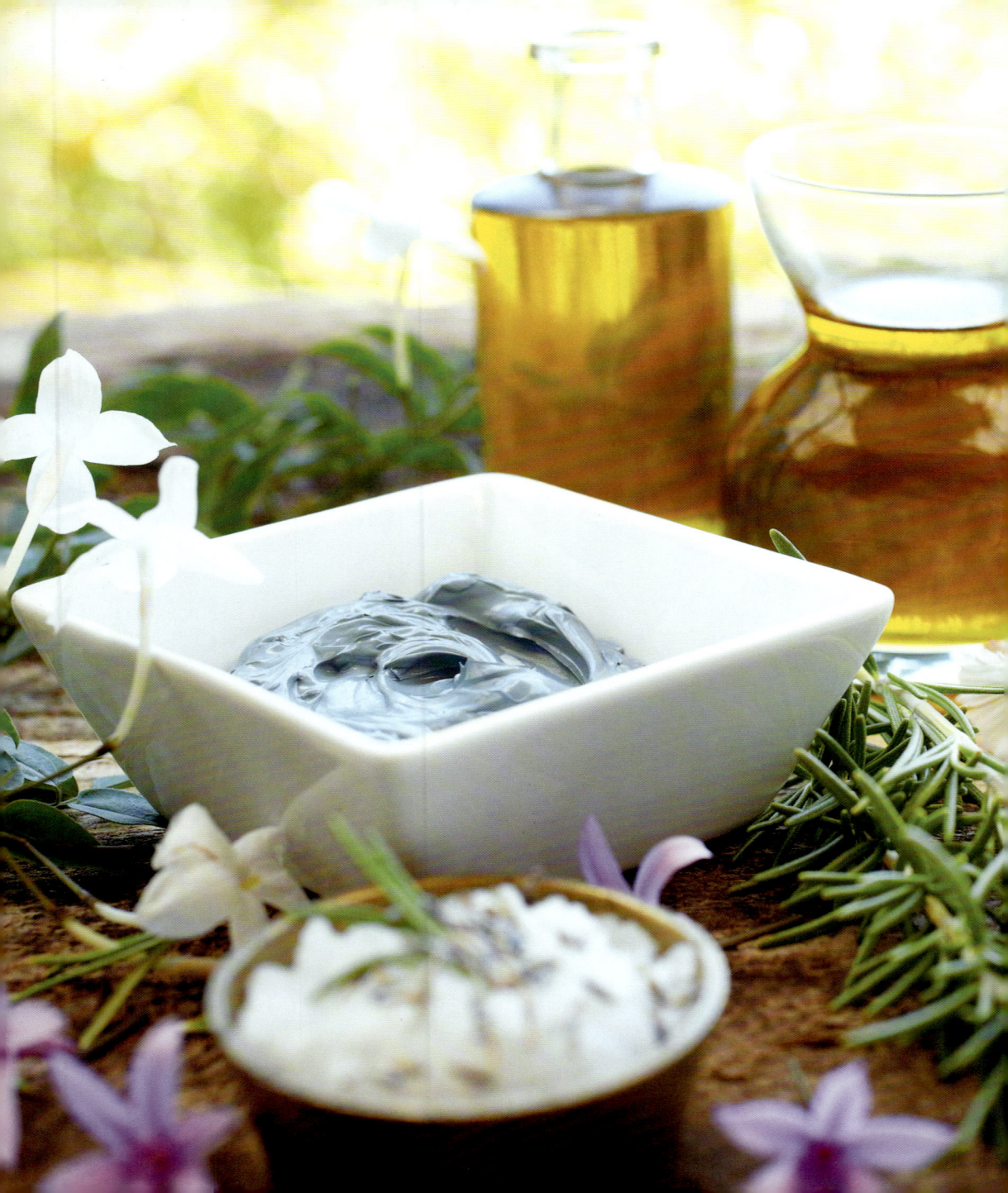

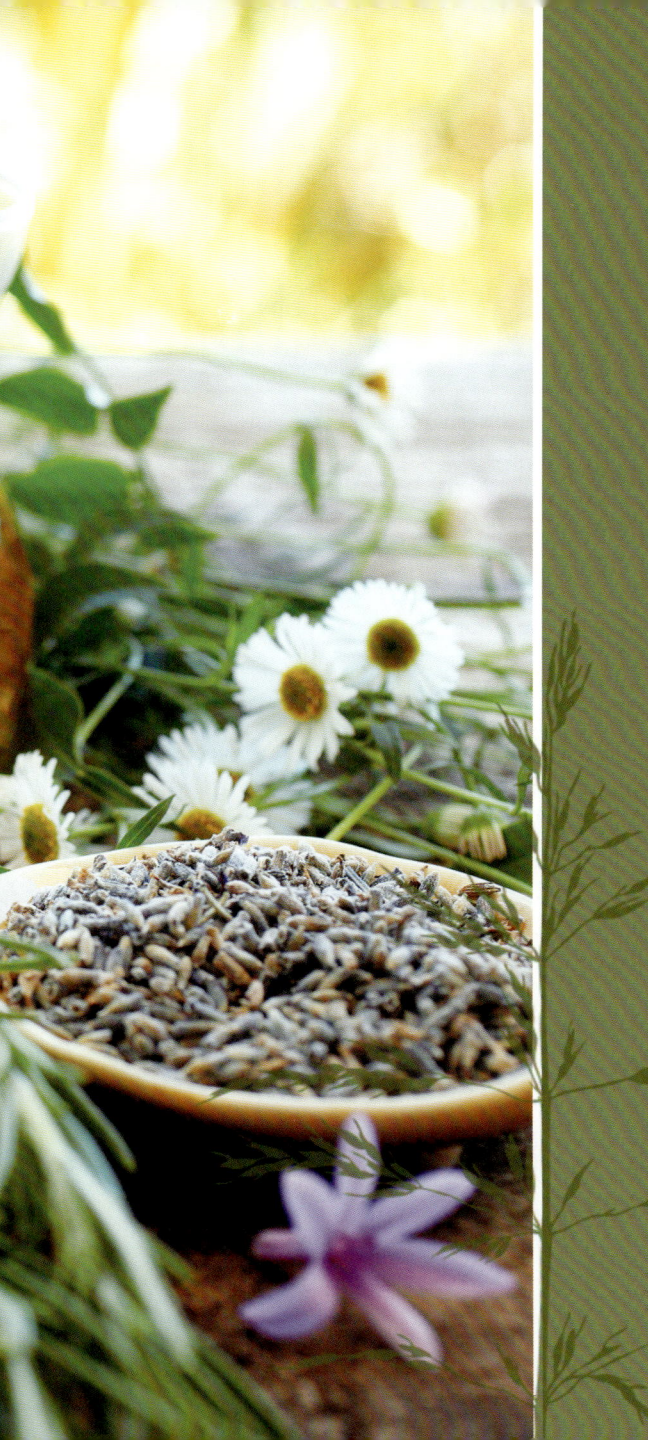

Natürliche Pflege

Schon die Zubereitung von Cremes, Salben, Tinkturen & Co. lässt uns ein wenig innehalten und entspannen. Und viele Heilpflanzen und Hausmittel haben darüber hinaus einen positiven Effekt auf Haut, Nägel und Haare – und das meist ganz ohne Nebenwirkungen.

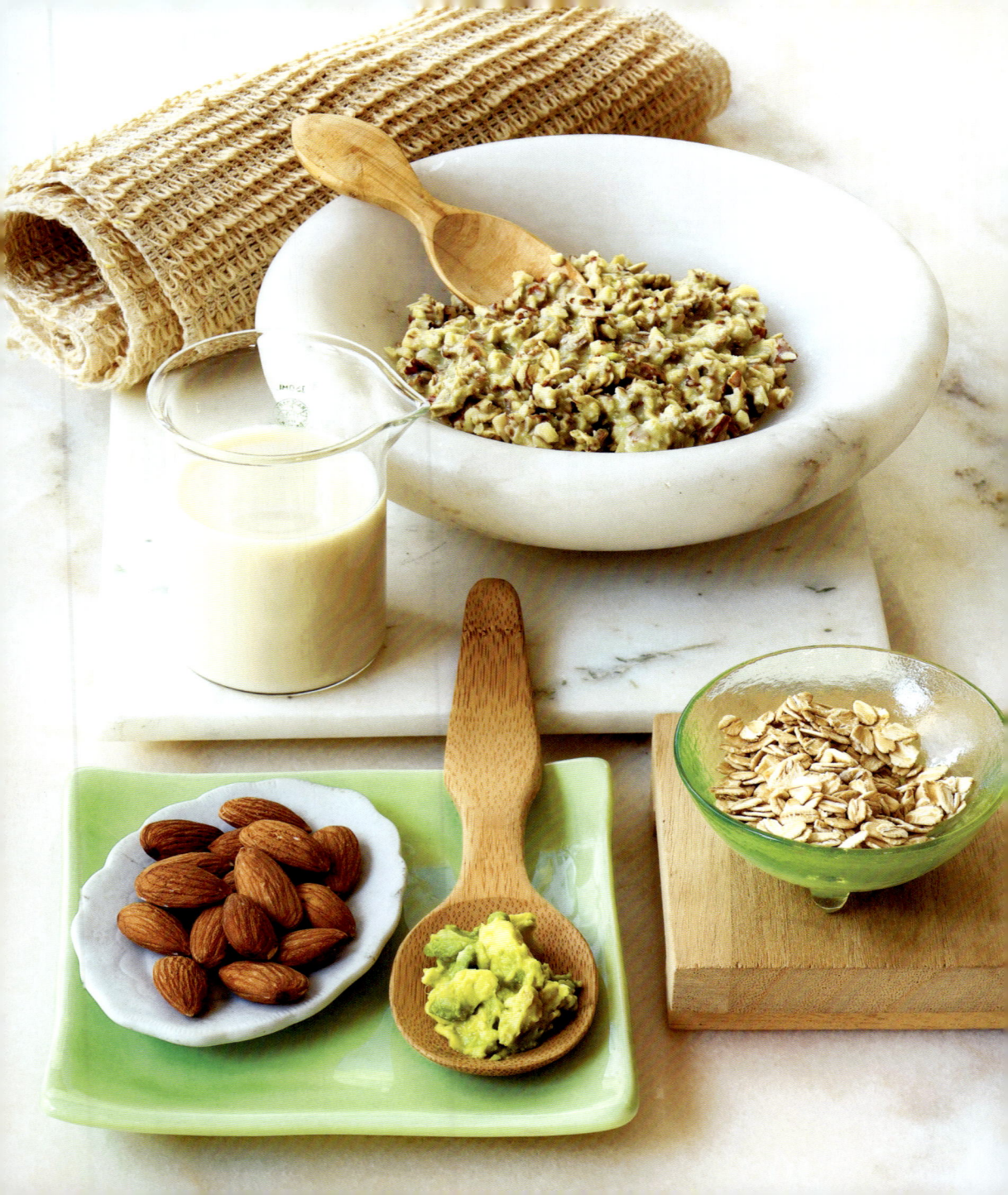

Schönheit aus der Natur

Obwohl wir kaum darüber nachdenken: Unser größtes Organ ist die Haut. Wenn wir gestresst sind,
Ärger und Sorgen haben, so sieht man uns das an, denn die Haut ist bekanntlich »der Spiegel der Seele«.
Doch auch äußere Einflüsse – schlechte Büroluft, Abgase, starke Sonne – können der Haut zusetzen.
Für eine bestmögliche Pflege sind natürliche Produkte genau richtig.

Die Natur hilft

Wie eine Hülle schützt die Haut unsere inneren Organe, reguliert den Wärmehaushalt, federt Druck und Stöße ab. Ein intakter Säureschutzmantel verhindert in den meisten Fällen das Eindringen von Krankheitskeimen, über die Schweißabsonderung regulieren wir unsere Körpertemperatur und scheiden Giftstoffe aus – und das sind nur einige Funktionen, die die Haut zu erfüllen hat. Die Haut ist unser größtes Organ und zahlreichen Einflüssen ausgesetzt. Verbrennungen, Verletzungen, Prellungen schädigen nicht nur das Hautbild, sondern können auch sehr schmerzhaft sein.

Pflegende und heilende Produkte gibt es zuhauf in Kosmetikgeschäften und mittlerweile auch im Supermarkt zu kaufen. Doch nimmt die Zahl allergischer Reaktionen auf die vielen Zusatz- und Konservierungsstoffe stetig zu und die Liste der Inhaltsstoffe in all den Cremes und Salben ist ellenlang. Immer mehr Menschen entwickeln eine regelrechte Aversion gegen synthetisch hergestellte Produkte, die mitunter mehr schaden als nützen. Dabei gibt es jede Menge natürliche Hausmittel sowie einfach herzustellende Rezepturen, mit heilenden und beruhigenden Wirkungen.

Schönheit kommt von innen

Fühlen wir uns wohl in unserer Haut, dann sieht man das. Ein strahlendes Äußeres, glänzende Haare, gesunde Fin-

gernägel, all das ist Ausdruck eines Menschen, dessen Seele und Körper sich im Gleichgewicht befinden. Aber oft gibt es Phasen im Leben, in denen nicht alles harmonisch ist, wir müde und abgespannt aussehen, Haut und Haare ihren Glanz verloren zu haben scheinen. Dann ist es Zeit, sich verstärkt dem eigenen Wohlbefinden zu widmen und auch der Haut mehr Aufmerksamkeit zu schenken. Mit selbst hergestellten Produkten auf natürlicher Basis tun wir unserem Äußeren, aber auch unserer Seele viel Gutes.

Unten: Wirkstoffe und Aromen aus der Natur beeinflussen nicht nur unsere Gesundheit sondern auch unsere Schönheit positiv.

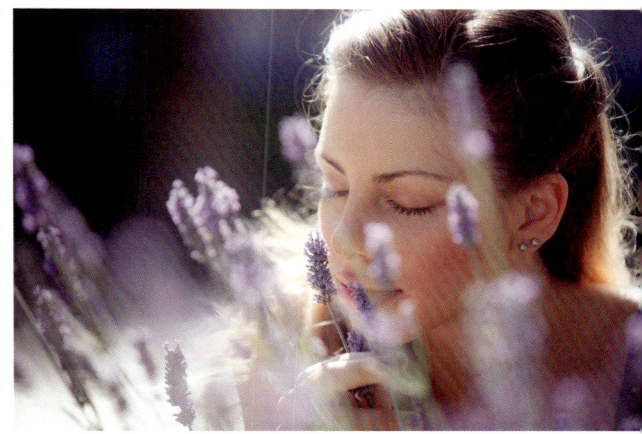

Ein natürlich schönes Gesicht

So manches aus dem Kühlschrank oder Haushaltsregal lässt sich für die Gesichtspflege nutzen, um Hautproblemen vorzubeugen, sie zu lindern oder die natürliche Hautfunktion zu unterstützen. Die Zubereitungen sind manchmal nur kurz haltbar, aber sie lassen sich immer wieder einfach und schnell herstellen.

Schonende Reinigung

Die gründliche Hautreinigung ist die Basis für einen strahlenden Teint. Dafür eignet sich eine Reinigungsmilch bestens, sie entfernt besonders schonend Schmutzpartikel aus der Umwelt oder von Make-up.

Reinigungsmilch für trockene und reife Haut

Sanfte Reinigung der Haut, die Milch macht sie geschmeidig und hilft Feuchtigkeit zu speichern.
Das ist drin: 1 Eigelb, 10 ml Apfelessig, 1 TL Honig, 50 ml Jojobaöl,
So geht's: Eigelb, Essig und Honig in ein Schraubdeckelglas geben und vermischen. Das Jojobaöl langsam, wie bei einer Mayonnaise, unterrühren. Im Kühlschrank 2–3 Tage haltbar.

Reinigungsmilch für unreine Haut

Erfrischende und schonende Reinigung der Haut, die Milch wirkt entzündungshemmend und spendet Feuchtigkeit.
Das ist drin: 50 ml Buttermilch, 2 TL Grapefruitsaft, 1 TL Gundermann-Honigauszug
So geht's: Alle Zutaten in ein Schraubdeckelglas geben und kräftig schütteln. Im Kühlschrank 5–7 Tage haltbar.

Belebendes Peeling

Mit einem Peeling wird die Haut besonders gründlich gesäubert, denn die enthaltenen Partikel massieren die Haut sanft und entfernen abgestorbene Hautzellen und kleinere Unreinheiten. Eine einmalige Anwendung pro Woche reicht aus. Die Haut wird gut durchblutet, es ist daher bei Couperose nicht geeignet.

Reinigungspaste für fettige Haut und Mischhaut

Zur schonenden Entfernung von Hautunreinheiten, das Peeling wirkt aber rückfettend und verhindert so eine verstärkte Talgproduktion.
Das ist drin: 15 ml Gundermannöl, 100 ml Milch, 150 g Hafermehl
So geht's: Alle Zutaten in ein Schraubdeckelglas geben und zu einer Paste verrühren. Die Paste ist 2–3 Tage im Kühlschrank haltbar.

Mandelpeeling für alle Hauttypen

Mit diesem Peeling entfernen Sie sanft alte Hautzellen, es wirkt belebend und spendet Feuchtigkeit.
Das ist drin: 1 EL geriebene Mandeln, 1 EL Naturjoghurt, 1 TL Rosenblüten-Honigauszug, 1 TL Ringelblumenöl
So geht's: Alle Zutaten zu einer Paste verrühren und gleich verwenden.

Erfrischendes Gesichtswasser

Mit einem Gesichtswasser stellt man nach der Reinigung den Säureschutzmantel der Haut wieder her. Die Flüssigkeit mit einem Wattebausch auf das gereinigte Gesicht auftragen und einziehen lassen.

Gesichtswasser für alle Hauttypen

Das ist drin: 30 ml Fencheltee, 2 Teelöffel Rosenblüten-Honigauszug, 50 ml Rosenhydrolat, 50 ml Lavendelhydrolat, 20 ml Rosenblütenessig

Rechts: **Die Ringelblume gilt als Klassiker in der Schönheitspflege** – ihre Wirkstoffe, beruhigen, heilen und pflegen von innen und außen.

So geht's: Der frisch zubereitete lauwarme Tee wird in eine Flasche gefüllt. Dann den Honig dazugeben und schütteln, bis er sich aufgelöst hat. Die weiteren Zutaten hinzugeben und alles miteinander vermischen. Im Kühlschrank 5–7 Tage haltbar.

～ Kräuteressig

Nicht nur in der Küche ist Essig verwendbar, sondern auch für kosmetische Zwecke. Am besten eignet sich Obstessig mit einem Säuregehalt von etwa fünf Prozent. Er regeneriert den natürlichen Säureschutzmantel der Haut und desinfiziert. Deshalb ist er auch sehr gut als Gesichtswasser geeignet. Durch einen Pflanzenauszug erhält er weitere Wirkstoffe. Geeignet sind: z. B. Brennnessel, Johanniskraut, Kamille, Lavendel, Melisse, Pfefferminze, Ringelblume, Rose, Rosmarin, Salbei, Thymian.
So geht's: 20 g getrocknete (oder 50 g frische) Kräuter sehr gut zerkleinert in ein Schraubdeckelglas geben und mit 250 ml Obstessig übergießen. Zwei Wochen an ein hablschattiges Fenster stellen, täglich schütteln. In kleine Flaschen abfiltern, beschriften. Kühl und dunkel gelagert, ist er mindestens sechs Monate haltbar.

Nährende Packungen

Packungen und Masken beleben, vitalisieren, straffen und nähren. Sie werden dick auf das Gesicht und auf das Dekolleté aufgetragen, die Augen dabei aussparen. Nach 10 Minuten mit lauwarmem Wasser abwaschen.

～ Brennnessel-Haferflocken-Packung bei fetter Haut und Mischhaut

Hilft Hautunreinheiten zu reduzieren, klärt die Haut und wirkt rückfettend.

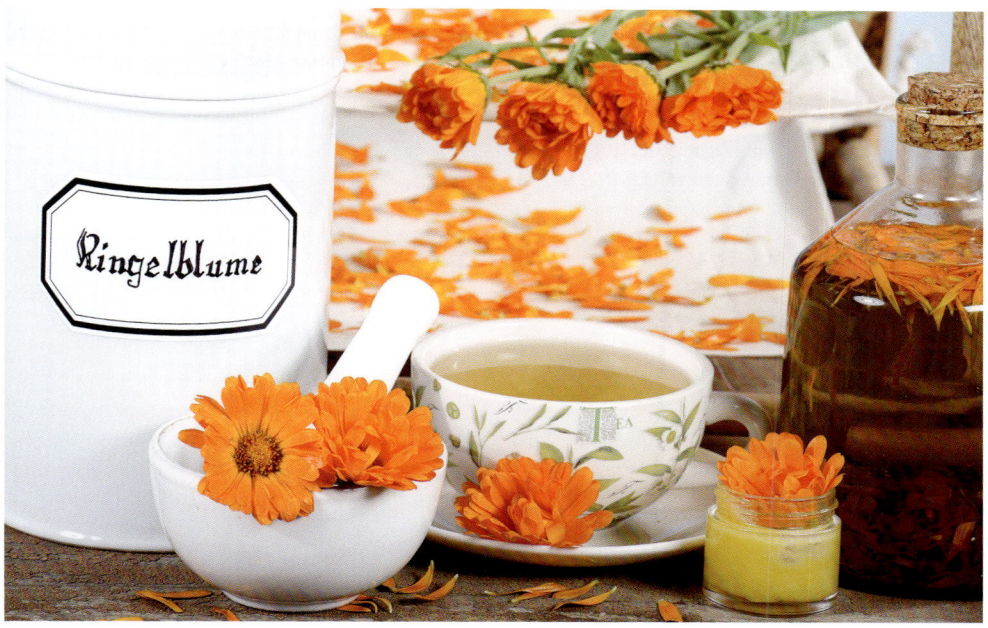

Das ist drin: 2 EL kleinblättrige Haferflocken, 2 EL Brennnesselblätter, 4 EL warme Milch
So geht's: Haferflocken und Brennnessel mit dem Mixer zerkleinern und mit der Milch zu einer Paste verrühren.

Gurken-Maske für alle Hauttypen, besonders für reife Haut

Feuchtigkeit, Vitamine und Mineralstoffe wirken belebend und erfrischend.
Das ist drin: ¼ Salatgurke, 100 g Joghurt, 3 Esslöffel Braunhirsemehl
So geht's: Die Gurke und den Joghurt pürieren und mit dem Braunhirsepulver zu einer Paste verrühren.

Pflegende Cremes

Hinter dem Erfolg jeder Creme stehen ihre Zutaten. Alle Cremes werden nach der Anleitung auf Seite 148 hergestellt. Kühl aufbewahrt, halten sie etwa drei Wochen.

Propoliscreme für Mischhaut

Lindert Hautunreinheiten.
Das ist drin:
für die Fettphase: 30 g Labkrautauszugsöl, 10 g Sheabutter, 5 g Tegomuls; **für die Wasserphase:** 100 ml Pfefferminzhydrolat; **Wirkstoff:** 1 TL Propolistinktur

Sanddorncreme für alle Hauttypen

Eine samtweiche, vitalisierende Pflege für jedermann.
Das ist drin:
für die Fettphase: 12 g Holunderblütenauszugsöl, 5 g Tegomuls, 5 g Kakaobutter, 3 g Granatapfelkernöl; **für die Wasserphase:** 60 ml Melissenhydrolat; **Wirkstoff:** 1 Tropfen Sanddornfruchtfleischöl

Rosencreme für empfindliche, trockene und reife Haut

Gibt Elastizität und Schwung.
Das ist drin:
für die Fettphase: 25 ml Schlehenblütenauszugsöl, 7 g

Bienenwachs, 15 g Sheabutter; **für die Wasserphase:** 15 ml Rosenhydrolat, 1 TL Spitzwegerichhonig; **Wirkstoff:** 5 Tropfen ätherisches Rosenöl

Sanfte Lippenpflege

Trockene Heizungsluft, intensive Sonneneinstrahlung oder auch Kälte in den Wintermonaten führen häufig zu trockenen, rissigen Lippen. Ein Schutz aus natürlichen Zutaten tut zarten Lippen gut und lässt sich ganz einfach herstellen.

Melissen-Lippenbalsam

Für weiche Lippen und durch die Melisse bringt der Balsam auch Linderung bei Lippenbläschen. Die Haltbarkeit bei Zimmertemperatur beträgt ca. ein Jahr.
Das ist drin: 50 ml Melissenauszugsöl, 3 g Bienenwachs, 7 g Kokosfett, 3 Tr. Propolistinktur, 3 Tropfen ätherisches Melissenöl, 2 Tropfen ätherisches Lavendelöl
So geht's: Den Balsam nach der Anleitung auf Seite 148 herstellen und in Lippenstifthülsen oder kleine Cremedöschen abfüllen.

Zarte Augenpflege

Die Haut um die Augen ist besonders zart und empfindlich, sie braucht intensive Pflege. Zwei bis drei Tropfen des nährenden Öls mit sanften, kreisenden Bewegungen auf die Hautpartie um das Auge auftragen und einziehen lassen.

Frauenmantel-Augenöl

Das Augenöl wirkt elastizitätsfördernd, hautstraffend und regenerierend.
Das ist drin: 5 g Frauenmantel-Jojoba-Auszugsöl, 5 Tropfen Granatapfelkernöl, 1 Tropfen Sanddornfruchtfleischöl
So geht's: Die Zutaten in eine kleine Flasche füllen, schütteln und vermischen. Mindestens 6 Monate haltbar.

Ein natürlich gepflegter Körper

Unsere Haut ist das größte Organ, das wir besitzen, und gleichzeitig eines der empfindlichsten: bis zu 2 m² sensible Oberfläche macht sie beim erwachsenen Menschen aus. Umso wichtiger ist es, bei der Reinigung und Pflege auf milde, natürliche Produkte zu achten, die nicht nur allergischen Reaktionen vorbeugen und schonend wirken, sondern auch gegen allerlei Irritationen helfen.

Rundum sauber und entspannt

Bei der Körperpflege stellt sich die Frage: Baden oder Duschen? Natürliche Produkte lassen sich für beides herstellen. Viele springen aus Zeitgründen schnell mal unter die Dusche. Andere lieben es, in der Badewanne im Wasser zu liegen und mit der Seele zu baumeln. Baden braucht meist etwas mehr Zeit – Zeit für Schönheit, Gesundheit, Ruhe und Entspannung, die man sich öfter mal schenken sollte. Bei Bluthochdruck und Herz-Kreislauf-Problemen sollte man dabei allerdings vorsichtig sein und den Körper nicht zu stark belasten. Das Wasser darf nicht viel wärmer als die Körpertemperatur sein.

Milchbad für alle Hauttypen

Ein Milchbad verhilft zu zarter, weicher Haut, denn es wirkt rückfettend, hautberuhigend und elastizitätsfördernd. So baden Sie (fast) wie Kleopatra:
Das ist drin: 1 l lauwarme Milch und 3 EL flüssige Sahne mit 3 EL Honig verrühren, bis sich der Honig auflöst. Für den feinen Duft noch 10 Tropfen naturreine ätherische Öle hinzufügen (z. B. 5 Tropfen Orange, 3 Tropfen Mandarine rot, 2 Tropfen Grapefruit).
So geht's: Alles ins Badewasser geben und genießen. Badezeit etwa 15 Minuten. Danach mit klarem Wasser abspülen.

Entspannendes Ölbad

Ölbäder sind zwar besonders bei trockener, reifer und empfindlicher Haut empfehlenswert, aber auch bei Hautunreinheiten. Nach einem Ölbad ist das Eincremen der Haut nicht mehr nötig, denn es wirkt besonders rückfettend und hautpflegend. Als natürlicher Emulgator dient Sahne, durch sie werden Wasser, Öl und ätherische Öle gut miteinander vermischt. Nach dem Baden nur kurz mit klarem Wasser abduschen und zart trocken tupfen.
Das ist drin: 100 ml Sahne, 25 ml Vanilleauszugsöl, 5 Tropfen ätherisches Orangenöl, 5 Tropfen ätherisches Palma-rosa-Öl, 3 Tropfen ätherisches Litsea-cubeba-Öl, 2 Tropfen ätherisches Patschuliöl
So geht's: Alle Zutaten miteinander vermischen und ins einlaufende Badewasser geben.

Essigbad bei Hautproblemen

Ein Essigbad hilft bei Hautirritationen, außerdem strafft es die Haut und wirkt belebend.
So geht's: 250–350 ml Apfelessig dem Badewasser hinzufügen. Fertig! Badezeit etwa 10 Minuten.

Unten: Sheabutter oder Kakaobutter geben den meisten selbst hergestellten Cremen ihre Konsistenz.

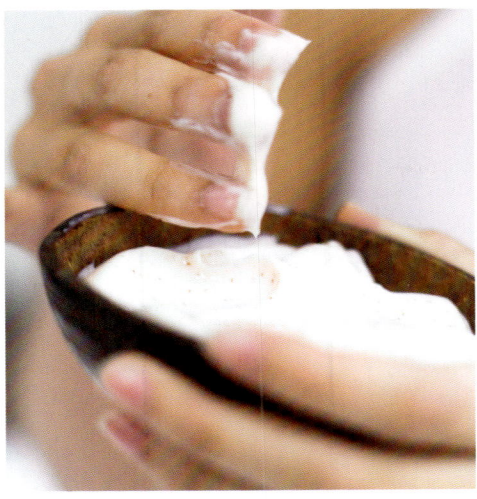

❧ Erkältungs-Duschwürfel

Die Kombination von warmem Wasser und ausgewählten ätherischen Ölen macht Schnupfen und Co. den Garaus.

Das ist drin: 10 g Jojobaöl, 10 g Tegomuls, 30 g Kakaobutter, 20 g Sheabutter, 100 g Natron, 25 g Speisestärke, 50 g Zitronensäure, 20 g Milchpulver, 7 Tropfen ätherisches Eukalyptusöl, 7 Tropfen ätherisches Fichtennadelöl, 5 Tropfen ätherisches Engelwurzöl, 2 Tropfen ätherisches Pfefferminzöl

So geht's: Kakaobutter und Sheabutter bei niedriger Temperatur (ca. 30 °C) schmelzen lassen. Die restlichen Zutaten miteinander vermischen, dann unter die flüssige Butter rühren und in Eiswürfelbehälter gießen. Im Kühlschrank fest werden lassen. Während des Duschens mit dem Würfel sanft die Haut massieren.

Kräuterbad für alle Fälle

Haben Sie empfindliche Haut, trockene oder eher fettige – oder sind Sie vielleicht verspannt, erschöpft oder erkältet? Dann nehmen Sie doch ein Kräuterbad. Für alle Befindlichkeiten und Hauttypen können Kräuter als Badezusatz verwendet werden. Während des Badevergnügens entfalten die Kräuter ihre durchblutungsanregende, entzündungshemmende, juckreiz- und schmerzlindernde, beruhigende und entspannende Wirkung. Die Pflanzeninhaltsstoffe wirken über die Haut und das Einatmen des Dufts auf den gesamten Körper.

Am einfachsten lassen sich Kräuter dem Badewasser als »Tee« zusetzen: Der Kräuteraufguss für ein Bad wird wie der Tee der jeweiligen Pflanze zubereitet und dann zum Badewasser gegeben. Erwachsene nehmen für ein Vollbad 50–100 g Kräuter und etwa zwei Liter Wasser, für Kinder nehmen Sie etwa die Hälfte an Kräutern.

Eine weitere Möglichkeit besteht darin, getrocknete Kräuter in Säckchen abzufüllen, die Sie im Badewasser ziehen lassen und während des Badens immer wieder ausdrücken. Für Badesäckchen (Größe ca. 10 x 19 cm) nehmen Sie insgesamt 25–50 g duftende Blüten, Blätter, Früchte, Samen, Wurzeln, Rinden (das Gewicht variiert aufgrund der unterschiedlichen Größe und Beschaffenheit der Pflanzenteile) und 3–5 gehäufte Esslöffel Haferflocken. Haferflocken machen das Wasser besonders weich und Sie erhalten eine Extraportion Hautpflege. Für ein Fußbad wird das Badesäckchen in die Fußbadewanne gelegt. Dann warmes Wasser hinzugießen und während des Badens immer wieder ausdrücken. Badesäckchen sollten wegen der Schimmelgefahr nur einmal benutzt werden.

❧ Schachtelhalmbad bei empfindlicher und reifer Haut

So geht's: 100 g Ackerschachtelhalm mit 2 l kaltem Wasser übergießen, erwärmen und 15 Minuten zugedeckt kochen lassen. Nach 20–30 Minuten abfiltern und zum Badewasser geben.

❧ Muntermacher Badesäckchen

Das Badesäckchen ist zum Muntermachen am Morgen geeignet und zur Stärkung für alle, die den Tag (oder die Nacht) voll Energie nutzen wollen.

Das ist drin: 5 g Rosmarin (ganze Nadeln zerkleinern!), 5 g Pfefferminze, 5 g Salbei, 5 g Lavendel, 3 g Jasminblüten, 2 g Zitronenverbene, 3 gehäufte Esslöffel Haferflocken

So geht's: Alle Pflanzenteile und die Haferflocken in eine Schüssel geben, gut miteinander vermischen und dann in das Baumwollsäckchen füllen. Das Band zuziehen und verknoten. Das Badesäckchen zugeknotet ins einlaufende Wasser geben, während des Bades öfter gut durchkneten.

Entschlackendes Salzbad

Ein Salzbad reinigt und entgiftet den Körper, gleichzeitig werden über die Haut jede Menge Mineralstoffe aufgenommen. Nach einem entspannenden und beruhigen-

Rechts: Salz, allerlei Kräuter und hochwertige Öle bilden die Basis für ein erholsames und zugleich pflegendes Badevergnügen.

den Salzbad sollte man etwas Hautöl oder Körperbutter in die feuchte Haut einmassieren, ein Glas stilles Wasser trinken und 30 Minuten ausruhen.

Entschlackendes Salzbad

So geht's: 1 kg Meersalz oder Himalaja-Salz in die Badewanne geben und das Badewasser einlaufen lassen. Badezeit etwa 10 Minuten.

Buntes Wohlfühl-Salzbad

Das ist drin: 10 g 96-prozentiger Alkohol, 25 Tropfen naturreine ätherische Öle nach Belieben, gemahlene Pflanzenteile als Farbstoffe (rosa: 2 Msp. Rote Bete, rot: ½ TL Rote Bete, gelb: 1 Msp. Kurkuma, orange: je 1 Msp. Rote Bete und Kurkuma, grün: 1 TL Brennnessel, blau: 1 TL Holunder- oder Heidelbeeren, violett: je ½ TL Rote Bete und Heidelbeeren), 1 kg grobes Meersalz

So geht's: Alkohol, ätherische Öle und die gemahlenen Pflanzenteile für die Färbung in einem Becherglas mischen (Ausnahme: Für die Farben Gelb und Orange müssen Kurkuma und Rote Bete erst mit einem TL Wasser versetzt werden, da sich Kurkuma im Alkohol nicht auflöst). Das Salz auf einem Backblech ausbreiten und die duftende Farblösung darübergießen. Gut vermischen, damit alle Salzkristalle eingefärbt werden. Mit Backpapier locker abdecken und mindestens drei Stunden trocknen lassen. Wenn das Salz ganz trocken ist, in gut verschließbare Gläser abfüllen und lichtgeschützt aufbewahren. Es ist jahrelang haltbar. Für ein Vollbad geben Sie 100 g Wohlfühl-Salzbad ins einlaufende Badewasser.

Gute-Laune-Salzbad

Das ist drin: 1 TL Wasser, je 1 Messerspitze Rote-Bete-Pulver und Kurkuma, 10 g 96-prozentiger Alkohol, 10 Tropfen ätherisches Lavendelöl, 10 Tropfen ätherisches Orangenöl, 5 Tropfen ätherisches Bergamottöl, 1 kg grobes Meersalz, 7 g Orangenblüten, 3 g Lavendelblüten, 3 g Rosenblüten

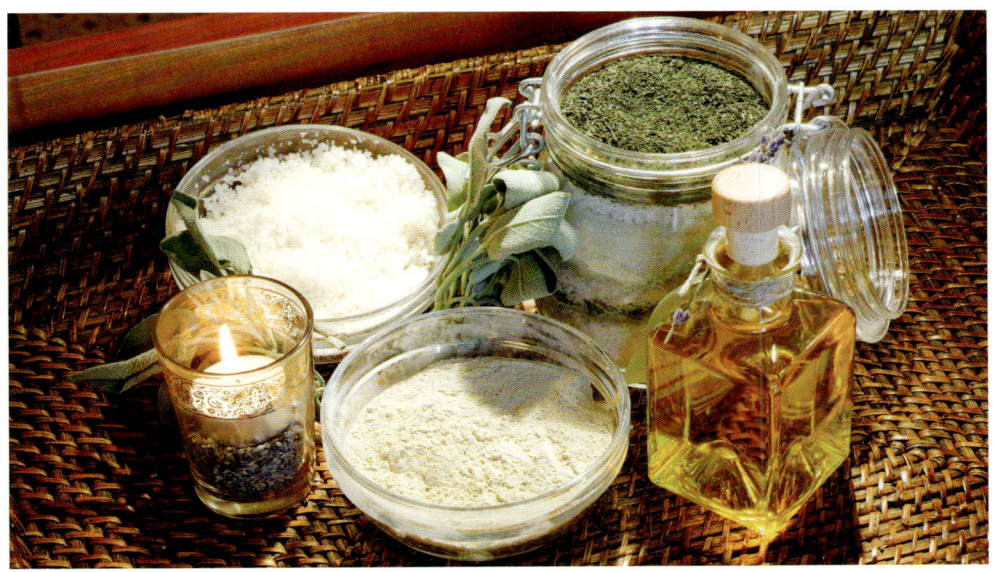

Sanftes Ganzkörperpeeling

Ein Peeling sorgt für zarte Haut am ganzen Körper. Verhornte Hautzellen werden durch das sanfte Rubbeln gelöst, die Haut wird gründlich gereinigt und gut durchblutet.

❧ Meersalz-Peeling bei Mischhaut

Das ist drin: 100 g feines Meersalz, 1 EL pulverisierte Pfefferminzblätter oder Salbei, 2 EL Ringelblumen(zungen-)blüten, 25 g Trockenmilchpulver, 6 Tropfen ätherisches Melissenöl, 6 Tropfen ätherisches Orangenöl
So geht's: Alle Zutaten miteinander vermischen, in ein Schraubdeckelglas abfüllen und im Badezimmer für den Gebrauch bereithalten. 2–3 EL von dem Peeling mit etwas Wasser zu einer Paste vermischen und die Haut sanft damit massieren.

Natürliche Pflege in jedem Fall

Ob einfache Körperpflege für jeden Tag, wohltuende Massageöle für die abendliche Entspannung oder spezielle Mixturen für Haut-Notfälle: Gegen jedes Ungemach ist ein hilfreiches Kraut gewachsen!

❧ Körperbutter bei trockener und empfindlicher Haut

Körperbutter verwöhnt den Körper und hilft, Problemhaut intensiv zu pflegen. Am besten cremt man die feuchte Haut nach dem Duschen oder Baden damit ein, so bildet sich eine Emulsion, die besonders gut einziehen kann.
Das ist drin: 50 g Malven-Auszugsöl, 30 g Bienenwachs, 50 g Sheabutter, 20 g Kakaobutter, 1 EL Speisestärke, 15 Tropfen ätherisches Rosenöl
So geht's: 30 g des Auszugsöls und das Bienenwachs in einem Becherglas unter Rühren bis 70 °C erhitzen. Die Speisestärke mit dem restlichen Malven-Auszugsöl verrühren und hinzugeben. Die weitere Zubereitung erfolgt wie ein Balsam nach der Anleitung auf Seite 148. Die flüssige Körperbutter in Muffinförmchen aus Silikon gießen, mit Backpapier abdecken und zum Aushärten einige Stunden in den Kühlschrank stellen. Dann aus den Förmchen nehmen, in Frischhaltefolie einpacken und kühl aufbewahren. Die Haltbarkeit beträgt etwa 6 Monate.

❧ After-Sun-Bodylotion

Jederzeit angenehm, aber besonders wohltuend nach einem Sonnenbad: Die After-Sun-Bodylotion versorgt die Haut mit Feuchtigkeit, macht sie elastisch, wirkt leicht kühlend und entzündungshemmend.
Das ist drin: für die Fettphase: 15 g Steinklee-Auszugsöl, 15 g Rotklee-Auszugsöl, 10–15 g Kakaobutter, 5 g Tegomuls; **für die Wasserphase:** 120 g Ringelblumentee, **Wirkstoffe:** 15–20 Tropfen ätherisches Öl nach Belieben
So geht's: Die Lotion nach der Anleitung auf Seite 149 herstellen. Im Kühlschrank hält sie sich ca. 3 Wochen.

❧ Massageöl für den Rücken

Eine entspannende Rückenmassage tut immer gut – diese Mischung hilft sanft gegen Muskelverspannungen aller Art.

Unten: Aus Ringelblumen und Meersalz lässt sich ein sanftes Peeling für die empfindliche Haut herstellen.

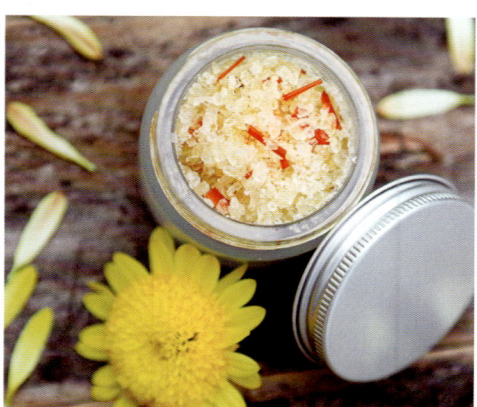

Das ist drin: 40 ml Johanniskrautöl, 30 ml Steinklee-Auszugsöl, 30 ml Mädesüß-Auszugsöl
So geht's: Alle Zutaten in eine Braunglasflasche geben und gut schütteln.

Massageöl gegen Bauchweh

Besonders für Babys und Kleinkinder ist eine entspannende Bauchmassage (im Uhrzeigersinn!) mit einer krampflösenden Ölmischung eine Wohltat.
Das ist drin: 100 ml Kümmel-Fenchel-Anis-Auszugsöl, 3 Tropfen ätherisches Öl der Römischen Kamille
So geht's: Alle Zutaten in eine Braunglasflasche geben und gut schütteln.

Lindernder Insektenstichstift

Kaum ein Sommer vergeht ohne quälend juckende Insektenstiche. Ein praktischer Insektenstichstift ist im Nu hergestellt und verschafft schnell Abhilfe.
Das ist drin: 40 g Auszugsöle (15 g Ruprechtskrautöl, 10 g Spitzwegerichöl, 10 g Steinkleeöl, 5 g Melissenöl), 9 g Bienenwachs
So geht's: Wie eine Salbe nach der Anleitung auf Seite 147 herstellen und in Lippenstifthülsen abfüllen. Haltbarkeit mindestens 1 Jahr.

Salbei-Deodorant

Ein natürlicher »Schweißkiller« lässt sich auch im Eigenbau anfertigen und wirkt äußerst effizient.
Das ist drin: 70 ml Salbeihydrolat, 30 ml Lavendelhydrolat, 30 ml Salbeitinktur, 10 Tropfen. ätherisches Orangenöl
So geht's: Das ätherische Öl in der Salbeitinktur lösen, die Hydrolate dazugießen, in eine Zerstäuberflasche abfüllen.

Pflegende Handsalbe

Bei rissigen, trockenen Händen verschafft folgende Pflegecreme schnelle Abhilfe:
Das ist drin: 50 ml Schafgarben-Auszugsöl, 30 ml Holunderblüten-Auszugsöl, 20 ml Gänseblümchen-Auszugsöl, 15 g ungebleichtes Bienenwachs

So geht's: Die Zutaten wie eine Salbe nach der Anleitung auf Seite 147 herstellen und in Cremebehälter abfüllen. Haltbarkeit mindestens 1 Jahr.

Straffende Beinpflege

Krampfadern oder Besenreiser sind ein leidiges Übel, das nicht nur kosmetische, sondern in Einzelfällen auch ernsthafte gesundheitliche Probleme nach sich zieht. Natürliche Wirkstoffe beugen vor und schaffen bei regelmäßiger Anwendung Abhilfe. Die Beine werden gut durchblutet, der Venentonus verbessert. Ganz nebenbei bekommen Sie auch noch eine schöne Haut.
Das ist drin: **für die Fettphase:** 15 g Steinklee-Jojoba-Ölauszug, 15 g Labkraut-Jojoba-Ölauszug, 2 g Bienenwachs, 7 g Tegomuls, 10 g Sheabutter; **für die Wasserphase:** 50 g Steinkleetee; **Wirkstoffe:** 1 TL Propolis, 15 Tropfen ätherisches Lavendelöl
So geht's: Die Creme nach der Anleitung auf Seite 148 herstellen. Haltbarkeit mindestens 1 Jahr.

Unten: Kräuterauszugsöle eignen sich besonders gut für die Massage verspannter Rückenmuskulatur.

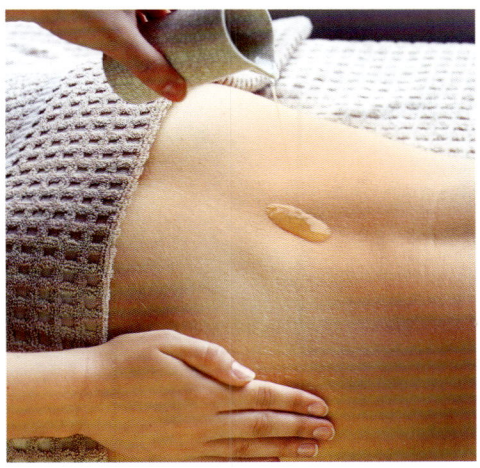

Natürlich glänzendes Haar

Gesundes, volles Haar gehört für die meisten Menschen zu einer attraktiven äußeren Erscheinung. Gerne hilft man hierfür ein bisschen nach und investiert auch etwas Zeit und Mühe. Individuelle, natürliche Haarpflegeprodukte lassen sich ohne großen Aufwand, entsprechend den jeweiligen Bedürfnissen von Haar und Kopfhaut, selbst herstellen und übertreffen in ihrer Wirkung synthetische Produkte bei Weitem.

Typgerechte Pflege

Je nach Eigenschaft unterscheiden wir verschiedene Haar- und Kopfhauttypen, die verschiedene Pflegebedürfnisse aufweisen:

Normales Haar ist elastisch, glänzt und fettet nicht so schnell. Eine milde Pflege erhält die natürliche Schönheit.
Trockenes und strapaziertes Haar ist spröde, stumpf und ohne Glanz, hier zeigt eine nährende, regenerierende, feuchtigkeitsspendende Pflege Wirkung.
Dünnes oder feines Haar hat einen Mangel an Kraft und Volumen. Hier hilft eine leichte, nährende Pflege, die das Haar nicht beschwert und die Haarstruktur stärkt.
Fettiges Haar sieht oft schon am Tag der Haarwäsche wieder strähnig aus. Eine milde Haarpflege, die die Talgproduktion reduziert, verhindert das schnelle Nachfetten.
Haarschuppen können unterschiedliche Ursachen haben, z. B. hautreizende Pflegeprodukte, Allergien, Pilze oder Stress. Je nach Situation ist eine hautberuhigende, desinfizierende und feuchtigkeitsspendende Pflege hilfreich.

Sanfte Haarwäsche

Regelmäßiges Waschen ist die Grundlage für schöne, gepflegte Haare. Ein gutes, natürliches Waschmittel lässt sich mit Seifenkraut herstellen. Seit je wurde es zum Waschen der Wäsche oder zum Entfetten von Schafwolle verwendet. Auch für die Haarwäsche ist es sehr gut geeignet, da es mild und schonend reinigt.

Seifenkrautshampoo für alle Haartypen

Das ist drin: 100 g Seifenkraut, 500 ml Wasser
So geht's: Das Wasser in einem Topf aufkochen. Seifenkraut dazugeben und so lange köcheln lassen, bis die Flüssigkeit etwa auf die Hälfte reduziert ist. Etwas abkühlen lassen, dann filtern und in eine Flasche abfüllen. Nach der Haarwäsche das Haar mit Essig oder etwas Zitronensaft nachspülen!

Ausgleichende Haarspülungen

Haarspülungen machen das Haar leicht kämmbar und werden vorbeugend verwendet, um gesundes Haar gesund zu erhalten, aber auch, um bestehende Probleme abzuschwächen und das natürliche Gleichgewicht wiederherzustellen. Die Spülungen werden ins gewaschene Haar einmassiert und nicht ausgespült.

Haarspülung bei trockenem und strapaziertem Haar

Löwenzahn kräftigt die Haare und versorgt sie mit Vitaminen und Mineralstoffen.
Das ist drin: 50 g geschnittene Löwenzahnwurzeln, 200 ml Wasser, 100 ml Apfelessig
So geht's: Alle Zutaten in einem Topf zum Kochen bringen und etwa 30 Minuten sanft köcheln lassen. Etwas abkühlen lassen, dann filtern und in eine Flasche abfüllen. Nach der Haarwäsche ins Haar einmassieren.

Haarspülung bei fettigem Haar

Die Kräutermischung bewirkt eine Verringerung der Talgproduktion und stärkt das Haar.
Das ist drin: 3 EL getrocknete Pfefferminze, 3 EL getrocknete Schafgarbe, 3 EL getrocknete Ringelblumenblüten, 500 ml Wasser, 3 EL Apfelessig

So geht's: Die Kräuter mit heißem Wasser übergießen und zugedeckt 30 Minuten ziehen lassen. Abfiltern und in eine Flasche füllen. Den Apfelessig dazugeben und gründlich miteinander vermischen. Die Haarspülung ist im Kühlschrank 1 Woche haltbar. Nach der Haarwäsche ins Haar einmassieren.

Hamamelis-Klettenwurzel-Haarwasser

Haarwasser pflegt die Kopfhaut besonders gut: Hamamelis und Klettenwurzel beruhigen juckende Kopfhaut und sind wirksam gegen Schuppen.

Das ist drin: 80 ml Hamamelishydrolat, 20 ml Klettenwurzeltinktur, 3 Tropfen Klettenwurzel-Auszugsöl

So geht's: Alle Zutaten in eine Sprühflasche füllen und kräftig schütteln. Die Haltbarkeit beträgt mindestens 6 Monate. Das Haarwasser auf die Kopfhaut sprühen, gut einmassieren und trocknen lassen.

Kuraufenthalt für erschöpftes Haar

Haarkuren sind Energiebooster für beanspruchtes, lebloses Haar. Sie vitalisieren, gleichen Schwächen aus, stärken und nähren.

Jojobakur bei strapaziertem Haar

Jojobaöl hilft dem Haar, sich zu regenerieren, und macht es geschmeidig.

So geht's: Etwa 200 ml Jojobaöl in die Haare einmassieren und 10 Minuten einwirken lassen. Danach die Haare 2-mal mit einem milden Shampoo waschen.

Haarkur bei dünnem Haar

Die Zutaten nähren und stärken das Haar, es wird kräftiger, erhält mehr Volumen und Glanz.

Das ist drin: 350 ml Bier, 1 Ei, 1 Esslöffel flüssiger Honig

So geht's: Den Honig mit dem Bier vermischen und das Ei mit einem Schneebesen unterrühren. Die Mischung in das Haar einmassieren und 10 Minuten einwirken lassen. Danach mit lauwarmem Wasser gründlich ausspülen und die Haare mit einem milden Shampoo waschen.

Haarbalsam bei trockenen Haarspitzen

Feines Haar wird durch Umwelteinflüsse oft trocken und spröde. Vor allem die Haarspitzen wirken dann leblos und stumpf.

Das ist drin: 30 g Nachtkerzenöl, 5 g Bienenwachs, 5 g Sheabutter, 10 g Kokosfett, 5 Tropfen ätherisches Melissenöl

So geht's: Den Balsam nach der Anleitung auf Seite 148 herstellen und in ein Cremedöschen abfüllen. Haltbarkeit etwa 1 Jahr. Sparsam in die trockenen Haarspitzen einmassieren.

Unten: Natürliche Haarpflegeprodukte sind schnell hergestellt und können den Bedürfnissen von Haar und Kopfhaut individuell angepasst werden.

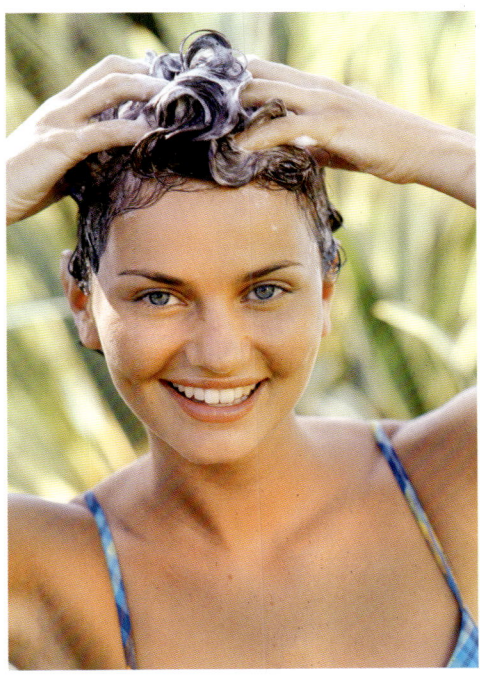

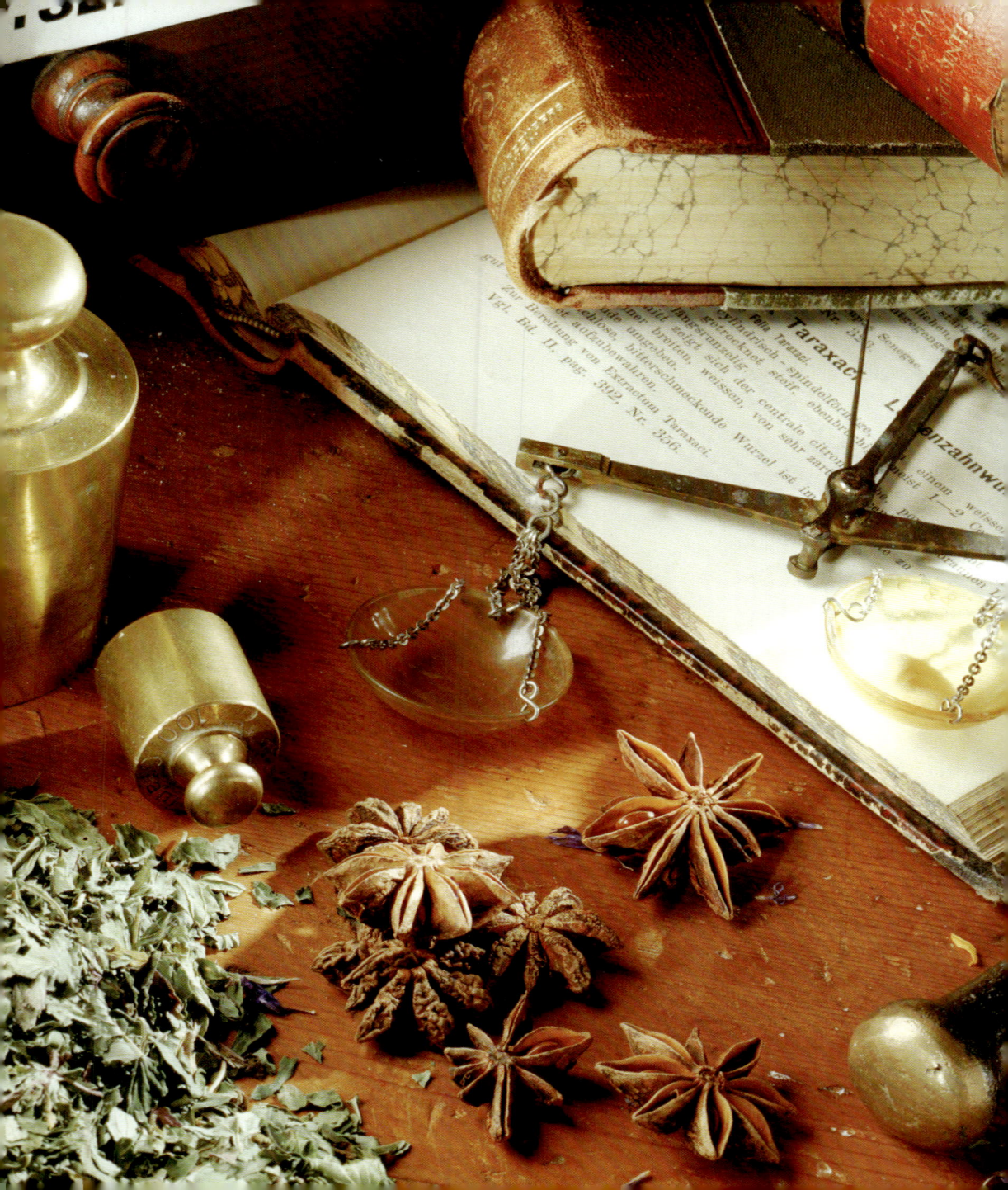

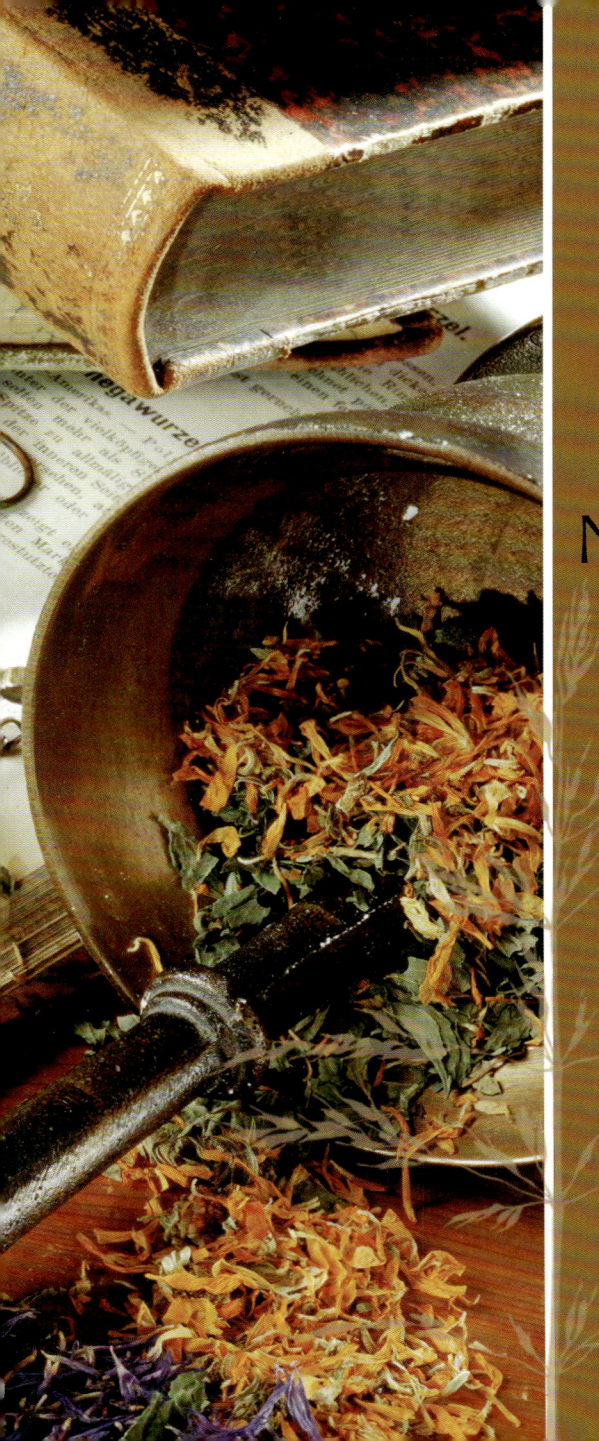

Natürliche Heilmittel selbst herstellen

Die Herstellung natürlicher Heil- und Pflegemittel ist keine große Sache. Mit ein wenig Know-how und ein paar einfachen Utensilien sind Auszugsöle, Tinkturen, Salben und Lotionen schnell gemacht – in kurzer Zeit schaffen Sie sich so eine natürliche Hausapotheke für alle Fälle.

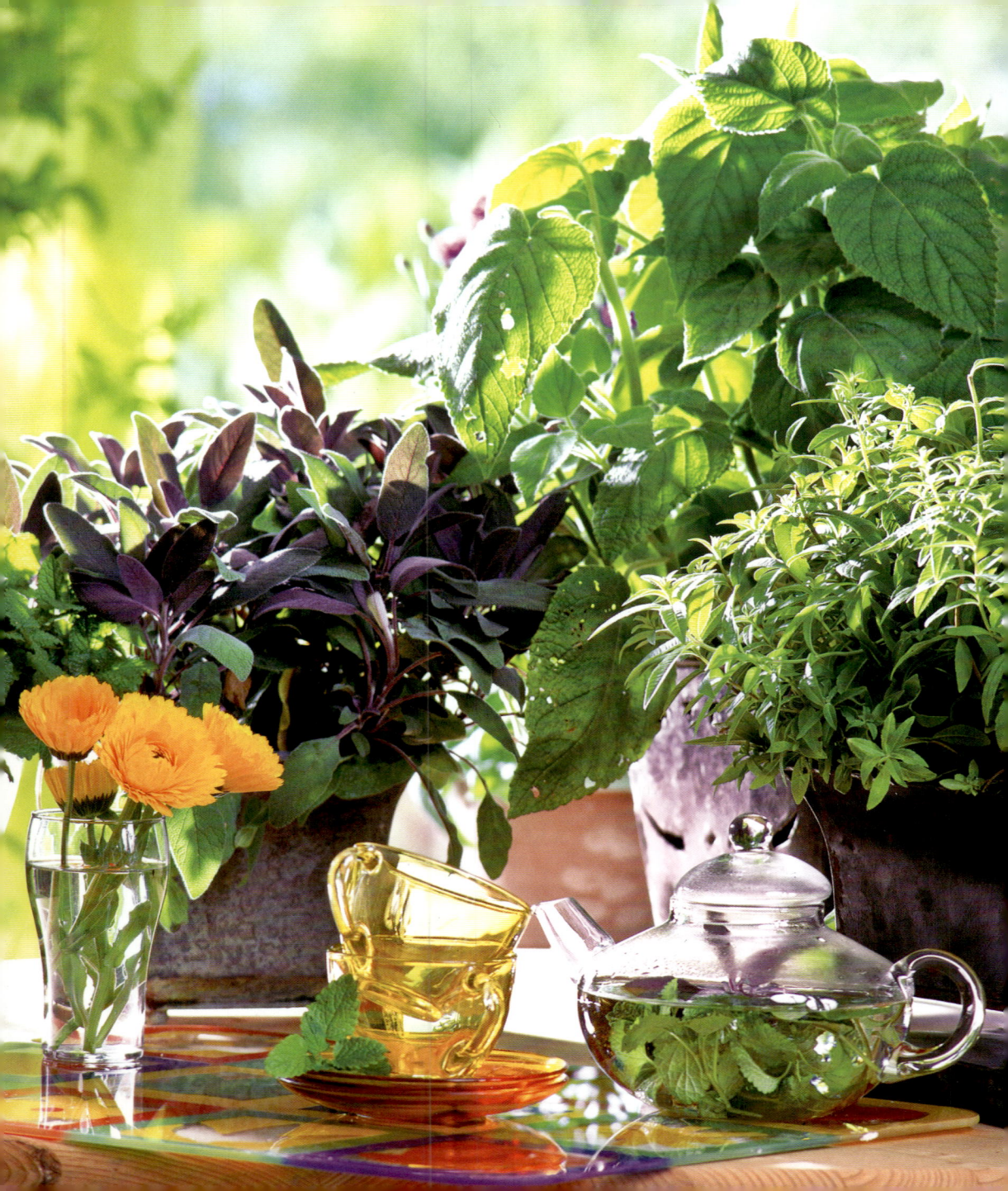

Heilpflanzenauszüge

Um uns die heilenden Wirkungen von Kräutern nutzbar zu machen, müssen wir ihre Inhaltsstoffe so aufschließen, dass wir von ihren wohltuenden Eigenschaften profitieren können. Natürlich können wir Kräuter und Co einfach über die Nahrung genießen, in Pflanzenauszügen sind ihre Wirkstoffe aber in weit höherem Maße vorhanden. Außerdem sind sie schnell zubereitet und auch für die äußere Verwendung geeignet.

Tees

Heilpflanzentees gehören zu den am häufigsten verwendeten Hausmitteln. Durch die Teezubereitung lösen sich die heilsamen Inhaltsstoffe frischer oder getrockneter Pflanzenteile im Wasser und entfalten dann ihre Wirkung innerlich oder äußerlich: als Getränk oder beim Gurgeln, Inhalieren, als Badezusatz, Waschung, Auflage, feuchter Verband und Wundumschlag.

Tee aus frisch geernteten Pflanzenteilen hat einen intensiveren Geschmack und Duft und auch eine intensivere Wirkung als Tee aus getrockneten Pflanzenteilen. Die meist helle Farbe des Frischpflanzentees lässt dies nicht unbedingt erwarten. Für eine Tasse Tee werden 2–3 g frische Pflanzenteile benötigt.

Frische Pflanzen sind jedoch nicht immer zur Hand, daher ist ein Vorrat an getrockneten Kräutern wichtig. Da beim Trocknen immer Aroma- und Wirkstoffe verloren gehen, ist es wichtig, qualitativ hochwertige Teekräuter in Bio-Qualität zu kaufen. Selbst sammeln und trocknen ist zwar am besten, aber nicht immer möglich. Teebeutel sind nicht empfehlenswert, weil die Pflanzenteile zu stark zerkleinert und oft pulverisiert sind, dies hat einen hohen Qualitätsverlust zur Folge. Sie sind nur dann als Heiltee verwendbar, wenn sie einzeln und aromadicht verpackt sind.

Ein Heilpflanzentee kann aus Einzeldrogen, also aus getrockneten Teilen einer einzelnen Pflanze, bestehen oder aus einer Teemischung, je nach Bedarf und Geschmack. Teemischungen sind beliebt, weil man verschiedene Pflanzen und Pflanzenteile verwenden kann, die sich in ihrer Wirkung ergänzen oder unterstützen. Mögliche Nebenwirkungen lassen sich dadurch ebenfalls reduzieren. Außerdem besteht in Mischungen der Vorteil, dass auf den Geschmack und die optische Erscheinung Einfluss genommen werden kann. Eine »schöne« Teemischung wird besonders gerne getrunken.

Die Art der Teezubereitung ist sehr wichtig, damit die Pflanzeninhaltsstoffe optimal gelöst werden können.

Das Überbrühen (Infus, Aufguss)

Die häufigste Teezubereitungsart ist das Überbrühen von Blüten, Blättern und Samen. Im Allgemeinen nimmt man einen Teelöffel getrocknete oder einen Esslöffel frische Pflanzenteile, gibt diese lose in eine Tasse und übergießt sie mit einer Tasse (150 ml) kochendem oder heißem Wasser, auf diese Weise haben die Blätter oder Blüten genügend Platz, um sich zu entfalten. Insbesondere Aromatika sollten nur mit heißem Wasser übergossen werden, damit sich die ätherischen Öle nicht verflüchtigen. Alles, am besten zugedeckt, 3–10 Minuten ziehen lassen und danach abfiltern. Bevor der Tee abgefiltert wird, lässt man das Kondenswasser vom Deckel in die Tasse tropfen, denn es enthält wertvolle Wirkstoffe.

Die Abkochung (Dekokt)

Will man einen Tee aus harten und holzigen Pflanzenteilen (Hölzer, Wurzeln, Rinden) herstellen, muss man diese abkochen. Die zerkleinerten Pflanzenteile werden kalt mit Wasser angesetzt und erhitzt. Je nach Pflanze lässt man alles eine Weile köcheln oder nur einmal aufkochen und dann 10–30 Minuten ziehen. Anschließend abfiltern.

Der Kaltauszug (Mazerat)

Der Kaltauszug ist eine schonende Teezubereitung bei hitzeempfindlichen, schleimhaltigen Drogen (z.B. Malve, Königskerze, Spitzwegerich). Die Schleimstoffe würden nämlich beim Übergießen mit heißem Wasser zerstört werden. Außerdem ist die Mazeration eine Möglichkeit, den Auszug unerwünschter Pflanzeninhaltsstoffe zu vermeiden. Die Pflanzenteile werden mit kaltem Wasser übergossen, dann alles 15 Minuten bis zu mehreren

Stunden ziehen lassen und abfiltern, evtl. vor dem Trinken noch mal kurz anwärmen. Insbesondere beim Kaltauszug schleimhaltiger Drogen sollte jede Tasse Tee immer frisch zubereitet werden, um eine Keimbildung zu vermeiden.

Tee für Kinder

Bei Säuglingen und Kindern ist zu berücksichtigen, dass sich die Organsysteme noch entwickeln und Pflanzeninhaltsstoffe anders verarbeitet werden, deshalb ist bei der Teezubereitung auf eine geringere Dosierung nach folgender Faustregel zu achten: $1/8$ der Erwachsenendosis für Säuglinge, $1/4$ für 1–5-jährige Kinder, $1/2$ für 6–12-jährige Kinder, $2/3$ für 12–14-jährige Kinder.

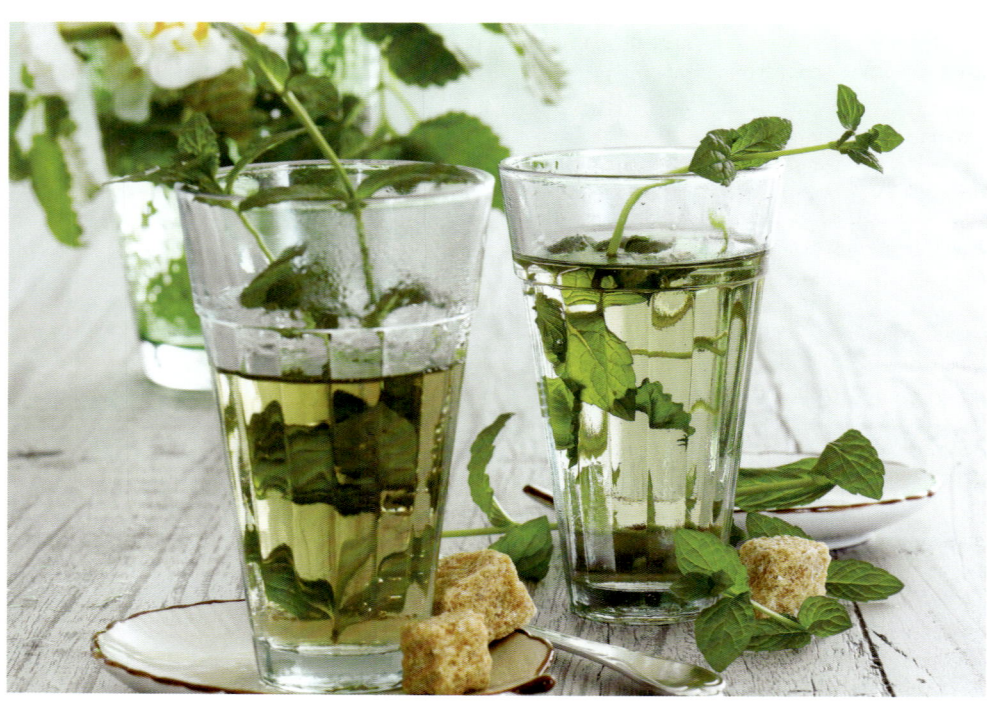

Ölauszüge

Zur Herstellung von Ölauszügen werden Pflanzenteile in einem fetten Öl (z.B. Olivenöl) ausgezogen. Die fettlöslichen Wirkstoffe der Pflanzen gelangen auf diese Weise in das Öl.

Auszugsöle eignen sich zum Einmassieren in die Haut und bestimmen als wichtiger Bestandteil ganz wesentlich die Heilwirkung von Salben, Cremes und Badezusätzen. Sie werden außerdem zur Herstellung von Seifen verwendet.

Neben der äußerlichen Anwendung ist auch eine innerliche möglich. Wird genießbares Öl verwendet, eignet sich ein Ölauszug grundsätzlich auch für die Küche, allerdings trifft er nicht immer den allgemeinen Geschmack.

Wesentlich für die Qualität des Auszugsöls ist die Verwendung hochwertiger frischer oder getrockneter Pflanzen sowie hochwertiger fetter Öle (Bio-Qualität), die in schonendem Verfahren gewonnen wurden.

Kaltauszug (Mazerat)

Frische oder getrocknete Pflanzen werden zerkleinert, locker in ein durchsichtiges Schraubdeckelglas mit breiter Öffnung gegeben. Das Glas sollte ungefähr zu 2/3 gefüllt sein. Dann bis zum Glasrand mit Öl auffüllen, alle Pflanzenteile müssen bedeckt sein.

Ölauszüge aus frischen Pflanzen können schneller verderben. Daher frische Pflanzen nur verwenden, wenn sie vollständig trocken sind – es sollte mindestens 3 Tage nicht geregnet haben –, und am besten über Nacht anwelken lassen.

Das Glas zunächst 3–5 Tage nur mit einem Tuch zudecken und mehrmals täglich umrühren, damit alle Pflanzenteile mit dem Öl vermischt werden. Dann erst ver-

Links: Die Wirkstoffe von Heilkräutern lassen sich als Aufguss (Zubereitung mit heißem Wasser) oder Kaltauszug aus den Pflanzen extrahieren.

schließen. Bei der Verwendung von getrockneten Pflanzen kann man das Glas gleich verschließen. An einen hellen, warmen Ort stellen – etwas Sonnenlicht ist vorteilhaft (nur Johanniskrautöl braucht sehr viel Sonne) und den Ansatz täglich schütteln. Nach 4–6 Wochen das Öl durch einen Papierfilter oder ein Tuch filtern und in dunkle Glasflaschen abfüllen. Die Flaschen beschriften und auch das Abfülldatum angeben. Kühl und dunkel aufbewahrt, ist das Auszugsöl etwa ein Jahr haltbar.

Warmauszug

10 g getrocknete (oder 20 g frische) Pflanzen und 90 g fettes Öl in ein Becherglas geben. Im Wasserbad oder auf dem Kochfeld bei niedriger Temperatur eine Stunde lang bis 40 °C erhitzen, dabei immer wieder mit einem Glasstab umrühren. Die Hitzequelle ausschalten, den Ölansatz mit einem Tuch abdecken und abkühlen lassen. Den Vorgang noch dreimal wiederholen. Den Ansatz abgedeckt über Nacht ziehen lassen. Dann abfiltern und in dunkle Glasflaschen füllen.

Für Ölauszüge geeignete fette Öle

Sonnenblumenöl: leichtes Öl, gut als Massageöl geeignet, für alle Hauttypen

Distelöl: geruchsneutral, hautpflegend, als Massageöl, für Mischhaut und fette Haut

Mandelöl, süß: angenehmes, gut einziehendes, pflegendes Öl, das nicht fettet, für empfindliche Haut

Olivenöl: gut als Massageöl und zur Salbenherstellung geeignet, für alle Hauttypen

Jojobaöl: flüssiges Wachs (kein Öl), lange haltbar, sehr gut hautverträglich, für trockene und fette Haut, mit natürlichem Lichtschutzfaktor 3, nicht genießbar

Auszugsöle und ihre Wirkung

Auszugsöl (verwendeter Pflanzenteil)	Anwendung
Arnikaöl (Blüten)	bei Prellungen, Verstauchungen, Blutergüssen, Muskel- und Gelenkbeschwerden, Krampfadern; kann allergische Reaktionen hervorrufen
Beifußöl (blühendes Kraut)	bei kalten Füßen, Muskelschmerzen, Verspannungen; kann allergische Reaktionen hervorrufen
Beinwellöl (Wurzel, auch Blätter)	bei Blutergüssen, Prellungen, Verstauchungen, Knochenbrüchen, Schürfwunden, Hautunreinheiten, Akne
Engelwurzöl (Wurzel)	bei Entzündungen, rheumatischen Schmerzen, Verspannungen
Fenchelöl (Samen)	Bäuchlein-Massageöl für Kinder und Erwachsene, zum Einreiben bei Erkältungen, zur elastizitätsfördernden Hautpflege
Frauenmantelöl (blühendes Kraut)	zur elastizitätsfördernden Hautpflege, für Anti-Faltencreme, zur Vorbeugung von Schwangerschaftsstreifen
Gänseblümchenöl (Blüten)	bei trockener, juckender Haut, Hautausschlägen, Verstauchungen, Zerrungen, zur Hautberuhigung
Gundermannöl (Blüten und Blätter)	bei leichten Verbrennungen, Hautunreinheiten, zur Wundheilung
Holunderblütenöl (Blüten)	bei trockener, juckender, rauer oder rissiger Haut, zur Hautpflege
Johanniskrautöl (frische Pflanze: Blüten, Knospen, Blätter und Samenkapseln)	äußerlich: bei Nerven-, Rheuma-, Muskel-, Kopfschmerzen, Gürtelrose, Verspannungen, blauen Flecken, Prellungen, Verrenkungen, Verstauchungen, Hexenschuss, leichten Verbrennungen, zur Wundpflege, bei Dekubitus innerlich: bei Reizhusten, Magen-Darm-Infekten, chronischen Nervenerkrankungen Während der Anwendung keine intensive Sonnenbestrahlung!
Kamillenöl (Blüten)	bei Hautausschlägen, leichten Entzündungen, juckender Haut
Königskerzenöl/Königsöl (Blüten)	bei Hautreizungen, leichten Verbrennungen, juckender Haut, rheumatischen Beschwerden, Nervenschmerzen, Gürtelroseschmerzen, Ohrenschmerzen, Ohrenentzündungen
Labkrautöl (blühendes Kraut)	bei Verspannungen, Entzündungen, Hautunreinheiten, leichten Verbrennungen, zur Wundheilung
Mädesüßöl (Blüten, auch Blätter)	bei Verspannungen, Hautproblemen, zur Wundheilung
Malvenblütenöl (Blüten)	bei trockener, juckender Haut, Neurodermitis, Schuppenflechte
Melissenöl (Pflanzenspitzen, Blätter, vor der Blüte)	bei Insektenstichen, Lippenbläschen, zur Hautberuhigung
Ringelblumenblütenöl (Blüten)	zur Wund- und Narbenheilung, bei empfindlicher, geröteter, entzündeter Haut, Hautausschlägen, Sonnenbrand, bei Pilzbefall
Rosenblütenöl (Blüten)	zur elastizitätsfördernden Hautpflege, bei empfindlicher, trockener Haut
Rosmarinöl (Blatter und Blüten)	für durchblutungsförderndes, belebendes Massageöl, bei Verspannungen
Rotkleeöl (Blüten)	zur Pflege und Kräftigung der Haut, für »Anti-Aging-Kosmetik«
Schafgarbenöl (Blütenstand)	bei rauer, stark beanspruchter Haut, juckenden und brennenden Ekzemen, Schnittwunden, leichten Verbrennungen, Prellungen, Hämorrhoiden, zur Wundheilung, bei Nervenschmerzen, Arthritis, Muskelschmerzen
Spitzwegerichöl (Blätter)	bei trockener Haut, für Anti-Falten-Creme, Lippenbläschen, Insektenstichen, Schürfungen, schlecht heilenden Wunden
Steinkleeöl (oberer Blütenstand)	für Massageöl, bei Verspannungen, Entzündungen, schweren, müden, schmerzenden Beinen, Besenreisern, Krampfadern, Wadenkrämpfen, blauen Flecken, Prellungen, Verstauchungen, verhärteten Lymphknoten, Kopfschmerzen, Migräne
Thymianöl (blühendes Kraut)	bei gereizter, entzündlicher Haut, kalten Füßen, Fußpilz, zum Einreiben bei Husten

Alkoholische Auszüge

Pflanzenwirkstoffe lösen sich in Alkohol besonders gut und lassen sich in ihm aufgrund seiner konservierenden Eigenschaft hervorragend für einen längeren Zeitraum haltbar machen. Deshalb werden alkoholische Heilpflanzenauszüge schon sehr lange zur inneren und äußeren Behandlung verwendet.

Tinkturen

Tinkturen sind flüssige Pflanzenzubereitungen, die mit Alkohol verschiedener Konzentration hergestellt werden. Für die Landapotheke eignet sich die Mazeration (Kaltauszug) als einfaches und unproblematisches Auszugsverfahren. Zur Tinkturherstellung werden nach dem Deutschen Arzneibuch getrocknete Heilpflanzen (Drogen) verwendet, und zwar im Verhältnis 1 Teil Droge zu 5–10 Teilen Extraktionsflüssigkeit. Ein Auszug mit nur einer Pflanze wird als »Tinctura simplex« (einfache Tinktur) bezeichnet, werden verschiedene Heilpflanzen verwendet, so spricht man von einer »Tinctura composita« (zusammengesetzte Tinktur).

Der alkoholische Auszug aus frischen Pflanzen wird als »Frischpflanzenauszug« oder »Frischpflanzentinktur« bezeichnet. Aroma, Duft und Wirkstoffe der frischen Pflanze gehen in den Alkohol über und werden auf diese Weise hervorragend konserviert.

38–40-prozentiger Alkohol, wie Weizenkorn, Wodka oder auch Weinbrand, ist für den Auszug von Blüten und Blättern bestens geeignet und wegen seiner zugleich innerlichen und äußerlichen Verwendbarkeit sinnvoll. Für den maximalen Auszug von Wurzeln, ätherischen Ölen und harten Pflanzenteilen wird am besten 70-prozentiger Alkohol verwendet, zur innerlichen Anwendung verdünnt man die Tinktur dann mit Wasser.

Tinkturen und Frischpflanzenauszüge werden innerlich als Tropfen und äußerlich für Einreibungen oder Umschläge, zur Herstellung von Hautcreme, Gel oder Gesichtswasser verwendet.

∾ Grundrezept Tinktur

Das ist drin: 50–100 g frische Pflanzenteile (oder 25 bis 50 g getrocknete)
500–750 ml Alkohol (z. B. Weizenkorn, Wodka, Weinbrand, Rum)
So geht's: Die Pflanzenteile sehr gut zerkleinern, in ein großes Schraubdeckelglas geben und mit dem Alkohol übergießen. Wichtig ist, dass alle Pflanzenteile gut bedeckt sind. 10 Tage bis 4 Wochen an ein helles Fenster stellen und täglich schütteln. In Braunglasflaschen abfiltern, beschriften. Kühl und dunkel aufbewahren. Die Haltbarkeit beträgt mindestens 1 Jahr.
Dosierung: 10–20 Tropfen 3-mal täglich für Erwachsene, 1 Tropfen pro Lebensjahr 3-mal täglich für Kinder

Unten: In alkoholischen Auszügen (besonders in Tinkturen) sind die Wirkstoffe hoch konzentriert. Außerdem sind sie lange haltbar.

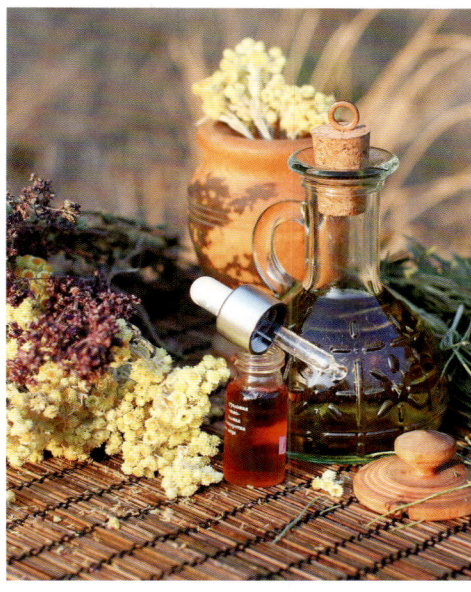

Kräuterweine

Schon in der Antike galt Wein, in Maßen getrunken, als Heilmittel. Bis ins 19. Jahrhundert wurden Kräuter- und Medizinweine oft von Ärzten verordnet und waren vielfältig in Apotheken erhältlich. Es war allgemein bekannt, dass sich die Wirkung des Weins verstärkt, wenn diesem Pflanzen zugesetzt werden. Oft wurde Wein aus weißen Trauben mit Kräutern vergoren. Teilweise erhitzte man auch die Kräuter im Wein (Abkochung oder Warmauszug). Aber besonders beliebt war der kalte Weinauszug mit schwerem, süßem Rotwein, der durch den höheren Zucker- und Alkoholgehalt auch länger haltbar war.

Da sich sowohl wasser- als auch fettlösliche Substanzen in Wein lösen, ist er als Auszugsmittel sehr gut geeignet. Die Wirkung ist zwar schwächer als bei Tinkturen, aber

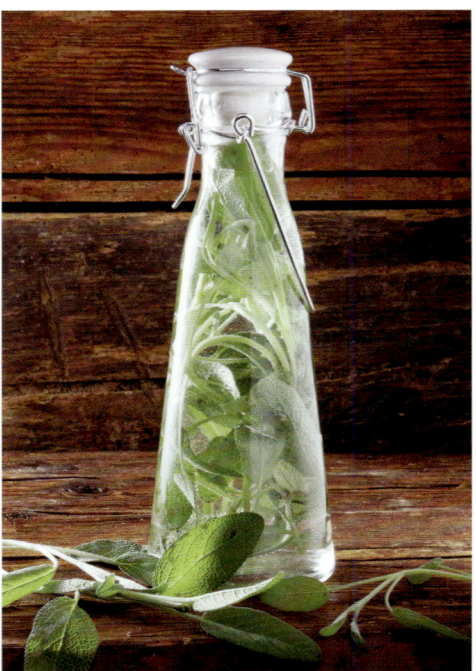

dafür ist die Dosierung höher (1–3 Likörgläschen) und natürlich auch der Genuss.

Kräuterweine gibt es heute nicht mehr in Apotheken zu kaufen. Wegen des Weingesetzes und anderer gesetzlicher Vorschriften können wir nun »aromatisierte weinhaltige Getränke« als Elixier zu uns nehmen. Kalte Weinauszüge sind aber ganz leicht selbst herzustellen.

❧ Grundrezept Kräuterwein

Das ist drin: 30 bis 100 g frische (oder die halbe Menge getrocknete) Kräuter, Früchte oder Blüten, 750 ml Rotwein oder Weißwein, 75 ml Wodka, Weizenkorn oder Weinbrand (für eine höhere Haltbarkeit, dadurch 1 bis 2 Jahre haltbar), 3–5 EL Kandiszucker je nach Belieben (zur Geschmacksverbesserung und zur Verlängerung der Haltbarkeit).

So geht's: Die frischen oder getrockneten Pflanzenteile werden je nach Bedarf zerkleinert und in ein großes Glas geben. Den Zucker hinzufügen und mit dem Alkohol übergießen. Einige Tage bis 3 Wochen an einen warmen Ort stellen und öfter gut durchschütteln. Danach abfiltern und kühl und dunkel aufbewahren. Bei Bedarf 1 bis 3 Schnapsgläschen davon trinken.

❧ Gute-Laune-Wein

Das ist drin: 1 haselnussgroßes Stück frischer Ingwer, 1 EL zerkleinerte Löwenzahnwurzeln, 2 EL zerkleinerter, blühender Ysop, 2 EL zerkleinerte Melisse, 2 EL Johanniskraut (blühendes Kraut), 9 Borretschblüten, ¼ TL gemahlene Vanille, 1 EL Rosinen, 2 EL Bio-Akazienhonig oder Rohrohzucker, 30 ml Wodka, 300 ml trockener Bio-Rotwein

So geht's: Zubereitung wie oben angegeben.

Links: Kräuterliköre haben als Heilmittel eine lange Tradition, sie sind rasch zubereitet und konservieren die geballte Heilkraft der Pflanzen.

Rechts: Stellt man einen Kräuterlikör selbst her, kann der Zuckergehalt auch geringer sein als gesetzlich vorgeschrieben.

Kräuterliköre

Liköre sind süße, aromatische, alkoholische Flüssigkeiten. Nach geltendem EG-Recht darf nur eine Spirituose mit mindestens 100 g Zucker pro Liter als Likör bezeichnet werden. Der Alkoholgehalt von Likören ist unterschiedlich, meist liegt er zwischen 15 und 40 % Alkoholvolumen. Kräuterliköre, Gewürzliköre, Fruchtliköre und Emulsionsliköre (z.B. Eier- oder Sahnelikör) sind die bekanntesten Likörarten.

Die heutigen Liköre entwickelten sich aus den Kräuterweinen der Antike. Sie haben eine lange Tradition und sind mit altem Gesundheits- und Pflanzenwissen verbunden. Im Mittelalter wurden die Liköre als Heilmittel in Apotheken und Klöstern hergestellt, »Bénédiktine« und »Chartreuse« sind bekannte Klosterliköre.

Der Vorteil selbst angesetzter Liköre ist, dass man nicht unbedingt den hohen Zuckergehalt einhalten muss, wichtig sind der Gesundheitsaspekt und der Genuss.

❧ Grundrezept Kräuter- oder Fruchtlikör

Das ist drin: 5 EL (50–100 g) frische Kräuter oder 3–5 EL getrocknete Kräuter oder 200–500 g Früchte, 50 bis 75 g Kandiszucker, Bio-Rohrohrzucker oder Bio-Akazienhonig, 750 ml Liter 38-prozentiger Weizenkorn oder Wodka.

So geht's: Die frischen oder getrockneten Pflanzenteile werden je nach Bedarf zerkleinert und in ein großes Schraubdeckelglas geben. Zucker oder Honig hinzufügen und mit dem Weizenkorn oder Wodka übergießen. Einige Tage bis 3 Monate (oder noch länger) an einen warmen Ort stellen und öfter gut durchschütteln. Danach abfiltern und kühl und dunkel aufbewahren. Bei Bedarf 1–3 Likörgläschen trinken.

❧ Neun-Kräuter-Likör

Das ist drin: Je ein kleiner Stängel Beifuß, Dost, Schafgarbe, Salbei und Zitronenmelisse, je 1 EL Gundermann, Gänsefingerkraut, Thymian, Löwenzahn (Blätter, Blüten oder Wurzel), 2–3 EL Bio-Akazienhonig, 300 ml Weizenkorn

So geht's: Die harten Stängelteile entfernen. Kräuter klein schneiden und in eine 350-ml-Flasche geben. Honig oder Zucker hinzufügen und mit dem Weizenkorn übergießen. 3–4 Wochen an einem warmen Ort ziehen lassen, öfter schütteln. Dann abfiltern und in eine schöne Schmuckflasche füllen. Von dem verdauungsfördernden, entkrampfenden und kräftigenden Likör bei Bedarf (am besten nach dem Essen) 1–2 Likörgläschen trinken.

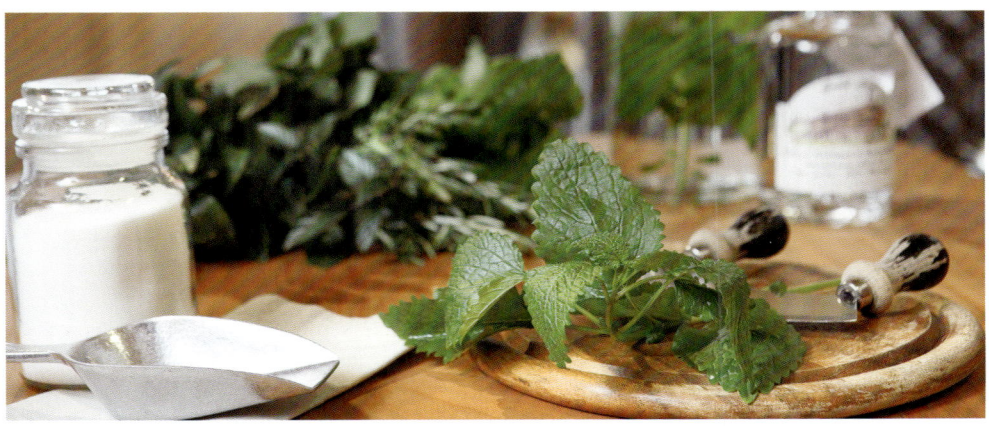

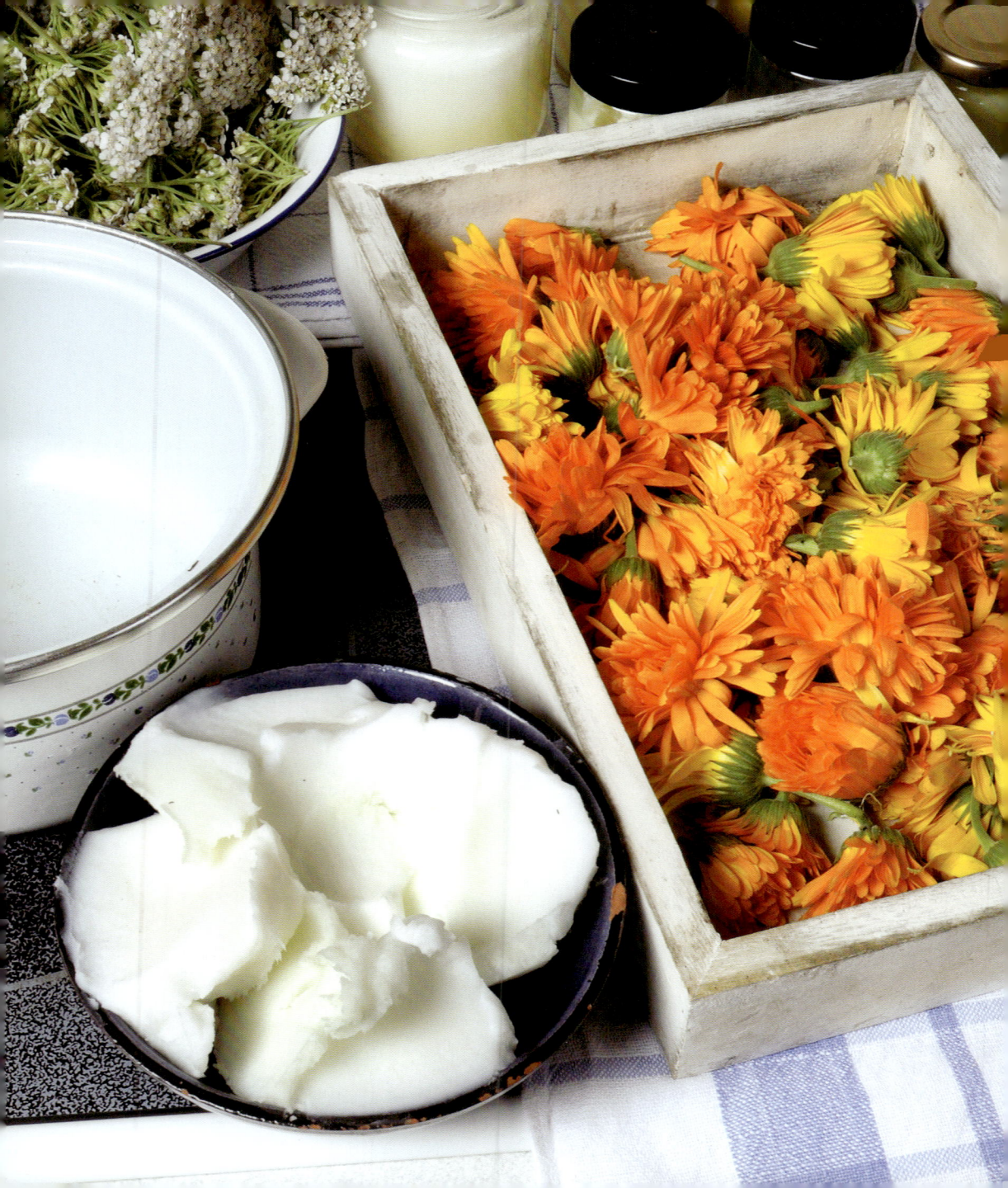

Salbe, Balsam, Creme, Lotion

Salben, Balsame, Cremes und Lotionen haben gemeinsam, dass sie äußerlich angewendet werden, über die Haut auf den Körper einwirken und so der Schönheit, Gesundheit oder dem Wohlbefinden dienen. Seit Urzeiten werden Salben hergestellt, traditionell erfolgte die Salbenzubereitung mit Schweineschmalz oder Butterschmalz. Das Schweineschmalz war beliebt, weil dieses Fett dem der menschlichen Haut ähnlich ist und sehr gut einzieht.

Die Qualität macht's

Jedes Produkt ist nur so gut wie seine Zutaten, verwenden Sie daher Rohstoffe (Heilpflanzen, Bienenwachs, Pflanzenöle, ätherische Öle, Kakaobutter, Sheabutter und Sonstiges) nur aus biologischer Herstellung. Auch beim Zubehör für die Zubereitung sollte man auf gute Beschaffenheit Wert legen – das erleichtert die Arbeit und stellt sicher, dass das Ergebnis den Erwartungen entspricht.

Bevor es losgeht

Zur Herstellung natürlicher Pflegeprodukte für Ihren Hausgebrauch benötigen Sie nicht viel Zubehör. Es lohnt sich aber, folgende Arbeitsutensilien anzuschaffen:
- 1 Feinwaage oder Briefwaage, mit 1-g-Skala
- 2 feuerfeste Bechergläser mit Skala bis 250 ml
- 1 feuerfestes Becherglas mit Skala bis 100 ml
- 1 Tee- oder Laborthermometer, Temperaturbereich bis 110 °C
- 2 Glasstäbe
- 1 Plastikspatel zum Abfüllen
- 2 Plastikspatel zum sauberen Entnehmen der Creme
- 70-prozentiger Alkohol

Sauberkeit ist bei der Verarbeitung sehr wichtig – sie verhindert, dass das Produkt schneller verdirbt. Alle Gläser, Cremebehälter und Hilfsmittel sollten daher mit einem Tuch gereinigt werden, das in 70-prozentigem Alkohol getränkt wurde.

Salbe

Heute werden Salben meist aus Öl und Bienenwachs hergestellt. Salben sind einphasige Zubereitungen, sie bestehen nur aus einer Fettphase (Öl und Bienenwachs) und werden ohne wässrigen Anteil zubereitet. Sie sind zur lokalen Anwendung bestimmt und zur Pflege und Behandlung chronischer Hautveränderungen gut geeignet.

Auch wenn Salben einfach und in kurzer Zeit angefertigt sind, sollte man sich bewusst sein, dass Salberühren ein »heiliges Geschäft« ist: man braucht dafür Ruhe, Konzentration und positive Gefühle (z. B. einen dankenden Gruß an die Pflanzen und die Natur).

∿ Grundrezept Salbe

Das ist drin: 10 g getrocknete oder 20 g frische Heilpflanzen, 100 ml (ca. 90 g) fettes Öl (z. B. Sonnenblumenöl), 10–20 g Bienenwachs (ungebleicht)

So geht's:

1. Herstellen des Auszugsöls

Die Heilpflanzen (Blätter, Blüten, Wurzeln, Früchte oder Rinde) in ein hitzebeständiges Glas geben und mit dem Öl übergießen. Im Wasserbad oder auf dem Kochfeld bis maximal 70 °C erwärmen. Die Temperatur mit einem Tee-Thermometer überprüfen. Die Dauer des Ölauszugs richtet sich nach der Beschaffenheit der verwendeten Pflanzen. Zarte Pflanzenteile (Blüten) werden 10 Minuten lang, Kräuter ca. 30 Minuten, harte Wurzeln bis zu

60 Minuten unter Rühren im Öl erhitzt. Das Öl darf nicht zu heiß werden, sonst sind die Pflanzenteile frittiert und der Ölauszug verdorben. Anschließend den Ansatz von der Kochstelle nehmen, mit einem Tuch abdecken und über Nacht stehen lassen. Am nächsten Tag nochmals vorsichtig erwärmen und in ein anderes Becherglas abfiltern.

2. Salben rühren

Zum Auszugsöl das Bienenwachs hinzugeben und alles unter vorsichtigem Rühren nochmals bis 70 °C erhitzen. Wenn das Bienenwachs geschmolzen ist, das Becherglas sofort von der Kochstelle nehmen. Die flüssige Salbe in saubere Cremebehälter aus Glas oder Kunststoff füllen. Damit sich am Deckel kein Kondenswasser bildet, werden die Tiegel mit einem Geschirrtuch abgedeckt und erst nach dem Erkalten verschlossen. Ein Etikett mit Datum und Inhalt beschriften und auf den Döschen anbringen. Kühl und dunkel gelagert ist die Salbe mindestens 1–2 Jahre haltbar.

Balsam

Ein Balsam besteht aus einem Öl (Pflanzenöl oder Auszugsöl) sowie Bienenwachs und Fett (z. B. Kakaobutter oder Sheabutter), traditionell werden bei der Herstellung Harze verwendet und/oder ätherische Öle hinzugefügt. Balsame sind wie Salben einphasige Zubereitungen und werden nach dem gleichen Prinzip hergestellt: Zunächst wird aus den Heilpflanzen ein Auszugsöl bereitet, das über Nacht »zieht«. Erst am folgenden Tag werden Bienenwachs und Fett in das erwärmte Öl eingerührt.

～ Grundrezept Balsam

Das ist drin: 10 g getrocknete Heilpflanzen – evtl. auch etwas Harz, 100 ml (ca. 90 g) fettes Öl (z. B. kaltgepresstes Bio-Olivenöl), 5 g ungebleichtes Bienenwachs, 10 bis 15 g Sheabutter oder Kakaobutter, ½ TL Propolistinktur, ½ TL Pflanzentinktur, 5–10 Tropfen ätherische Öle

So geht's:
1. Herstellen des Auszugsöls

Siehe Grundrezept Salbe, Sie können auch ein bereits fertiges Auszugsöl verwenden.

2. Balsam rühren

Das Bienenwachs zum Auszugsöl geben und unter vorsichtigem Rühren bis 70 °C erhitzen. Wenn das Bienenwachs geschmolzen ist, wird das Becherglas sofort von der Kochstelle genommen. Die Sheabutter oder Kakaobutter hinzufügen und weiterrühren, bis sie geschmolzen ist. Auf ca. 40 °C abkühlen lassen, dann die Tinkturen unterrühren. Anschließend die ätherischen Öle beigeben. Abfüllen und abkühlen wie oben bei Salbe beschrieben. Kühl und dunkel lagern. Die Haltbarkeit beträgt mindestens 1 Jahr.

Creme

Cremes herzustellen ist ein wenig aufwendiger und schwieriger als die Salbenherstellung, denn sie sind Emulsionen und enthalten einen wässrigen Anteil, der sich mit dem öligen Anteil zu einer homogenen Creme verbinden muss. Es gibt zwei Gruppen von Emulsionen:
Öl-in-Wasser-Emulsionen: enthalten mehr Wasser als Fett, z.B. leichte, feuchtigkeitsspendende Cremes, Körpermilch oder Reinigungsmilch
Wasser-in-Öl-Emulsionen: enthalten oft mehr Fett als Wasser, z.B. reichhaltige, fettigere Cremes. Diese Cremes schützen gut vor Umwelteinflüssen wie Sonnenlicht und Staub sowie vor Kälte und trockener Heizungsluft.

～ Grundrezept Creme
Das ist drin:

für die Fettphase: 30 g fettes Öl oder Auszugsöl (z.B. Malvenblütenöl), 2 g Bienenwachs, 7 g Tegomuls, 10 g Sheabutter; **für die Wasserphase:** 50 g Pflanzenaufguss (Tee), Hydrolat oder gereinigtes Wasser; **Wirkstoffe:** 1 TL Propolis, 15 Tropfen naturreines ätherisches Öl

So geht's:

1. Fettphase:

Öl, Bienenwachs und Tegomuls in ein Becherglas geben und im Wasserbad oder auf dem Kochfeld unter vorsichtigem Rühren bis ca. 60–70 °C erhitzen. Wenn alles geschmolzen ist, wird das Becherglas sofort von der Kochstelle genommen. Die Sheabutter hinzufügen und weiterrühren, bis sie geschmolzen ist.

2. Wasserphase:

In einem weiteren Becherglas Tee, Hydrolat oder gereinigtes Wasser auf eine Temperatur von ca. 60–70 °C bringen.

3. Creme rühren:

Wenn Wasserphase und Fettphase gleichzeitig ca. 60 °C haben, wird die wässrige Lösung langsam unter ständigem Rühren mit dem Handmixer (nur einen Quirl verwenden!) in die ölige Flüssigkeit gegossen. Immer weiter rühren, damit sich die beiden Phasen miteinander verbinden (emulgieren). Alles auf ca. 30 °C abkühlen lassen, dann Propolis und die ätherischen Öle dazurühren. Die Creme in saubere Kosmetikdöschen füllen und mit einem Tuch abdecken. Erst nach dem Erkalten verschließen. Bei der Verwendung immer einen frischen kleinen Kunststoffspatel benutzen. Die Haltbarkeit beträgt im Kühlschrank ca. 3 Wochen.

Lotion

Lotionen enthalten mehr Flüssigkeit, sind von dünnerer Konsistenz und lassen sich daher gut auf dem ganzen Körper verteilen. Ihre Herstellung erfolgt grundsätzlich wie die der Cremes.

∾ Grundrezept Lotion

Das ist drin:

für die Fettphase: 30 g fettes Öl oder Auszugsöl, 10 bis 15 g Kakaobutter, 5 g Tegomuls; **für die Wasserphase:**

120 g Pflanzenaufguss (Tee), Hydrolat oder gereinigtes Wasser; **Wirkstoffe:** 15–20 Tropfen naturreines ätherisches Öl, 1 TL Propolis

So geht's: Öl, Bienenwachs und Tegomuls in einem Schraubdeckelglas (Marmeladeglas) erhitzen und schmelzen lassen. Das Glas von der Hitzequelle nehmen, die Kakaobutter hinzufügen, alles verrühren, bis die Kakaobutter geschmolzen ist. Die auf ca. 60–70 °C erhitzte Wasserphase dazugießen. Das Glas wird dann mit dem Deckel gut verschlossen, in ein Küchentuch gepackt und kräftig geschüttelt. Vorsicht heiß! Die Lotion wird nach einiger Zeit milchig und nimmt eine puddingartige Konsistenz an. Abfüllen, auskühlen lassen und verschließen.

Zwei-Phasen-Herstellung

Cremes bestehen aus einer sogenannten Fettphase und einer Wasserphase, die bei gleicher Temperatur (etwa 60–70 °C) durch beständiges Rühren miteinander verbunden werden müssen (Öl und Wasser lassen sich normalerweise nicht mischen). Je nach Rezeptur bestehen die beiden Phasen aus einem oder mehreren der folgenden Bestandteile.

Fettphase:
- Pflanzenöl oder Auszugsöl
- Konsistenzgeber: Wachse oder Fette – Wachse: z. B. Bienenwachs, Lanolin anhydrid (Wollwachs ohne Wasser), Cetylalkohol, Carnaubawachs; Fette: z. B. Kakaobutter, Sheabutter
- Emulgatoren: z. B. Tegomuls, Lamecreme

Wasserphase:
- Pflanzenaufguss (Tee)
- Hydrolat (z. B. Rosenwasser)
- gereinigtes Wasser

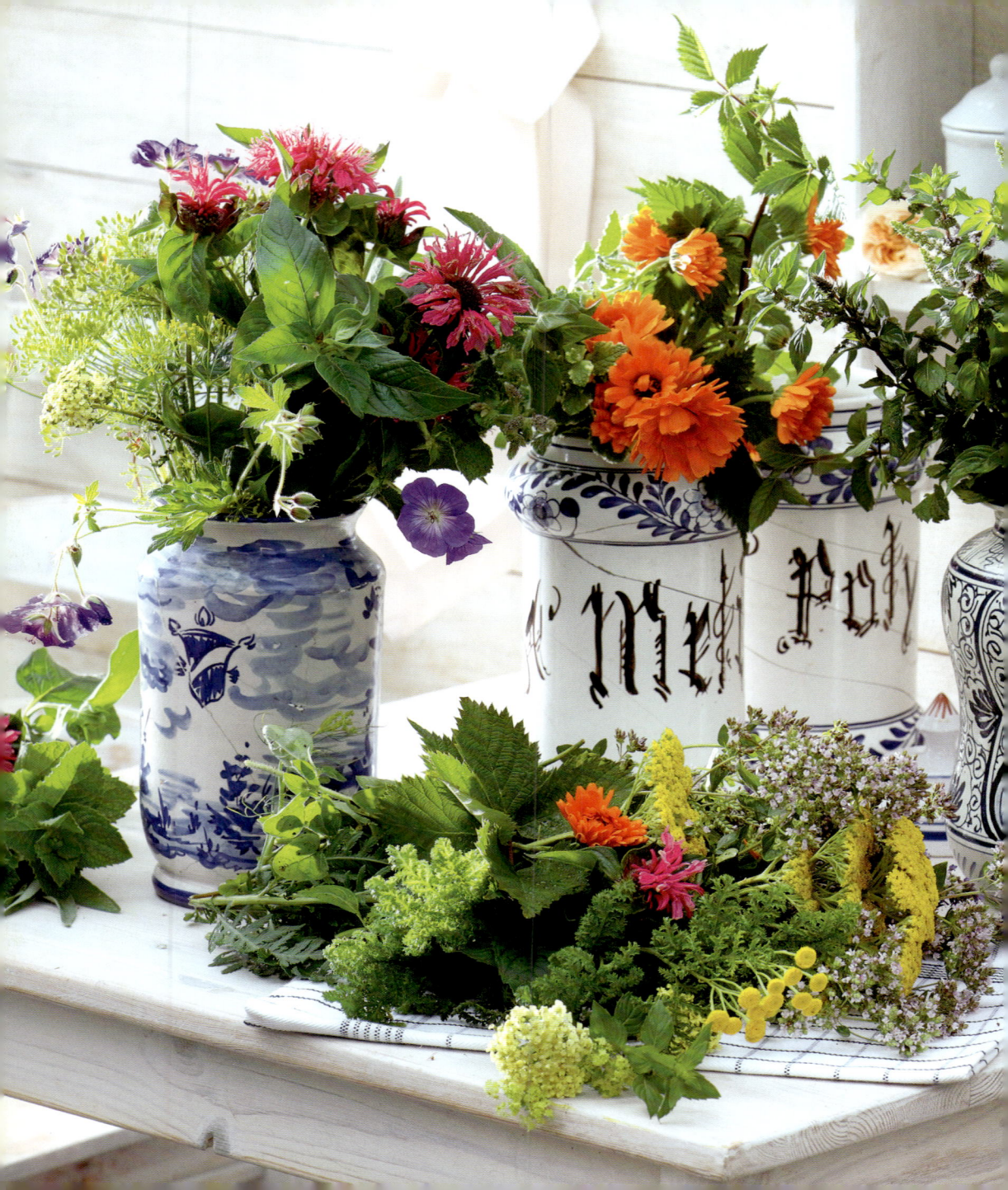

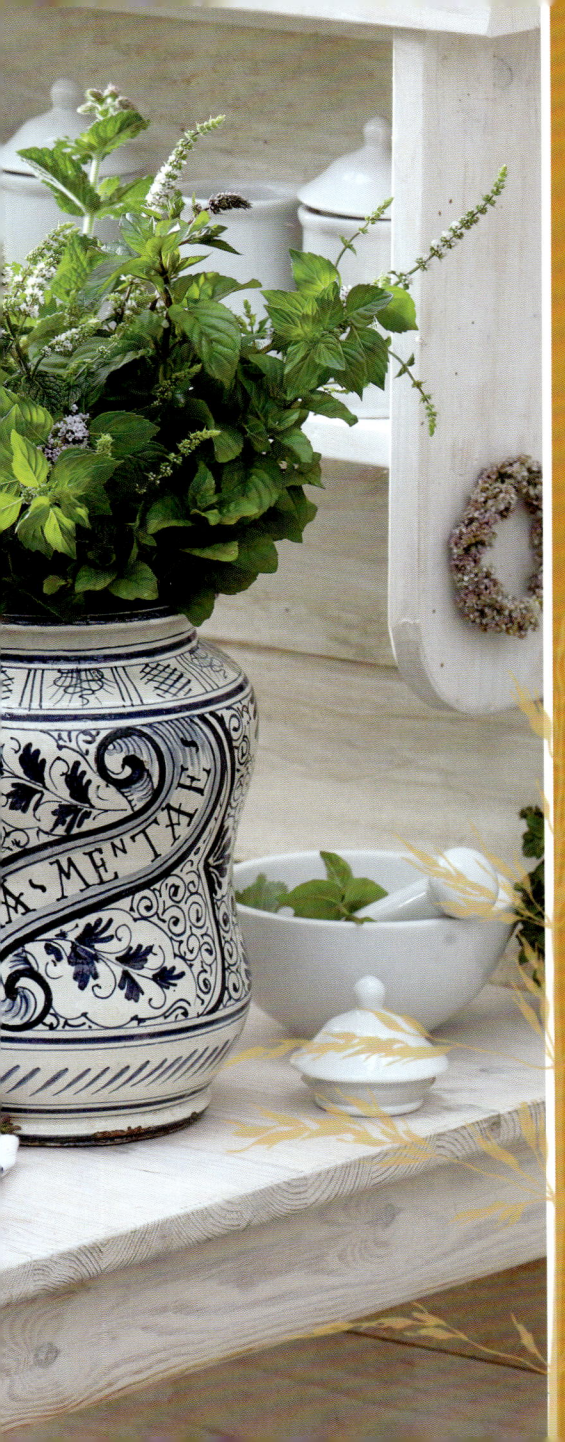

Schnelle Hilfe von A–Z

Sie suchen schnelle Hilfe bei Beschwerden
und Verletzungen aller Art?
Dann finden Sie im folgenden Kapitel eine
ausführliche Übersicht, was wann wie und wie oft mit
Heilmitteln direkt aus der Natur zu behandeln ist.

Schnelle Hilfe von A–Z

	Schnelle Hilfe bei	Das hilft	So viel/so oft	Seite
Verletzungen				
	Blaue Flecken	Johanniskrautöl	Nach Bedarf	41
	Blutergüsse	Beinwellbrei-Umschlag	Nach Bedarf	25
	Insektenstiche	Knoblauchöl	Nach Bedarf	93
	Prellungen, Stauchungen	Ackerschachtelhalmtee-Wickel	Nach Bedarf	21
		Beinwellwurzeltee-Umschlag	Nach Bedarf	25
		Beinwellbrei-Umschlag	Nach Bedarf	25
		Beinwellwurzeltee-Umschlag	Nach Bedarf	25
		Königsöl	Nach Bedarf	43
		Blätter der Königskerze auflegen	Nach Bedarf	43
		Johanniskrautöl	Nach Bedarf	41
	Quetschungen	Beinwellbrei-Umschlag	Nach Bedarf	25
		Beinwellwurzeltee-Umschlag	Nach Bedarf	25
		Steinkleetee-Auflage	Nach Bedarf	63
	Verbrennungen, leichte	Johanniskrautöl	Nach Bedarf	41
		Blätter der Königskerze auflegen	Nach Bedarf	43
		Labkraut-Auflage	Nach Bedarf	45
	Wunden, offene	Ackerschachtelhalmte-Wickel	Nach Bedarf	21
		Auflegen frischer zerkleinerter Goldrutenblätter	Nach Bedarf	35
		Goldrutentee-Auflage	Nach Bedarf	35
	Wundheilung	Gänseblümchentee-Auflage	Nach Bedarf	32
		Gundermanntee-Auflage	Nach Bedarf	37
		Johanniskrautöl	Nach Bedarf	41
		Ringelblumentee	Nach Bedarf	55
		Schafgarbentee	Nach Bedarf	60
		Kohlwickel	3 bis 4 Stunden	95
	Wundreinigung	Ringelblumensalbe, -öl, -tinktur	Nach Bedarf	55
		Salbeitee	Nach Bedarf	59
Harnwegserkrankungen				
	Allgemeine Beschwerden	Ackerschachtelhalmtee	3- bis 5-mal täglich 1 Tasse	20
	Beschwerden beim Harnlassen	Männertee	2- bis 3-mal täglich 1 Tasse	67
	Blasen- und Nierenentzündung	Ackerschachtelhalmtee-Sitzbad	15 Minuten	21
		Ackerschachtelhalm-Tinktur	3- bis 5-mal täglich 10–20 Tropfen	21
		Brennnesselwurzeltee	3 bis 5 Tassen täglich	26
		Nieren-Teemischung	3 Tassen täglich	35
		Goldrutentee	3 Tassen täglich	35
		Labkrauttee	3 Tassen täglich	44
		Rosenblütentee	3- bis 4-mal täglich 1 Tasse	56

		Hagebuttentee	3- bis 4-mal täglich 1 Tasse	57
		Zitronensaft	1 Woche lang alle 2 Tage	112
	Harnsteine	Hagebuttentee	3- bis 4-mal täglich 1 Tasse	57
	Nierengries	Brennnesselwurzeltee	3 bis 5 Tassen täglich	26
	Prostataleiden	Brennnesselwurzeltee	3 bis 5 Tassen täglich	26
		Männertee	2- bis 3mal täglich 1 Tasse	67
		Labkrauttee	3 Tassen täglich	44
Frauenkrankheiten				
	Ausfluss	Frauenmantel-Sitzbad	Nach Bedarf	31
	Brustdrüsenentzündung	Frauenmantel-Auflage	Nach Bedarf	31
		Wirsingblätter-Auflage	Nach Bedarf	95
	Entzündungen der Genital-schleimhaut	Malventee-Sitzbad	Nach Bedarf	49
	Menstruationsbeschwerden	Frauenmanteltee	3-mal täglich 1 Tasse	31
		Kamillentee	3-mal täglich 1 Tasse	42
		Kamillentinktur		42
		Frauentee	3-mal täglich 1 Tasse	54
		Gänsefingerkraut-Milch	Nach Bedarf	34
		Frauenmanteltinktur		31
		Rosenblütentee	3- bis 4-mal täglich	56
		Schafgarbentee	3-mal täglich 1 Tasse	61
		Bäuchlein-Kräutersäckchen	Nach Bedarf	121
		Beifuß-Fußbad	Nach Bedarf	23
	Regulierung der Menstruation	Beifußtee	2- bis 3-mal täglich 1 Tasse	22
	Wechseljahresbeschwerden	Frauenmanteltee	3-mal täglich 1 Tasse	31
		Johanniskrauttee	3- bis 4-mal täglich 1 Tasse	40
		Rotkleetee	3-mal täglich 1 Tasse	58
Magen-Darm-Beschwerden				
	Allgemeine Beschwerden	Kamillentee	3-mal täglich 1 Tasse	42
		Labkrauttee	3 Tassen täglich	44
		Odermennigtee	3-mal täglich 1 Tasse	52
	Blähungen	Engelwurztee	2- bis 3-mal täglich 1 Tasse	29
		Löwenzahnwurzeltee	3- bis 4-mal täglich 1 Tasse	47
		Engelwurzpulver	2 bis 3 Messerspitzen täglich	29
		Fencheltee	2- bis 3-mal täglich 1 Tasse	84
		Kohlsaft (vorbeugend)	Nach Bedarf	95
		Gänsefingerkraut-Milch	Nach Bedarf	34
		Bäuchlein-Kräutersäckchen	Nach Bedarf	121
	Durchfall	Apfelschalentee	2- bis 3-mal täglich 1 Tasse	77
		Beifußtee	2- bis 3-mal täglich 1 Tasse	22
		Frauenmanteltee	3-mal täglich 1 Tasse	31
		Gänsefingerkraut-Milch	2- bis 3-mal täglich 1 Tasse	34
		Gundermanntee	2-mal täglich 1 Tasse	37

			Johanniskrauttinktur	3-mal täglich	41
			Odermennigtee	3-mal täglich 1 Tasse	52
			Rosenblütentee	3- bis 4-mal täglich 1 Tasse	56
			Muskatnuss-Tee	2-mal täglich 1 Tasse	85
	Magen-Darm-Krämpfe		Engelwurztee	2- bis 3-mal täglich 1 Tasse	29
			Pfefferminztee	3-mal täglich 1 Tasse	53
			Rosenblütentee	3- bis 4-mal täglich 1 Tasse	56
			Thymiantee	2- bis 3-mal täglich 1 Tasse	65
	Magengeschwüre		Kamillentee	3-mal täglich 1 Tasse	42
			Kamillentinktur	Nach Bedarf	42
	Magenschleimhautentzündungen		Kamillentee	3-mal täglich 1 Tasse	42
			Malventee	2- bis 3-mal täglich 1 Tasse	49
			Kamillentinktur	Nach Bedarf	42
			Joghurtkur	Nach Bedarf	89
	Magenverstimmung		Gundermanntee	2-mal täglich 1 Tasse	37
	Reiseübelkeit		Pfefferminztee	2 Tassen vor der Abfahrt	53
			Gute-Reise-Duftsäckchen	Nach Bedarf	120
	Sodbrennen		Malventee	2- bis 3-mal täglich 1 Tasse	49
	Übelkeit und Brechreiz		Pfefferminztee	3-mal täglich 1 Tasse	53
	Verdauungsbeschwerden		Schafgarbentee	3-mal täglich 1 Tasse	61
	Verstopfung		Löwenzahnwurzeltee	3- bis 4-mal täglich 1 Tasse	47
			Rizinusöl	Nach Absprache mit dem Arzt	101
	Völlegefühl		Engelwurztee	2- bis 3-mal täglich 1 Tasse	29
			Löwenzahnwurzeltee	3- bis 4-mal täglich 1 Tasse	47
			Engelwurzpulver	2 bis 3 Messerspitzen täglich	29
			Fencheltee	Nach Bedarf	84
Nerven und Seele					
	Angstzustände		Johanniskrauttee	3- bis 4-mal täglich 1 Tasse	40
	Erschöpfungszustände		Johanniskrauttee	3- bis 4-mal täglich 1 Tasse	40
			Pfefferminztee	3-mal täglich 1 Tasse	53
	Innere Unruhe		Kamillentee	3-mal täglich 1 Tasse	42
			Kamillentinktur	Nach Bedarf	42
			Melissentee	3-mal täglich 1 Tasse	51
			Rosenblütentee	3- bis 4-mal täglich 1 Tasse	56
			Apfelschalentee	Nach Bedarf	77
	Konzentrationsmangel		Zitronenöl	Nach Bedarf	113
			Kneipp'sches Armbad	Nach Bedarf	108
			Konzentrations-Duftsäckchen	Nach Bedarf	119
	Müdigkeit, Abgespanntheit		Energie-Drink	Nach Bedarf	79
			Fitmacher-Mix	Nach Bedarf	79
			Milch-Honig-Bad	Nach Bedarf	96
	Prüfungsangst		Johanniskrauttee	3- bis 4-mal täglich 1 Tasse	40

	Schlafstörungen	Vollbad mit Beifuß-Kräutersäckchen	Nach Bedarf	23
		Gute-Nacht-Tee	3-mal täglich 1 Tasse	51
		Melissentee	3-mal täglich 1 Tasse	51
		Johanniskrauttee	3- bis 4-mal täglich 1 Tasse	40
		Kamillentee	3-mal täglich 1 Tasse	42
		Kamillentinktur	Nach Bedarf	42
		Heiße Milch mit Honig	Vor dem Schlafengehen 1 Glas	86
Bewegungsapparat				
	Beine und Füße, geschwollene	Mädesüß-Fußbad	Nach Bedarf	48
	Beine, schwere	Steinkleetee-Auflage	Nach Bedarf	63
	Besenreiser	Steinkleetee	Nach Bedarf	63
	Bindegewebsschwäche/Krampfadern	Knoblauchessig-Honig-Wasser	3-mal 1 Teelöffel	92
		Kohlwickel	3 bis 4 Stunden	95
		Kalter Knieguss	Nach Bedarf	109
	Fersensporn	Ackerschachtelhalmtee-Wickel	Über Nacht	21
	Füße, schmerzende	Beifußöl	Nach Bedarf	23
	Gelenkschwellungen	Beinwellwurzeltinktur	Nach Bedarf	25
	Gelenkschmerzen	Mädesüßtee	2- bis 3-mal täglich 1 Tasse	48
		Quarkwickel	Nach Bedarf	103
		Salzwickel	Nach Bedarf	107
	Gicht	Löwenzahnwurzeltee	3- bis 4-mal täglich 1 Tasse	47
		Holunderblütentee	3- bis 4-mal täglich 1 Tasse	38
		Kernlestee	3-mal täglich 1 Tasse	57
		Salzsocken	Nach Bedarf	106
	Hexenschuss	Johanniskrautöl	Nach Bedarf	41
	Ischias	Holunderbeerensaft	Nach Bedarf	39
	Muskelkrämpfe	Gänsefingerkraut-Milch	Nach Bedarf	34
	Muskelschmerzen	Johanniskrautöl	Nach Bedarf	41
		Beinwellsalbe	Nach Bedarf	25
	Muskelzerrungen	Warmer Wasser-Wickel	Nach Bedarf	110
	Rheumatismus	Engelwurzsalbe	Nach Bedarf	29
		Königsöl	Nach Bedarf	43
		Löwenzahnwurzeltee	3- bis 4-mal täglich 1 Tasse	47
		Mädesüßtee	2- bis 3-mal täglich 1 Tasse	48
		Beinwellwurzeltinktur	Nach Bedarf	25
		Holunderblütentee	3- bis 4-mal täglich 1 Tasse	38
		Johanniskrautöl	Nach Bedarf	41
		Hagebuttentee	3- bis 4-mal täglich 1 Tasse	57
		Kernlestee	3-mal täglich 1 Tasse	57
		Kartoffelwickel	Mehrmals täglich	91
	Schleimbeutelentzündung	Ackerschachtelhalmtee-Wickel	Mehrmals täglich	21

		Sehnenscheidenentzündung	Ackerschachtelhalmtee-Wickel	Mehrmals täglich	21
		Wadenkrämpfe	Steinkleetee-Auflage/Wickel	Nach Bedarf	63
			Gänsefingerkraut-Milch	3-mal täglich 1 Tasse	34
			Steinkleetee	3-mal täglich 1 Tasse	63
		Venenentzündung	Quarkwickel	Nach Bedarf	103
		Verspannungen, Muskelkater	Beinwellöl	Nach Bedarf	25
			Beifußöl	Nach Bedarf	23
			Engelwurzsalbe	Nach Bedarf	29
			Johanniskrautöl	Nach Bedarf	41
			Kartoffelwickel	Nach Bedarf	91
			Knoblauchöl	Nach Bedarf	93
			Meerrettichwickel	Nach Bedarf, 15 Minuten	99
			Steinkleetee-Auflage	Nach Bedarf	63
Erkältung					
		Bronchialleiden	Engelwurzsalbe	Nach Bedarf	29
			Malventee	2- bis 3-mal täglich 1 Tasse	49
			Gundermann-Milch	Nach Bedarf	37
			Gänseblümchentee	2-mal täglich 1 Tasse	33
			Spitzwegerichtee	Mehrmals täglich	62
			Thymiantee	3- bis 4-mal täglich 1 Tasse	65
			Spitzwegerich-Honigauszug	2 bis 3 Esslöffel täglich	87
		Erkältungskrankheiten und grippale Infekte	Gundermann-Milch	Nach Bedarf	37
			Holunderblütentee	3- bis 4-mal täglich 1 Tasse	38
			Ingwertee	3- bis 4-mal täglich 1 Tasse	85
			Mädesüß-Fußbad	Nach Bedarf	48
			Rosenblütentee	3- bis 4-mal täglich 1 Tasse	56
			Hagebuttentee	3- bis 4-mal täglich 1 Tasse	57
			Spitzwegerichtee	Mehrmals täglich 1 Tasse	62
			Thymiantee	3- bis 4-mal täglich 1 Tasse	65
			Warmes Bier	1-mal täglich 1 Glas	78
			Heiße Milch mit Honig	1-mal täglich 1 Glas	86
			Wärmeauflage mit Bienenwachs	1-mal täglich	87
			Ingwer-Melissen-Honig	2- bis 3-mal täglich 1 Esslöffel	88
			Eukalyptusöl-Dampf	Nach Bedarf	101
			Erkältungsbalsam	Nach Bedarf	101
			Ansteigendes Fußbad	Nach Bedarf	111
			Zwiebelsirup	Teelöffelweise stündlich	115
			Erkältungs-Duftsäckchen	Nach Bedarf	120
		Erkrankung der oberen Atemwege	Odermenningtee	3-mal täglich 1 Tasse	52
		Fieber	Essigwickel, Essigsocken	Mehrmals täglich	81
			Quarkwickel	Mehrmals täglich	103

		Wadenwickel	Mehrmals täglich	81, 109
	Hals- und Mandelentzündung	Rosenblütentee	3- bis 4-mal täglich 1 Tasse	56
		Salbeitee	3-mal täglich 1 Tasse	59
	Halsschmerzen	Rosenblütentee	3- bis 4-mal täglich 1 Tasse	56
		Salbeitee	3-mal täglich 1 Tasse	59
		Kartoffelwickel	Mehrmals täglich	91
		Gurgeln mit Salzwasser	Mehrmals täglich	107
		Halswickel	Nach Bedarf	110
		Zitronenwickel	Nach Bedarf	113
	Heiserkeit	Königskerzentee zur Reizlinderung	3-mal täglich 1 Tasse	43
		Malventee	2- bis 3-mal täglich 1 Tasse	49
		Honig-Öl-Ei-Trunk	1-mal täglich	101
	Husten, allgemein	Gänseblümchentee	2-mal täglich 1 Tasse	32
		Holunderblütentee	3- bis 4-mal täglich 1 Tasse	38
		Kartoffelwickel	Nach Bedarf	91
		Meerrettichwickel	Nach Bedarf, 15 Minuten	99
		Quarkwickel	Nach Bedarf	103
		Rettich-Honigsaft	Mehrmals täglich 1 Teelöffel	105
		Salzwasserdampfbad	Nach Bedarf	111
		Zwiebel-Hustensaft	Mehrmals täglich 1 Teelöffel	114
	Husten, chronischer	Engelwurzsalbe	Nach Bedarf	29
	Husten, Reizhusten	Königskerzentee	3-mal täglich 1 Tasse	43
		Malventee	2- bis 3-mal täglich 1 Tasse	49
		Spitzwegerichtee	Mehrmals täglich	62
		Warmer Quarkwickel	Mehrmals täglich	103
	Husten mit zähem Schleim	Gundermann-Milch	Nach Bedarf	37
		Königskerzentee mit Auswurfförderung	3-mal täglich 1 Tasse	43
		Thymiantee	3- bis 4-mal täglich	65
		Fencheltee		84
	Keuchhusten	Spitzwegerichtee	Mehrmals täglich 1 Tasse	62
		Salbeitee	3-mal täglich 1 Tasse	59
		Thymiantee	3- bis 4-mal täglich 1 Tasse	65
	Nasennebenhöhlenentzündung	Engelwurzsalbe	Nach Bedarf	29
		Holunderblütentee	3- bis 4-mal täglich 1 Tasse	38
		Thymiantee-Inhalation	Nach Bedarf	65
		Salz-Nasenspülung	Nach Bedarf	107
		Knoblauchessig-Nasenspülung	Nach Bedarf	93
		Meerrettichwickel	Nach Bedarf, 15 Minuten	99
	Ohrenschmerzen	Königsöl	Nach Bedarf	43
		Kartoffelauflage	Mehrmals täglich	91
		Kohlwickel	1-mal täglich	95

		Zwiebelsäckchen	Mehrmals täglich	115
	Schnupfen	Nasenspülung mit Acker-schachtelhalmtee	Nach Bedarf	21
		Inhalation mit Thymiantee	Nach Bedarf	21
		Salz-Nasenspülung	Nach Bedarf	107
	Stirnhöhlenvereiterung	Kartoffel-Gesichtsdampfbad	1-mal täglich	90
		Odermenningtee	3-mal täglich 1 Tasse	52
Hauterkrankungen				
	Akne, eitrige	Gundermann-Gesichtswasser	Nach Bedarf	36
		Ringelblumensalbe, -öl, -tinktur	Nach Bedarf	55
	Cellulite	Beinwellöl	Nach Bedarf	25
	Ekzeme	Labkrautkompressen	Nach Bedarf	45
		Malventee-Kompresse	Nach Bedarf	49
		Ringelblumensalbe, -öl, -tinktur	Nach Bedarf	55
	Furunkel	Labkraut-Dekokt	Nach Bedarf	45
	Gürtelrose	Johanniskrautöl	Nach Bedarf	41
	Hautausschläge	Gänseblümchentee	Nach Bedarf	33
	Hautentzündungen	Mädesüßtee-Auflage	Nach Bedarf	48
		Schafgarbentee-Auflage	Nach Bedarf	60
	Hautunreinheiten	Gänseblümchentee	Nach Bedarf	33
		Gänseblümchen-Gesichtswasser	Nach Bedarf	32
		Labkraut-Dekokt	Nach Bedarf	45
		Pfefferminztee-Auflage oder Gesichtswasser	Nach Bedarf	53
		Mädesüßtee-Auflage	Nach Bedarf	48
		Ringelblumensalbe, -öl, -tinktur	Nach Bedarf	55
		Thymiantee-Gesichtswasser	Nach Bedarf	65
	Hühneraugen	Zitronensaft	Bis zum Abfallen: 1-mal täglich	113
		Zwiebelscheiben	Bis zum Abfallen: 1-mal täglich	115
	Lippenherpes	Gänseblümchentee	Nach Bedarf	33
		Johanniskrauttinktur	Nach Bedarf	41
	Milchschorf	Labkrautkompresse	Nach Bedarf	45
	Narben	Beinwellsalbe	Nach Bedarf	25
	Neurodermitis	Beinwellöl	Nach Bedarf	25
		Malventee-Kompresse	Nach Bedarf	49
	Schuppenflechte	Beinwellöl	Nach Bedarf	25
		Malventee-Kompresse	Nach Bedarf	49
		Labkraut-Dekokt	Nach Bedarf	45
	Sonnenbrand	Malventee-Kompresse	Nach Bedarf	49
		Essigwickel, -auflage	Nach Bedarf	81
		Joghurtauflage	Nach Bedarf	89
		Salztuch-Auflage	Nach Bedarf	106
	Warzen	Zitronensaft	Bis zum Abfallen: 1-mal täglich	112

	Windeldermatitis	Ringelblumensalbe, -öl, -tinktur	Nach Bedarf	55
Haut und Haare				
	Kräftigung der Kopfhaut	Brennnesselhaarwasser	Nach der Haarwäsche	27
	Spröde Lippen	Honig-Lippenbalsam	Nach Bedarf	86
	Stumpfes Haar	Ei-Honig-Olivenöl-Kur	Nach der Haarwäsche	134
		Apfelessig-Wasser-Spülung	Nach der Haarwäsche	134
Kopfschmerzen				
	Allgemeine Kopfschmerzen	Pfefferminztee	3-mal täglich 1 Tasse	53
		Rosenblütentee	3- bis 4-mal täglich 1 Tasse	56
		Meerrettichwickel	Nach Bedarf, 15 Minuten	99
		Wechselfußbad	Nach Bedarf	111
		Anti-Kopfschmerz-Duftsäckchen	Nach Bedarf	120
	Migräne	Gänsefingerkraut-Milch	3-mal täglich 1 Tasse	34
Mund- und Rachen				
	Mund- und Rachenentzündungen	Salbeitee	Nach Bedarf	59
		Gänsefingerkrauttee	Nach Bedarf	34
		Gundermanntee	Nach Bedarf	37
		Johanniskrauttinktur	3-mal täglich	41
		Malventee	2- bis 3-mal täglich 1 Tasse	49
		Spitzwegerichtee		62
		Ringelblumentee	3-mal täglich 1 Tasse	55
		Thymiantee-Inhalation, Gurgeln	Nach Bedarf	65
		Apfelessig-Honig-Tee	Nach Bedarf	77
	Mundgeruch	Aniskörner kauen	Nach Bedarf	84
		Joghurt	Nach Bedarf	89
	Rachen- und Kehlkopf-entzündung	Odermenningtee	Nach Bedarf	52
	Stimmbandentzündung	Odermenningtee	Nach Bedarf	52
	Zahnfleischentzündungen	Rosenblütentee	Nach Bedarf	56
		Joghurt	Nach Bedarf	89
		Salbeitee	Nach Bedarf	59
	Zahnschmerzen	Gewürznelken	Nach Bedarf	84
Leber- und Gallenleiden				
	Allgemeine Leber- und Gallenleiden	Johanniskrauttinktur	3-mal täglich	41
Herz- und Kreislauf				
	Arteriosklerose	Knoblauchessig-Honig-Wasser	3-mal 1 Teelöffel	92
	Beklemmungsgefühle	Weißdorntee	3- bis 4-mal täglich 1 Tasse	69
	Blutzuckerregulierung	Knoblauchessig-Honig-Wasser	3-mal täglich 1 Teelöffel	92
	Herzrasen	Weißdorntee	3- bis 4-mal täglich 1 Tasse	69
Augen				
	Gerstenkörner	Rizinusöl	Mehrmals täglich	101
	Müde Augen	Rohe Kartoffelscheiben	Nach Bedarf	90

Über die Autorinnen

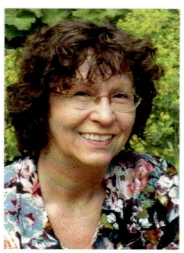

Erika Dittmeier-Ditzel ist in Pflanzenheilkunde ausgebildet und betreibt einen Kräuterladen mit Onlineplattform (www.kraeuterladen-hollerbluete.de), in dem sie neben Tee- und Kräutermischungen in Bio-Qualität, Gewürzen, Kräuteressigen und -ölen auch Rohprodukte zur Kosmetik-Selbstherstellung verkauft. Sie veranstaltet Kurse, Seminare, Kräuterwanderungen und Workshops zu den Themen Kräuterheilkunde, alte Hausmittel sowie natürliche Kosmetik mit Kräutern.

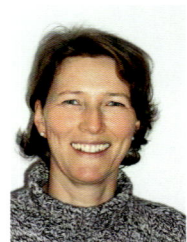

Christine Weidenweber absolvierte zunächst ein landwirtschaftliches Praktikum im Pflanzenbau und ein Naturwissenschaftliches Grundstudium. Danach studierte sie Agrarwissenschaften und schloss eine Ausbildung zur Hauswirtschafterin/ländlicher Bereich mit Schwerpunkten Gartenbau, Ernährung und Hauswirtschaft ab.
Seit 1998 arbeitet sie als freiberufliche Lektorin und Autorin für Verlage im »grünen Bereich«.

Bildnachweis

Bibikoff/istockphoto.com: 108; Brooke Slezak/Getty Images: 101; CHG – Fotolia.com: 92; Chris Gramly/Getty Images: 122/123; Christian Jung/shutterstock.com: 12; Cora Mueller/shutterstock.com: 14; Corinna Gissemann – Fotolia.com: 85; Daniel Gilbey Photography – My portfolio/shutterstock.com: 132; Diez: 2/3 ,15, 25, 37, 61, 115, 146; Dmytro Smaglov - Fotolia.com: 87; Elena Elisseeva/shutterstock.com: 118; ermess/shutterstock.com: 6; ExQuisine – Fotolia.com: 95; Flora Press/BIOSPHOTO/NouN: 76; Flora Press/The Garden Collection/Torie Chugg: 8/9; hsvrs/istockphoto.com: 65; J.Shepherd/Getty Images: 70/71; Jody/shutterstock.com: 31; Kujawa: 65; Kzenon - Fotolia.com: 109; lrlucik/shutterstock.com: 27;

Maren Wulf/shutterstock.com: 10; Marysckin/shutterstock.com: 72; mauritius images/a.collectionRF/amanaimages: 21; mauritius images/André Pöhlmann: 81; mauritius images/Andreas Schätzle: 39; mauritius images/Danita Delimont: 11; mauritius images/emotive images: 129; mauritius images/Fancy: 1; mauritius images/Fiona Fergusson: 113; mauritius images/Herbert Kehrer: 67; mauritius images/ib/Adelheid Nothegger: 51; mauritius images/ib/BAO: 45; mauritius images/ib/Heiner Heine: 131; mauritius images/ib/Jürgen Wiesler: 144; mauritius images/ib/Otto Stadler: 78; mauritius images/John Warburton-Lee: 133; mauritius images/Kerstin Layer: 69; mauritius images/Lumi Images: 5l, 125; mauritius images/Nikky: 145; mauritius images/Pierre Bourrier: 135; mauritius images/

purestock: 100; mauritius images/Ronald Wittek: 97; mauritius images/United Archives: 74, 84; mauritius images/Westend61: 99, 111; Michael Lander/Getty images: 47; Mirabelle Pictures – Fotolia.com: 82; MKucova/istockphoto.com: 7; momanuma – Fotolia.com: 19; Mythja/istockphoto.com: 107; nanka/shutterstock.com: 16; natashamam/shutterstock.com: 114; phomphan/shutterstock.com: 94; Sandra Cunningham/shutterstock.com: 79; schenkArt/shotshop.com: 106; Sea Wave/shutterstock.com: 77; StockFood.com/Howarth, Craig/FC: 83; StockFood.com/James, Bruce: 93; StockFood.com/Krieg, Roland: 117, 119; StockFood.com/Mader, Sabine: 96; StockFood.com/Newedel, Karl: 90; StockFood.com/Ritter, Arnold: 136; StockFood.com/Schwabe, Kai: 5r, 140; StockFood.com/Shaffer Smith Photo-

graphy: 124; StockFood.com/Shulevsky, Vladimir: 86; StockFood.com/Studio R. Schmitz: 103; StockFood.com/Teubner Foodfoto GmbH: 80, 106; StockFood.com/Vaillant, J.C.: 88; StockFood.com/Visual Photos – Sheffer: 4r, 116; StockFood.com/von Aesch, Johanna: 33; StockFood.com/Winkelmann, Bernhard: 104; Strauß: 23, 41, 55, 57, 121, 138, 150/151; Subbotina Anna/shutterstock.com: 75; Tatiana Belova/123rf.com: 143; UJac – Fotolia.com: 112; unpict – Fotolia.com: 98; V. J. Matthew/shutterstock.com: 13; vadim yerofeyev – Fotolia.com: 98; Yala/shutterstock.com: 17; Yevgeniya Shal – Fotolia.com: 89; Zigzag Mountain Art/shutterstock.com: 73

Alle Zeichnungen von Claus und Stefan Caspari

Impressum

Bibliografische Information der Deutschen Nationalbibliothek

Die Deutsche Nationalbibliothek verzeichnet diese Publikation in der Deutschen Nationalbibliografie; detaillierte bibliografische Daten sind im Internet über http://dnb.d-nb.de abrufbar.

Taschenbuchausgabe des Titels »Die Land-Apotheke«
ISBN 978-3-8354-1166-1

BLV Buchverlag
GmbH & Co. KG
80636 München

© 2016 BLV Buchverlag GmbH & Co. KG, München

Das Werk einschließlich aller seiner Teile ist urheberrechtlich geschützt. Jede Verwertung außerhalb der engen Grenzen des Urheberrechtsgesetzes ist ohne Zustimmung des Verlags unzulässig und strafbar. Das gilt insbesondere für Vervielfältigungen, Übersetzungen, Mikroverfilmungen und die Einspeicherung und Verarbeitung in elektronischen Systemen.

 www.facebook.com/blvVerlag

Umschlagkonzeption und Gestaltung: BLV-Verlag
Umschlagfotos:
Vorderseite: Fotolia
Rückseite: Shutterstock

Lektorat: Brigitte Millan-Ruiz
Herstellung: Angelika Tröger
Layoutkonzept Innenteil: griesbeckdesign, Dorothee Griesbeck
DTP: Brigitte Tschöcke, Agentur Walter, Gundelfingen

Gedruckt auf chlorfrei gebleichtem Papier

Printed in Germany
ISBN 978-3-8354-1567-6

Hinweis
Das vorliegende Buch wurde sorgfältig erarbeitet. Dennoch erfolgen alle Angaben ohne Gewähr. Weder Autorinnen noch Verlag können für eventuelle Nachteile oder Schäden, die aus den im Buch vorgestellten Informationen resultieren, eine Haftung übernehmen.